新编中医临床学科丛书

总主编　秦国政

# 中医儿科学

主编　熊　磊　何　平

科学出版社

北京

## 内 容 简 介

本书是“新编中医临床学科丛书”之一，旨在突出中医儿科特色，提高中医儿科的临床、科研和教学水平。全书分为总论和各论两部分。总论从中医儿科学学科概念与研究范畴、学科学术发展源流、中医儿科现代研究进展、年龄分期与生长发育、小儿生理病理特点、儿科常用诊法与检查方法、治则与治法、常用的药物与方剂、喂养与保健九个方面介绍中医儿科学基础知识。各论六章，涉及儿科肺系、脾胃系、心肝系、肾系、传染病及其他杂病，着力体现中医治疗手段的多样性和简、便、效、廉的特点。

本书理论全面，治疗实用，适用于从事中医、中西医结合儿科的临床医生、中医院校学生参考阅读。

**图书在版编目（CIP）数据**

中医儿科学 / 熊磊，何平主编 .—北京：科学出版社，2017. 6

(新编中医临床学科丛书 / 秦国政主编)

ISBN 978-7-03-053389-0

Ⅰ. ①中…　Ⅱ. ①熊…　②何…　Ⅲ. ①中医儿科学　Ⅳ. ① R272

中国版本图书馆CIP数据核字(2017)第132913号

责任编辑：鲍　燕　刘思渺　曹丽英 / 责任校对：刘亚琦

责任印制：李　彤 / 封面设计：北京图阅盛世文化传媒有限公司

科学出版社 出版

北京东黄城根北街 16 号

邮政编码：100717

http://www.sciencep.com

北京虎彩文化传播有限公司 印刷

科学出版社发行　各地新华书店经销

*

2017年6月第　一　版　开本：720 × 1000　1/16

2022年4月第二次印刷　印张：19　1/2

字数：378 000

**定价：65.00元**

（如有印装质量问题，我社负责调换）

# 新编中医临床学科丛书

## 总编委会

# 中医儿科学

## 编委会

**主　编**　熊　磊　何　平

**副主编**　唐　彦

**编　委**　（按姓氏笔画排序）

王艳芬　方春凤　尹蔚萍　苏　艳　杨旭东

杨若俊　何　平　明　溪　桂素梅　徐　寅

唐　彦　程　毅　熊　磊

# 总前言

随着疾病谱的不断变化和医学知识及实践经验的不断积累与增加，医学分科越来越细，专科研究越来越精深。当人类对各类疾病发病学的认知和诊断治疗掌握了一定的规律时，便逐步地将其分门别类来加以研究。人类对疾病的知识掌握得越多，分科也就越细。这不仅是医疗实践和临床医学专科建设的需要，也是医学分科发展之必然。就中医学的发展而言，早期对疾病的治疗是不分科的。从我国周代将中医学分为食医、疾医、疡医等科后，中医学的分科代有发展，目前已经形成科别较全的中医临床体系，如内、外、妇、儿、眼、耳、口、鼻、正骨、皮肤等科，为不同疾病的患者提供了专科诊治方案，诸多学者也对各科疾病进行专门研究，传世之著甚丰。

为顺应中医学分科发展形势的需要和民众对中医诊疗的不同需求，国家中医药管理局于 2009 年组织专家委员会认真研究后公布了中医药学科建设规划指导目录，该目录将中医药学分为中医基础医学、中医临床医学、针灸推拿学、中药学、民族医学、中西医结合共 6 个一级学科，其中的中医临床医学共设有中医内科学、中医外科学、中医骨伤科学、中医妇科学、中医男科学、中医儿科学、中医眼科学、中医耳鼻咽喉科学、中医急诊学、中医养生学、中医康复学、中医老年医学、中医护理学、中医全科医学共 14 个二级学科，同时在以上学科外还设有中医络病学、中医药信息学、中医药工程学、中医心理学、中医传染病学、中医预防医学、中医文化学等 7 个二级培育学科。在以上二级学科中，又将中医内科学分为中医心病学、中医肝胆病学、中医脾胃病学、中医肺病学、中医肾病学、中医脑病学、中医痹病学、中医内分泌病学、中医肿瘤病学、中医血液病学 10 个三级学科，在中医外科学下又设有中医皮肤病学、中医肛肠病学、中医疮疡病学 3 个三级学科。一级学科针灸推拿学分为针灸学、推拿学 2 个二级学科。自该学科目录公布后，国家组织在全国范围内开展了重点学科建设工作并取得了良好成效，但至今尚未见有以该目录为基础编著的系列丛书。

为系统总结各类疾病的研究成果和诊疗经验，加强中医专科建设，提高中医专科学术水平和临床诊疗能力，以云南省中医医院暨云南中医学院第一附属医院专家为主，并邀请北京中医药大学东直门医院和北京中医药大学第三附属医院、北京市中医医院、江苏省中医医院等医院的专家参与，共同编写了这套《新编中医临床学科丛书》。丛书以国家中医药管理局公布的"中医药学科建设规划指导目录"为基础，以中医临床医学二级、三级学科名称为体系，稍做调整后确定编写分册的目录。虽然针灸学、推拿学和中医传染病学在学科目录中分别分属于针灸推拿学一级学科和二级培育学科，但这三个专科均是目前中医医疗机构常设的临床专科，因此也列入该丛书编写目录一并编写。该丛书计有中医心病学、中医肝胆病学、中医脾胃病学、中医肺病学、中医肾病学、中医脑病学、中医风湿病学、中医内分泌代谢病学、中医肿瘤病学、中医血液病学、中医皮肤病学、中医肛肠病学、中医疮疡病学、中医骨伤科学、中医妇科学、中医男科学、中医儿科学、中医眼科学、中医耳鼻咽喉科学、中医急诊学、中医养生学、中医康复学、中医老年病学、中医临床护理学、中医全科医学、中医传染病学、针灸学、推拿学共 28 个分册。

丛书各分册分总论和各论进行编写。原则上总论部分包括学科概念与研究范畴、学科学术发展源流、现代研究进展、对脏腑生理的认识、病因病机、诊法与检查、辨病与辨证、治则与治法、药物与方剂、保健与护理等内容；各论部分包括各科常见证候和疾病论治的内容，常见疾病论治从概念、病因病机、辨病、类病辨别、中医论治、西医治疗、预防调护、疗效判定标准等方面加以介绍。中医养生学、中医康复学、中医全科医学、中医传染病学、针灸学、推拿学等分册，则按专科特点与规律进行编写。丛书的编写，强调学术性和临床适用性并举、突出中医特色的同时兼顾西医内容，以期更好地适用于初、中级中医临床、教学工作者和在校中医类各专业本科生、研究生。

由于该丛书的编写与出版是首次尝试，为保证质量，编委会成员作了很大努力，有的书稿从编写初稿到分册主编、学术秘书、总主编审稿等环节，反复修改达 15 次。尽管如此，不足之处在所难免，诚望读者提出宝贵修改建议，以便再版时予以修正和提高。

该丛书从策划选题到编写、出版，得到了科学出版社中医药分社社长曹丽英博士和分社各位责任编辑的指导，得到各位编委的大力支持，在此一并表示衷心的感谢！

秦国政

2017 年 3 月于昆明

# 前言

云南中医儿科历史悠久，名医辈出，四大名医中康诚之即为小儿医。其后，李家凤、李冬青、廖贵鑫、刘以敏、管鹏声、杨振邦等名医名家云集云南中医学院，发皇古义，融会新知，传道授业，奖掖后学，使中医儿科学 1986 年即获得硕士学位授权，2006 年成为中华中医药学会儿科分会副主任委员所在单位，2012 年成为国家中医药管理局重点学科。在学位点和学科建设过程中，我们深切感受到，基于云南资源、气候、生物多样性、民族多样性、文化多元性等特点，云南中医儿科底蕴深厚，特色鲜明，值得去总结和提炼。鉴此，是以重点学科团队成员中的双师型教师为主组成编写组，旨在编一部既有历史延续性，又有时代创新性；既有教材规范性，又有地方特色性；既供学生使用，也供医生参考，好学实用的中医儿科学专著。

本书分总论和各论两部分。总论从中医儿科学学科概念与研究范畴、学科学术发展源流、现代研究进展、年龄分期与生长发育、生理病理特点、诊法与检查、治则与治法、药物与方剂、喂养与保健九个方面介绍中医儿科学基础知识。各论分六章，涉及肺系病证、脾胃系病证、心肝系病证、肾系病证、传染病及其他病证，包括 39 个儿科常见多发病及疑难病证，包括疾病的定义、病因病机、诊断及鉴别、辨病辨证、中西医治疗、疗效判定标准。尤其在治疗上，注重实践，突出实用，将专方专药、名医经验、针灸推拿、外治、食疗纳入其中，体现中医治疗手段的多样性和简、便、效、廉的特点。

由于编者水平所限，本书与预期目标之间还有差距，不足之处难免，期冀同仁同道提出宝贵意见，我们将不忘初心，持续改进提高。

中医儿科学编委会

2017 年 4 月

# 目录

# 上篇·总论

# 第一章

## 学科概念与研究范畴

### 一、中医儿科学的学科概念

中医儿科学是祖国医学的一个重要组成部分，以运用中国传统医学理论为指导，研究自胎儿至青少年这一时期小儿的生长发育、生理病理、喂养保健，疾病发生的病因病机、辨证施治及预防康复为主的一门临床医学科学。

中医儿科学作为中医学的二级学科，具有中医学的两个基本属性，其一，中医儿科学以中医学理论体系为指导，包括阴阳五行、整体观念、形神合一、藏象经络、养生保健、治未病、病因病机、诊法辨证、治则治法、理法方药等内容；其二，中医儿科学治疗儿科疾病以中药（内服、外治）、针灸、推拿等中医传统的治疗方法为主要手段。

中医儿科学的研究对象是儿童，目前国际上普遍认为儿童时期就是个体未成年前的整个发展过程，世界卫生组织（WHO）定义儿科的照顾对象为18岁以前的儿童，因此儿童和儿科的年龄上限为18岁。在《灵枢·卫气失常》说“十八已上为少，六岁已上为小”，就是将“少小”的范围划定在18岁。

### 二、中医儿科学的研究范畴

中医儿科学的研究范畴包括中医儿科学基础和中医儿科学临床两个方面。在基础方面，应当研究小儿的生长发育、生理病理、喂养保健等，涉及年龄分期、生长发育、生理特点、病因病理特点、儿科诊法、儿科辨证、儿科治法等。整体观念是中医学的优势之一，要将儿童的孕育成长、保健预防、病因病机等，放在气候、地理、环境的大自然整体和脏腑经络、四肢百骸、气血津液的内环境整体中加以认识。如孕育、出生、成长与自然环境的关系；气候变化、环境污染与小儿哮喘、肺炎等疾病发病率的关系；内病外治、外病内治机制的研究等。对中医儿科基本理论要重视通过科研来认识其科学内涵，辨析正误，吸收其合理的部分用于指导临床。辨证学研究的重点是辨证客观化，即如何将通过现代检测方法获得的疾病微观信息纳入中医儿科学辨证体系，以及如何将各种诊查方法所采集到的“证象”定性定量，从而形成客观的证候诊断标准。治疗学研究的重点主要包括四个方面，一是儿科常用治法的疗效机制研究；二是儿科药物剂型改革及多种疗法研究；三是有毒中药的毒理及减毒方法研究；四是各种治法的优化组合及其适应病证研究。最终目的是要研究出更多疗效可靠、应用方便，适应当今和未来社会需要的儿科疗法和药剂。

在临床方面，应当研究各类儿科疾病的预防和治疗，包括儿童保健、新生儿病、肺系病证、脾系病证、心系病证、肝系病证、肾系病证、传染病、寄生虫病等。临床研究的范围主要集中在中医药有优势特色、儿科临床常见的病种。例如，流行性感冒、病毒性肺炎、手足口病等病毒性疾病；哮喘、过敏性紫癜、肾病综合征等免疫性疾病；腹泻、营养素缺乏症、肥胖症等脾胃病；多动综合征、多发性抽动症、癫痫、脑性瘫痪等神经精神疾病；性早熟等代谢性疾病；高热、惊风、血证等急证；低出生体质量儿、新生儿黄疸、新生儿硬肿症等新生儿疾病等。临床研究的内容从笼统的一方治一病发展为辨证立方、异病同治；对难治性疾病或其中某一证型、某一严重合并症等研制有针对性的方药；研究有效方药的剂型改革；研究有效方药的主要有效成分、有效单体并形成体现辨证论治特色的“创新中药”等。

不论是基础研究还是临床研究，其宗旨都是增强儿童体质，减少疾病发生，提高临床疗效，促进广大儿童的身心健康。

# 第二章

## 学科学术发展源流

中医儿科学作为中国中医药学的重要组成部分，其发展贯穿着整个中医药学的历程。迄今发现的中国医籍中年代最古的《五十二病方》里已经有中医儿科的内容。书中记载有“婴儿索痉”“婴儿病痫”“婴儿瘛”等病名，并提出“婴儿索痉”的病因是“产时居湿地久”，治疗包含“熨”“浴”等外治法及祝由术。此时的医籍已将孕产及外界环境考虑为致病因素，并有了初步的理法方药的结合。

成书于春秋战国时期的《黄帝内经》（简称《内经》）中已有更加丰富的关于儿科的内容，涵盖病因、病机、诊断、预后等各方面的论述。如《灵枢·顺逆肥瘦》云“婴儿者，其肉脆血少气弱”，是现存最早关于小儿体质特点的描述，后世“脏腑柔弱”“稚阴稚阳”的观点皆本于此。《素问·奇病论》曰：“人生而有病巅疾者，病名曰何，安所得之？曰：病名为胎病，此得之在母腹中时，其母有所大惊，气上而不下，精气并居，故令子发为癫疾也。”《素问·通评虚实论》曰：“帝曰：乳子而病热，脉悬小者何如？岐伯曰：手足温则生，寒则死。帝曰：乳子中风热，喘鸣肩息者，脉何如？岐伯曰：喘鸣肩息者，脉实大也，缓则生，急则死。”此外，《内经》所建立的五行体系、藏象理论等，为儿科辨证方法的发展奠定了基础。如《素问·举痛论》云“五藏六府，固尽有部，视其五色，黄赤为热，白为寒，青黑为痛”，是五行体系运用于诊断的缘起，经历代医家总结，最终形成儿科的望诊法则。《内经》理论翔实，但仅收载 13 个方剂，并无儿科专方，供现代临床参考已不足够。

据《史记·扁鹊仓公列传》记载，战国时的秦越人（扁鹊）是最早的儿科医生；汉代淳于意（仓公）治疗齐王中子诸婴儿小子病的记录是最早的儿科医案。淳于意的记录中有病名、症状、方名、证治分析、治疗结果，夹叙夹议，内容和形式已经非常完备了，为后世的医案书写提供了极好的范本。

成书于东汉的《伤寒杂病论》虽然不是儿科专著，但是书中所创立的六经辨证体系同样适用于小儿。《伤寒杂病论》所示范的组方和药物增减规律，对后世儿科方剂有深远的影响。西晋王叔和所著《脉经》是现存最早的脉学专著，其“平小儿杂病证”篇云“小儿脉，呼吸八至者平，九至者伤，十至者困”，率先指出小儿正常脉象与成人不同。又云：“小儿是其日数应变蒸之时，身热而脉乱，汗不出不欲食，食辄吐者，脉乱无苦也。”葛洪著《肘后备急方》最早记载了古代儿科四大症之一“天花”的典型症状与流行，称为“虏疮”。

隋朝时，太医署设医博士教授医学，少小科为五科之一，这是有记载最早的儿科学专科教育。当时巢元方所著《诸病源候论》中，有小儿疾病6卷，列有255候。其中首先提出“脐风”病名，提出断脐法、裹脐法，对预防新生儿破伤风的发生有重要意义。巢元方认为小儿初生不可暖衣，宜多见风日，是最早的预防佝偻病的方法，此法自唐代孙思邈记人《备急千金方》后，历代儿科医籍均多有收录。《诸病源候论》中还论述了伤于脾胃导致消瘦身热的哺露候和伤食而肚大黄瘦的丁奚候，可以视为后来儿科体质理论的源流之一。《备急千金方》认为“非小无以成大”，将“少小婴孺方”列在全书前部，内容包括小儿喂养、调理、发育、疾病诊治等。王焘《外台秘要》是对唐以前方书的总结，书中有86门为小儿疾病的诊疗预防，以此可以体现唐代儿科的水平。自《伤寒杂病论》问世至唐代时，药物的种类已极为丰富，此外方剂包含的门类、组方配伍的规律较前有很大发展。但此时期的儿科用药具有峻重、多用金石之品等特点，处方不当，反致灾祸，对于运用者的临床水平要求很高。诚如徐灵胎所言：“方证对应，则如百钧之弩，一举贯革；方证不对应，虽弓劲矢疾，去的弥远。”

现存最早的中医儿科专著《颅囟经》的成书年代及作者一直未有定论。此书名最早见于《诸病源候论》，巢元方称其是中古巫方所著。亦有观点认为《颅囟经》是张仲景的弟子卫泛的著作。《颅囟经》一名在《诸病源候论》之后的书籍中未有提及，直至《宋史·艺文志》才再次出现。明代《永乐大典》将其辑复，但内容已大半散佚。清代《四库全书》也把《颅囟经》收录在内。根据《颅囟经》中使用的药物，现在一般认为是唐末宋初的作品。《颅囟经》云：“凡孩子三岁以下，呼为纯阳，元气未散。”此即是儿科重要的“纯阳”学说的出处。又云“若有脉候，即须于一寸取之，不得同大人分寸”，应是现今儿科仍使用的“一指定三关”脉法之源流。《颅囟经》的内容虽然大多亡佚，但仍存有不少关于火丹和杂症方面的论述与方药，立意巧妙，切合临床，至今仍很有实际价值。

两宋时期中医儿科学术发展成就突出，涌现了大量重要的医家和儿科专著。北宋的钱乙在古代儿科医家中声名最著，向来有“儿科之圣”的誉称。他的弟子阎孝忠经记录整理，写成《小儿药证直诀》一书，是后世儿科学者的必读书目。钱乙首先将小儿的生理病理特点概括为“脏腑柔弱、易虚易实、易寒易热”。书中首创五脏辨证体系，沿用至今。同时钱乙以“柔润”为原则，强调补泻之余的调理和善后，对薛己等的学术思想影响深远。诊断方法上，钱乙提出“面上证”和“目内证”，是对《内经》理论的继承与发扬，具有简明扼要的特点。儿科世称“哑科”，四诊资料收集不易，钱乙在诊断上创新地贴合儿科临床特点，为及时把握小儿病机提供了宝贵经验。辨证论治方面，钱乙首先将五脏辨证引入儿科。他概括五脏虚实的病形，并提出各脏主治方药，组方精练，多有效验。泻白散、泻黄散、地黄丸等经典方剂，至今仍广泛运用于中医各科。其中钱乙在《金匮要略》肾气丸的基础上化裁出的地黄丸，影响尤为突出。如朱丹溪的滋阴大补丸即是地黄丸和还少丹的加减方；王海藏七味都气丸亦是地黄丸的类方。由此可认为，钱乙开创了滋阴的一大法门。同时钱乙善于通过五行生克乘侮治疗脏腑间虚实偏胜，如针对"肝病秋见"采用益黄散和泻青丸，是针对发病时令用补脾益肺泻肝之法。古代儿科四大症——痧、痘、惊、疳，钱乙均有重点论述。《小儿药证直诀》中指出乍凉乍热，并疮疹证，"此天行之病也"，认为五脏疮疹属于传染性疾病；分辨了急惊风因热生于心，慢惊风是脾胃虚损，治法有补泻的不同；对于疳证，指出"疳皆脾胃病""亡津液故也"，作为疳证的病因病机论述，较之"虫动侵食"的旧论有很大提高，一直指导着后世的临床实践。

南宋太医陈文中与钱乙并为当时影响最大的儿科医家。陈文中作《小儿病源方论》和《小儿痘疹方论》两书，首次提出小儿"吃软、吃少、吃热，则不病"和"忍三分寒，吃七分饱，频揉肚，少洗澡"的重要养护观；对于痘疹阳虚倒陷者运用燥热温补之品，反对妄用宣利寒凉，开创了温补法治痘疹的先河，对出疹性疾病的治疗起到了增补和推动的作用，同时也成为后世儿科温补学派的源头，与秉承钱乙学术思想的寒凉学派共同争鸣与创新。

此时期的儿科重要著作尚有南宋刘昉的《幼幼新书》，将小儿各类疾病列为547门分别论述，同时整理选辑医籍71家，当中既包括了宋以前的儿科成就，又收录了很多罕见或现已亡佚的文献，对保存古代儿科典籍有着不可忽视的功劳。该书部分收录了唐代王超《仙人水镜图诀》望指纹的内容，提出三关指纹在风关病轻、气关病重、命关病危。不知撰者何人的《小儿卫生总微论方》成书稍晚于《幼幼新书》，亦是内容详尽的儿科巨著。书中提出一指定三关的脉法；认识到小儿脐风与成人破伤风同类，可以用烧炙脐带、药物封裹脐部的方式进行预防。故《四库全书总目提要》评之"是书详载各证悉近时医书所未备"。杨士瀛著有《仁斋直指小儿方论》，其中提出惊风治疗中，治搐先予截风，治风先予利惊，治惊先予豁痰，治痰先予解热，论述精到，为后世医家所推崇。

金元时期医学成就最高首推刘完素、张从正、朱丹溪、李东垣四大家。金元四大家虽并非专攻小儿脉，但在儿科方面均有创见和发挥。他们对中医儿科的影响，一方面体现在各人立论对整个中医理论的增补和创新；另一方面则体现在对小儿生理病理特点和痧、痘、惊、疳等病认识及论治的阐发。刘完素和朱丹溪认为小儿发病热多寒少，力主泻热养阴。张从正认为小儿"不可用极寒极热之药，及峻补峻泻之剂"；李东垣强调"人以胃气为本"，二人均注意顾护小儿脾胃，为儿科平和用药奠定了基础。张从正最早总结出麻疹早期应清热解毒、辛凉清解；出疹期应清热透疹；收没期应滋阴清肺；还观察到麻疹易发喘。李东垣总结了麻疹早期"呵欠，喷嚏，睡中发惊，或耳尖冷，眼湿"等特殊表现的宝贵经验。这些都是古代医家所取得的影响深远的重要成绩。

金元时期中医儿科方面最重要的医家为元代的曾世荣，著有《活幼心书》三卷、

《活幼口议》二十卷。《活幼心书》内容囊括诊断、小儿各科病证及药方计 225 方；《活幼口议》收入医论、疑难病证、常见病证及其治法方药。曾世荣在诊断上提出小儿周岁以前不诊脉，半岁以上看指纹，周岁以后综合指纹及脉象，二三岁前以一指定三关，四五岁以后三指分按三部，察面色、指纹、脉象并重，基本上与现代中医儿科诊法相同。预防保健方面，曾世荣提出“四时欲得小儿安，常要一分饥与寒”，明确指出小儿生病与护养失宜关系密切，认为病后求良药，不如病前能自防。对儿科病证，他也多有真知灼见。如总结概括了惊风“四证八候”，并将五苓散灵活运用在惊风抽搐中；治疗肿病，强调需忌口咸味 3 个月至半年，待脾胃平复后方可食少许盐。曾世荣的著作观点独到，不偏不激，朴实切用，故时人称其书“无学医废人之患”，赞其人“超然众医之表”。

明代中医儿科学术上，承袭钱乙至金元著名医家的影响，除了对脏腑辨证的发展以外，对小儿的生理病理特点、诊法、痧痘惊疳等主要疾病的诊治均有丰富的扩充。吴郡医家薛铠、薛己父子均服膺钱乙学说。薛铠曰：“钱氏之法可以日用，钱氏之方可以持省也。”薛己深受其父影响，除了校注钱氏《小儿药证直诀》外，他撰写的《保婴粹要》，以及增补薛铠的《保婴撮要》均以钱乙之说为主，辅以张元素、李东垣诸人理论。特点是诊断上提倡望诊，以面上证、虎口三关及钱氏脉法为主；注重脏腑辨证，特别是脾肾与其余脏腑的关系；用药平和，未取钱氏所用剧毒之品。如治急惊风，多用泻青丸、六味丸，搐止后以补中益气汤等善后而愈。薛己曰“非特以钱氏峻攻为不可用也，视古既远，元气亦殊，不欲直施之于今耳”，即是沿袭钱乙、张元素、李东垣学术思想的明证。薛己精于外科，认识到脐风是由断脐不洁导致，发明了烧灼断脐法，开创了新生儿断脐消毒的先河。他还认为乳儿有疾必调治其母，小儿苦于服药，药从乳传，其效自捷，为儿科增添了新的给药途径。受薛己学术影响的一代大家张景岳同样以补虚立论，认为“阳常不足，阴本无余”。体现在儿科方面，他认为“小儿以柔嫩之体，气血未坚，脏腑甚脆，略受伤残，萎谢极易，一剂之谬尚不能堪，而况其甚乎。矧以方生之气，不思培植而但知剥削，近则为目下之害，远则遗终身之羸，良可叹也”；主张小儿“脏气清灵，随拨随应，但能确得其本而撮取之，则一药可愈”。

明代儿科成就最高者为万密斋。他的祖父万杏坡、父亲万菊轩均以幼科闻名，除继承家学以外，兼采张仲景、钱乙及金元四大家之术，终成为一代大医。万密斋现有流传的儿科著作主要有《片玉心书》《幼科发挥》和《育婴家秘》，皆是他对毕生行医心得的总结。在总结钱乙和朱丹溪学说的基础上，万密斋提出“阳常有余，阴常不足”“肝常有余，脾常不足”“心常有余，肺常不足”和“肾常虚”的观点，并且指出有余不足并非邪盛正虚，而是本脏之气不足，随着少阳之气壮盛可趋于平和。至此，儿科的“三有余四不足”和“纯阳”学说已臻于完备。“育婴四法”预养以培其元、胎养以保其真、蓐养以防其变、鞠养以慎其疾是万密斋首先提出的，较早系统倡导优生优育与预防保健相结合的育儿观。诊法上万密斋遵循钱乙的面上证，并补入“舌为心苗”“目为肝液”等，同时指纹与脉法合参，重视指纹在风关、气关、命关的位置及色泽的变化。古代惊、痫常并列为一门，万密斋论述惊风，认为急惊风有转为痫证、瘫痪的变证，有痉病、客忤、中恶、虫病等类证；慢惊风则有后余证。从以上观点可以看出，万密斋的学术思想已具备转归预后、鉴别诊断等观念。

明代重要的儿科论著还有徐用宣的《袖珍小儿方》、寇平的《全幼心鉴》、鲁伯嗣的《婴童百问》、王大纶的《婴童类萃》等。以上书籍在对疾病的诊断上，基本都采用了面上证、五色五病、脉诊、虎口三关相结合的方法，可见这些诊法在当时已经被广泛采用，并有公论。这些书籍也有所补充，如《婴童类萃》专列“颅囟要略”一节，有“颅囟虚软，癫痫不免；颅囟不合，筋骨软弱”等论述，可称为古代对囟门形态变化的诊断意义最为详细者。同书还有“调理五法”即背暖、肚暖、足暖、头凉、心胸凉，是对小儿日常护理原则的补充。明代医学的一大特点是针灸学的飞速发展，很多儿科书籍均载有小儿经穴及针灸法，扩大了儿科治疗的适应面。按摩治疗早在《五十二病方》和《内经》中即有记载，明代时儿科推拿专著如《陈氏小儿按摩经》、龚廷贤的《小儿推拿秘旨》、周于蕃的《小儿科推拿仙术》等大量涌现，为小儿推拿专科的形成奠定了坚实的基础。

清代中医儿科在理论水平和证治经验上都有继续的发展和提高。此时期由于痘疹等各种天行疾病盛行，故关于痘疹论治的书籍有很多，据统计约有 460 余种。除古代论述详尽的辨证、用药、调护之外，种痘法的完善推广是清代的重要成就。种痘法虽然在明代隆庆年间就已开始推广，但这项技术到清代更趋成熟。自朱玉堂的《种痘全书》至张琰的《新辑中西痘科全书》，痘疹的各种临床表现、治法宜忌、辨苗、藏苗、放苗方法及传变都面面俱到，不止造福于中国，且流传到东欧、东亚与中亚，成为现代免疫学的先声。

清初医家夏禹铸著有《幼科铁镜》6 卷，书中首次将儿科望诊概括为“望颜色，审苗窍”，同时指出三关指纹不足为凭，如见有透关射甲而不病者，认为“病纵难知，瞒不过颜色苗窍”。治疗方面，《幼科铁镜》有“推拿代药赋”一篇，而其书中所载推法和穴位与他人多不相同，是一大特点。清代的重要小儿推拿著作还有骆如龙的《幼科推拿秘书》、张振鋆的《厘正按摩要术》、熊应雄的《推拿广意》等，小儿推拿所用的手法、复式操作法、选穴原则、推拿介质等，基本已概括无余。

乾隆年间医家陈复正著有《幼幼集成》6 卷，是清代重要的儿科专著。他在学术上以钱乙为宗，如“五脏所属之证”条是扩充自《小儿药证直诀》的“五脏主病”。对小儿生理特点的认识上，主张小儿“纯阳”乃是稚阳，不得妄投寒凉剥削之药。诊断上赞同夏禹铸“望颜色，审苗窍”之说，同时删繁就简将指纹总结为“浮沉分表里，红紫辨寒热，淡滞定虚实”，将脉法概括为“浮、沉、迟、数、有力、无力”，沿用至今。惊风证治上，陈复正宗万密斋之说，并提出有误搐、类搐和非搐，不得与惊风治疗混为一谈。关于“变蒸”学说，巢元方、孙思邈、钱乙均认为小儿存在变蒸现象；张景岳、陈复正则认为小儿长养无先后彼此之别，形成了两种对于“变蒸”

不同的观点。陈复正的成就被《四库全书总目提要》评曰“为幼科廓清障纷”。

明清时期多次暴发瘟疫流行，促成了温病学派的创立。明末缪希雍提出“邪气之入，必自口鼻”。吴又可提出“邪伏膜原”说。叶天士创“卫气营血辨证”。吴鞠通在叶天士、薛生白的基础上将三焦辨证与六经辨证相结合，形成了温病学派的主要辨证体系，对儿科温病、杂病的治疗补入了新的方法。此外，《温病条辨·解儿难》中吴鞠通在陈复正“稚阳”的基础上把小儿的生理特点描述为“稚阳未充，稚阴未长”。至此，中医儿科的主要学说均已形成。

随着西方医学开始传入中国，以唐宗海、张锡纯等为代表的中西医汇通学派渐渐兴起。何廉臣的《新纂儿科诊断学》中除望神气、指纹、苗窍以外，提出中西合参检视口腔、温度、阴器的变化。恽树珏的《保赤新书》学宗张仲景、钱乙，同时认为“中医应当兼治西学，以补不足”。出版于1942年《中国儿科学》系钱今阳所著，有“遗传”“染色素”等现代医学名词。书中病名、原因、症状、预后采用的是西医为主，辅以中医，方剂则用中药，是国内较早的中西医儿科临床著作。

中华人民共和国成立后，中医儿科学术除了继续整理古代医籍、传承经验外，吸纳现代科学技术和人文科学研究方法，使各流派的理论又有了新的发展。以总体而言，现在的中医儿科有寒凉学派、温补学派、运脾学派、调肺学派等几个主要流派。寒凉学派以奚晓岚为代表，主要受钱乙、刘完素、叶天士诸家影响，在时行疾病上常治以清热养阴，治疗急惊风反对散表伤阴，治疗慢惊风则清热保津。温补学派以徐小圃为代表，重视“稚阴稚阳”理论，但更加强调小儿阳气的重要性，力主维护正气为第一要务。他认为温病后期，津液未竭而肢端欠温者最易发生脱证，取祝味菊法祛邪扶正，少佐温阳，多能拯救危急。治疗气阴两伤余热不尽证，用附子降浮火，龙骨、牡蛎、磁石潜阳育阴，极其奇妙。健脾学派代表人物为王伯岳、江育仁。王伯岳提出小儿不可蛮补，调理脾胃以理脾助运为目标。江育仁明确提出“健脾不在补贵在运”，深得儿科学界认同。他认为阴阳互根，但阴气有赖阳气斡旋。小儿为稚阴稚阳，长养须依赖脾胃的枢机和运化功能。脾胃得运，气机舒展，则气血生化也随之正常。调肺学派为刘弼臣所创。他承袭万密斋小儿禀“少阳之气方长而未已”的观点，认为小儿生长的关键在肾，发育则有赖肝胆少阳之气。根据五行五脏关系，肺金为脾土之子，肾水之母，克肝木而受克于心火；肺又主气属卫，与人体抗邪能力密切相关，故刘弼臣在钱乙的学术思想基础上提出“从肺论治”的观点，为儿科诊治开辟了新的途径。

从现代中医儿科四大流派的特点上看，各派虽有分别，但是无论对小儿生理病理的根本认识，还是诊治用药思路，都是师法前人然后有所创新。彼此是调和的、相互补充的，并非势如冰炭或人为割裂的。由此可见，中医儿科学今日所取得的成绩，是历代医家不断继承、整理、总结、发挥的结果。

# 第三章

# 现代研究进展

## 一、研究现状

### （一）理论研究

在中医儿科基础理论的研究方面，学术争鸣活跃。

“变蒸”学说，始自西晋王叔和《脉经》，在《诸病源候论》《备急千金要方》《小儿药证直诀》《幼幼新书》等许多古籍中均有阐述。但是《景岳全书·小儿则》《幼幼集成》否定此说。现代经过对传统记载的发掘和中西医学的比较研究，明确了它是一种客观地总结了婴幼儿生长发育规律的学说，虽然在一些古籍中有伴随变蒸而有发热等症状的不实记述，但这一学说揭示的基本规律是符合实际的。

生理病理：系统总结千人的相关论述，归纳生理特点为“脏腑娇嫩，行气未充；生机蓬勃，发育迅速”；病理特点为“发病容易，传变迅速；脏气清灵，易趋康复”，已成为现代认识小儿生理病理特点的纲领。

诊法：诊法的研究较多，在四诊客观化方面作了很多工作，使中医学四诊诊断方法从定性到定量方向发展。儿科四诊首重望诊，望诊的现在研究包括：①红外热像仪用于面诊，人体是一个天然的生物红外辐射源，人体皮肤的红外辐射波长范围是 3 ~ 50μm，当人体出现病变时，全身或局部的热平衡就会受到破坏。应用红外热像仪采集面部图像，然后对左右两侧面部对应点进行温度测定，并对其不同色彩、面积大小进行对比分析，结果显示正常人面部的红外辐射量、红外图像的分布左右基本相等，这一结果不同可视为阴阳失调。②耳穴诊断研究，实验研究证实耳穴诊断疾病有其生理生化基础，有研究发现实验组家兔在有耳穴着色部位均有酸性磷酸酶活性，而实验组和对照组的非着色部位全无酸性磷酸酶活性，着色耳穴和对照耳穴均无碱性磷酸酶活性。这为耳穴染色原理和耳穴诊治疾病原理提供了组织化学实验依据。③舌苔的现代研究，舌苔与微量元素铁、铜、锌含量降低的关系较大。简慧贤等观察 193 例缺锌儿童的舌苔改变，发现大多数表现为地图舌，用锌制剂治疗后，地图舌很快消失或改善，认为人体内微量元素锌与舌苔之间存在有机联系。

辨证方法：在对中医辨证的研究过程中，取得了许多重要的研究成果和有价值的诊断指标，如现代临床研究筛选出的肾阳虚证的特异性指标，是下丘脑－垂体－肾上腺皮质功能低下、24h尿中17羟皮质类固醇含量低于正常、ACTH试验呈延迟反应，目前已在中医研究界形成共识。这些诊断指标体系不仅能提高中医对疾病的认识层次，也能为中医规范化、客观化、标准化诊断奠定基础。

治法：中医对治法的研究内容丰富，源远流长，如汗法的现代研究表明汗法的作用有：①发汗作用，不少解表药能使汗腺兴奋，促进汗液的排泄；②解热作用，通过兴奋中枢神经来改善体表的血液循环，促进汗液的排泄，降低体温；③抗病毒、抗菌作用，现代药理研究表明，麻黄汤对呼吸道合胞病毒等有一定抑制作用；④抗过敏作用，汗法中不少药方能抑制过敏介质的释放、抑制补体的活性和抗体的产生；⑤镇咳祛痰平喘作用，单味药麻黄、柴胡、薄荷等有明显的镇咳作用，麻黄、荆芥、紫苏等能促进气管排泄而有祛痰作用，荆芥、苏叶等有平喘作用；⑥利尿、消肿作用，通过发汗和全身循环的加强，增加肾小球滤过等作用，排除体内潴留的水分。

### （二）临床研究

借助现代临床诊疗技术的进步和中医儿科临床研究方法的规范，科研成果大量产生。以“过敏性紫癜”为例，作简要介绍：

**1. 辨证治疗过敏性紫癜**

过敏性紫癜是一种以小血管炎为主要病变的全身性血管炎综合征。以皮肤紫癜、消化道黏膜出血、关节肿痛和肾脏损伤（血尿、蛋白尿等）为主要临床表现。过敏性紫癜发病的主要原因为内有伏热兼外感时邪。风热毒邪浸淫腠理，深入营血，燔灼营阴；或素体阴虚，血分伏热，复感风邪，与血热相搏，壅盛成毒，致使脉络受损，血溢脉外。小儿脾肾相对不足，发病时常见消化道及肾脏受累，如出现便血、尿血等症；因风性善变，游走不定，窜至关节，故可见关节肿痛。

在临床上治疗过敏性紫癜常用以下经验方：

（1）风热伤络型：起病较急，全身皮肤紫癜散发，可有发热、腹痛、关节肿痛、尿血等，苔薄黄，脉浮数。方选银翘散或连翘败毒散加减。药物组成：金银花、连翘、牛蒡子、薄荷、淡竹叶、防风、黄芩、玄参、紫草、丹参、生地黄、川芎、水牛角、地肤子、徐长卿。

（2）血热妄行型：起病较急，皮肤出现瘀点、瘀斑，或伴鼻衄、齿衄、便血、尿血，同时见心烦、口渴、便秘等，舌红，脉数有力。方选犀角地黄汤加味。药物组成：水牛角、生地黄、牡丹皮、赤芍、紫草、玄参、黄芩、丹参、川芎、地肤子、徐长卿、甘草。

（3）正气亏虚型：紫癜时发时止，鼻衄、齿衄、低热盗汗，心烦少寐，舌光红，苔少，脉细数。治宜滋阴降火，凉血化瘀。方选知柏地黄丸加减。药物组成：熟地、龟板、鳖甲、黄柏、知母、地骨皮、生地、玄参、麦冬、丹参、川芎、紫草、旱莲草。

（4）气阴两虚型：起病缓慢，病程迁延，紫癜反复出现，瘀斑、瘀点颜色淡紫，常有鼻衄、齿衄、面色苍黄、神疲乏力、食欲不振等，舌淡苔薄，脉细无力。方选玉屏风散合六味地黄丸加减。药物组成：黄芪、生地、山茱萸、山药、茯苓、泽泻、丹皮、丹参、益母草、川芎、紫草、蝉衣。

**2. 专病专方研究**

（1）徐长卿：长于祛风止痒，善治湿疹、风疹、顽癣等皮肤瘙痒之症。现代研究表明，徐长卿有抗炎、镇痛、抗过敏和解除痉挛作用，尤其适用于腹型和关节型紫癜。

（2）丹参：专入血分，清而兼补，活血祛瘀作用广泛，善治瘀血阻滞各种病症。现代药理研究表明，赤芍含有苷类化合物，有抗过敏、抗血栓形成、降低血黏度、调节免疫及清除氧自由基等作用，同时其又具有钙通道阻滞剂的作用，可减轻水肿，有利于血管炎的恢复。

（3）水牛角：专入血分，善清心、肝、胃三经之火而有凉血解毒之功，为治血热毒盛之要药，适用于热盛而迫血妄行之皮下血斑等多种出血。紫癜虚证不宜用本品。

（4）紫草：为清热凉血之要药，对血热妄行所致的皮肤紫癜尤为适用。紫草主要含有脂溶性萘醌色素类化合物（紫草素等）和水溶性成分（主要是多糖等）。现代研究报道指出，紫草主要具有抗炎、抗病毒、抗肿瘤、保肝、抗免疫缺陷、抗凝血等作用。紫草的水提取物能有效阻止组胺导致的兔皮肤毛细血管通透性增高，用于治疗过敏性紫癜可获良效。

（5）荆芥：主要含挥发油类，此外尚含有单萜类、单萜苷类和黄酮类等成分。药理作用可概括为解热、抗炎、镇痛、止血等。现代研究表明，荆芥炒炭后，大部分挥发油被破坏，但其中的脂溶性提取物 STE 有较强的止血作用。

（6）仙鹤草：主要含有仙鹤草酚、仙鹤草内酯、皂苷和有机酸等。药理学研究发现，仙鹤草有效成分有止血、抗肿瘤、杀虫、强心等作用。

（7）黄芪注射液：既有保护血管内皮细胞、抑制血小板聚集、促进微循环的作用，又具有抗氧、增强肌体免疫力的作用，尤其对免疫系统具有双向调节和保护作用。其作用机制可能是：能对体液免疫和细胞免疫起调节作用，如促进 T 细胞分泌细胞因子而使 B 细胞功能活跃，产生免疫球蛋白（Ig）增加，促进 IgG 的转化等；能促进血浆胶体渗透压的升高和肝细胞对白蛋白的合成，使水肿减轻和蛋白尿减少；黄芪还能增加网状内皮系统的吞噬功能，促进分泌和释放多种细胞因子，诱导干扰素生成，提高白介素的活性，具有类似激素样作用，改善肾功能；能抗氧化，降低血小板黏附，使肾脏血管扩张，肾血管血液灌注得以改善，对红细胞变形能力、肾小球基膜的机械屏障和电荷屏障进行保护，抑制血小板聚集和血栓烷 $A_2$ 产生，阻断血栓烷对入球小动脉的收缩，从而使肾脏微循环得到改善，减轻对肾脏的损害。

（8）川芎嗪注射液：徐慧华等使用川芎嗪注射液治疗过敏性紫癜，发现川芎嗪可抑制血小板的激活、聚集和释放反应，阻断或减轻由此启动的肾损害，还具有改善肾内微循环、降低细胞 $Ca^{2+}$ 内流、降低全血黏度、抗氧化、减轻肾小球脂质过氧化损伤、防止肾小球基膜损害、抗过敏等作用。

**3. 针灸治疗研究**

张文志治疗紫癜采用针灸方法，效果可，选穴如下：主穴取曲池、足三里；备穴取合谷、血海。先用主穴，效果不理想时加备穴。有腹痛者加刺三阴交、太冲、内关。

**4. 其他治疗研究**

（1）中医熏洗：牧慧用伸筋草、仙鹤草及紫草各 30g，苦参、荆芥与防风各 15g，在熏洗时利用纱布袋盛上述药物并加水煮沸，倒入浴具中进行熏洗，同时给予患儿维生素 C 及钙剂补充，可提升治疗效果，促使患儿临床症状快速消退，值得在临床中推广。上药在煎煮后药液产生的含药蒸汽，使得中药有效成分可渗透皮肤进入体内，产生治疗作用，且熏洗使局部血管扩张，血流加快，促进新陈代谢，减少炎症产物堆积，有利于炎症和水肿的消退，加速组织修复；温热刺激可降低神经兴奋性，缓解疼痛，提高痛阈。总之，中药熏洗辅助治疗过敏性紫癜效果良好，缩短了病程，内病外治，舒经通络，使用方便，安全无创，易于被患者接受。

（2）中药涂擦：周探自拟凉血化斑散外涂，具体药物组成：大蓟、小蓟、槐花、地榆、大青叶、牛蒡子、蝉蜕、防风、金银花、三七、蛇床子、当归、甘草各 10g，将上药纳入水中煮沸，外涂擦患肢至皮肤微微发红，每日 1 次，此法对皮肤型过敏性紫癜具有良好效果。

周宝宽自拟和络化瘀膏外涂，具体药物组成：桃仁、红花、牛膝、三七、茜草、槐花、侧柏叶、当归、白鲜皮、天冬、麦冬、甘草各 10g，将上药粉为细末过筛，用凡士林为基质，调成软膏，每日 1 次外涂。周宝宽认为治疗过敏性紫癜要以化斑为重心，或清热，或解毒，或凉血，或化瘀，或滋阴，辨证论治。外用膏方疗效显著且便于携带，值得推广。

## 二、发展前景

现代研究进展表明，当代中医在治疗儿科疾病上既继承了前人的经验又有较大发展。采用中西医结合可提高疗效，减少不良反应的发生。走中西医结合的路线，深入研究中医辨证论治的内涵，揭示中医疗法对儿科各系统疾病的作用机制，从而研究出疗效高、毒副作用小或无毒副作用的植物药用于治疗儿科疾病，这是历史赋予我们的使命，也是我们未来研究的重点。

# 第四章

## 年龄分期与生长发育

儿童生命活动始终处在生长发育的动态过程中。不同年龄的小儿，其形体、生理、病理方面各有其不同特点。为了儿科临床工作的方便，根据小儿生长发育的特点，将整个小儿时期划分为 7 个阶段，以便于更好地指导儿童养育和疾病防治。

胎儿期：从受精卵形成，直至分娩断脐，属于胎儿期。胎龄从孕妇末次月经的第 1 天算起为 40 周，280 天，以 4 周为一个妊娠月，即“怀胎十月”。胎儿在孕育期间，最易受到各种病理因素，如感染、药物、劳累、物理、营养缺乏及不良心理因素等伤害，造成流产、死胎或先天畸形。目前国内还将胎龄满 28 周至出生后 7 足天，定为围生期。这一时期小儿死亡率最高，因而应特别强调围生期保健。

新生儿期：从胎儿出生后脐带结扎开始，至生后满 28 天。新生儿脱离母体而独立生存，需要在短时期内适应新的内外环境变化。肺系开始呼吸，脾胃开始受盛化物、输布精微和排泄糟粕，心主神明、肝主疏泄、肾主生长的功能开始发挥。但是，此期小儿体质尤其稚嫩，五脏六腑皆成而未全、全而未壮，脏腑娇嫩，形气未充的生理特点在这一时期表现得最为突出。因此应当高度重视新生儿保健，予以细心养护，才能降低其发病率和死亡率。

婴儿期：从胎儿出生 28 天后至 1 周岁。婴儿期已初步适应了外界环境，显示出蓬勃的生机，生长发育特别迅速。这一时期处于乳类喂养并逐渐添加辅食的阶段，机体发育快，营养需求高。但是，婴儿脾胃运化力弱，肺卫娇嫩未固，受之于母体的免疫能力逐渐消失，自身免疫力尚未健全，容易发生肺系病证、脾系病证及各种传染病。

幼儿期：指从 1 周岁后至 3 周岁。这一时期小儿体格增长较婴儿期减慢，但是，接触周围事物的机会增多，智力发育迅速，语言、思维和感知、运动的能力增强。尽管乳牙渐次出齐，但因断乳后食物品种转换，脾胃功能比较薄弱，容易发生吐泻、疳证等脾系病证；随着小儿年龄的增大，户外活动逐渐增多，接触面扩大，故多种小儿传染病如水痘、流行性腮腺炎、猩红热等发病率增高；幼儿识别危险、自我保护能力差，故易发生中毒、烫伤等意外事故。

学龄前期：指从 3 周岁后到 7 周岁，也称幼童期。学龄前期的小儿体格发育稳步增长，智力发育渐趋完善。这一时期已确立了不少抽象的概念，如数字、时间等，能跳跃、登楼梯、唱歌、画图，开始认字并用较复杂的语言表达自己的思维和感情，模仿兴趣高，好奇心强，是小儿性格特点形成的关键时期。学龄前期小儿由于自身抗病能力增强，疾病相对减少，但要注意加强该年龄段好发疾病的防治。

学龄期：指 7 周岁后至青春期来临（一般为女 12 岁，男 13 岁）。学龄期儿童体格发育仍稳步增长，乳牙脱落，换上恒牙，脑的形态发育已基本与成人相同，智能发育更成熟，自控、理解分析、综合等能力均进一步增强，已能适应学校、社会的环境。对各种时行疾病的抗病能力增强，疾病的种类及表现基本接近成人。学龄期是接受教育、增长知识的重要时期，家长应与学校配合，因势利导，使他们在各方面得到全面发展。

青春期：一般女孩自 11 ～ 12 岁到 17 ～ 18 岁，男孩自 13 ～ 14 岁到 18 ～ 20 岁。近几十年来，小儿进入青春期的平均年龄有提早的趋势。青春期是从儿童向成人过渡的时期，其生理特点是肾气盛、天癸至、阴阳和，生殖系统发育趋于成熟。体格生长也出现第二次高峰，体重、身高增长幅度加大。由于青春期生理变化大，社会接触增多，应根据这一特点，加强教育与引导，使之在心理上、生活上适应这些变化。防治这个阶段容易出现的各种身心疾病，保障青春期身心健康。

小儿从成胎、初生到青春期，一直处于不断生长发育的过程中。生长发育是小儿不同于成人的重要特点。一般以“生长”表示形体的增长、“发育”表示各种功能的进步，生长主要反映量的变化、发育主要反映质的变化，生长和发育两者密切相关，“形”与“神”同步发展，因此，生长发育通常相提并论。掌握小儿生长发育规律，对于指导儿童保健、做好儿科疾病防治，具有重要意义。

## 一、体格生长

关于小儿体格生长，有各项生理常数。这些生理常数，是通过大规模实际测量的数据加以统计得出的，可再用于临床，来衡量和判断儿童生长发育水平，并为某些疾病诊断和临床治疗用药提供依据。为了实际应用的便利，又按小儿体格生长的规律，列出一些计算公式，临床可以此来推算出各年龄组儿童的生理常数。

### 1. 体重

体重是小儿机体量的总和。小儿体重的增长不是匀速的，在青春期之前，年龄越小，增长速率越高。小儿出生时体重约为 3kg，出生后的前半年平均每月增长约 0.7kg，后半年平均每月增长约 0.5kg，1 周岁以后平均每年增加约 2kg。临床可用以下公式推算小儿体重：

＜ 6 个月　体重（kg）= 3 + 0.7 × 月龄

7 ～ 12 个月 体重（kg）= 7 + 0.5 ×（月龄 − 6）

1 岁以上　体重（kg）= 8 + 2 × 年龄

**2. 身高（长）**

身高是指从头顶至足底的垂直长度。3 岁以下小儿立位测量一般不准确，应仰卧位以量床测量，称身长，立位与仰卧位测量值相差 1 ~ 2cm。小儿出生时身长约为 50cm，生后第 1 年身长增长最快，约 25cm，其中前 3 个月约增长 12cm。第 2 年身长增长速度减慢，约 10cm。2 周岁后至青春期身高（长）增长平稳，每年约 7cm。进入青春期，身高增长出现第二个高峰，其增长速率约为学龄期的 2 倍，持续 2 ~ 3 年。临床可用以下公式推算 2 岁后至 12 岁儿童的身高：

身高（cm）= 70 + 7 × 年龄

身高（长）增长与种族、遗传、体质、营养、运动、疾病等因素有关，身高的显著异常是疾病的表现，如身高低于正常均值的 70%，应考虑侏儒症、克汀病、营养不良等。

此外，还有上部量和下部量的测定。从头顶至耻骨联合上缘的长度为上部量，从耻骨联合上缘至足底的长度为下部量。上部量与脊柱增长关系密切，下部量与下肢长骨的生长关系密切。12 岁前上部量大于下部量，12 岁以后下部量大于上部量。

**3. 囟门**

囟门有前囟、后囟之分。前囟是额骨和顶骨之间的菱形间隙，后囟是顶骨和枕骨之间的三角形间隙。前囟的大小是指囟门对边中点间的连线距离。

前囟应在小儿出生后的 12 ~ 18 个月闭合。后囟在部分小儿出生时就已闭合，未闭合者正常情况下应在生后 2 ~ 4 个月内闭合。

囟门早闭且头围明显小于正常者，为头小畸形；囟门迟闭及头围大于正常者，常见于解颅（脑积水）、佝偻病等。

囟门凹陷多见于阴伤液竭之失水；囟门凸出多见于热炽气营之脑炎、脑膜炎等。

**4. 头围**

自双眉弓上缘处，经过枕骨结节，绕头一周的长度为头围。

足月儿出生时头围为 33 ~ 34cm，出生后前 3 个月和后 9 个月各增长 6cm，1 周岁时约为 46cm，2 周岁时约为 48cm，5 周岁时约增长至 50cm，15 岁时接近成人，为 54 ~ 58cm。

头围的大小与脑的发育有关。头围小者提示脑发育不良。头围增长过速则常提示为解颅。

**5. 胸围**

胸围的大小与肺和胸廓的发育有关。新生儿胸围约 32cm，1 岁时约为 44cm，接近头围，2 岁后胸围渐大于头围。一般营养不良或缺少锻炼的小儿胸廓发育差，胸围超过头围的时间较晚；反之，营养状况良好的小儿，胸围超过头围的时间较早。

**6. 牙齿**

人一生有两副牙齿，即乳牙（20 颗）和恒牙（32 颗）。小儿生后 4 ~ 10 个月乳牙开始萌出，出牙顺序是先下颌后上颌，自前向后依次萌出，唯尖牙例外。乳牙在 2 ~ 2.5 岁出齐。出牙时间推迟或出牙顺序混乱，常见于佝偻病、呆小病、营养不良等。6 岁左右开始萌出第 1 颗恒牙，自 7 ~ 8 岁开始，乳牙按萌出先后逐个脱落，代之以恒牙，最后一颗恒牙（第三磨牙）一般在 20 ~ 30 岁时出齐，也有终生不出者。

2 岁以内乳牙颗数可用以下公式推算：

乳牙数 = 月龄 － 4（或 6）

**7. 呼吸、脉搏**

呼吸、脉搏的检测应在小儿安静时进行。各年龄组小儿呼吸、脉搏的正常值见表 4-1。

**表 4-1 各年龄组小儿呼吸、脉搏次数**

| 年龄 | 呼吸（次 / 分） | 脉搏（次 / 分） | 呼吸：脉搏 |
|---|---|---|---|
| 新生儿 | 45 ~ 40 | 140 ~ 120 | 1 ：3 |
| ≤ 1 岁 | 40 ~ 30 | 130 ~ 110 | 1 ：（3 ~ 4） |
| 2 ~ 3 岁 | 30 ~ 25 | 120 ~ 100 | 1 ：（3 ~ 4） |
| 4 ~ 7 岁 | 25 ~ 20 | 100 ~ 80 | 1 ：4 |
| 8 ~ 14 岁 | 20 ~ 18 | 90 ~ 70 | 1 ：4 |

**8. 血压**

测量血压时应根据不同年龄选择不同宽度的袖带，袖带宽度应为上臂长度的 2/3，袖带过宽测得的血压值较实际血压值为低，过窄测得的血压值较实际血压值为高。小儿年龄越小血压越低。

不同年龄小儿血压正常值可用以下公式推算（注：1kPa = 1mmHg ÷ 7.5）：

收缩压（mmHg）= 80 + 2 × 年龄

舒张压 = 收缩压 × 2/3

## 二、智能发育

智能发育与体格生长一样，是反映小儿发育正常与否的重要指征。智能发育指神经心理发育，包括感知、运动、语言、性格等方面。智能发育除与先天遗传因素有关外，还与后天所处环境及受到的教育等密切相关。

**1. 感知发育**

视感知的发育：新生儿视觉在 15 ~ 20cm 距离处最清晰，可短暂地注视和反射地跟随近距离内缓慢移动的物体；3 个月时头眼协调好；6 个月时能转动身体协调视觉；9 个月时出现视深度感觉，能看到小物体；1 岁半时能区别各种形状；2 岁时能区别垂直线与横线，目光跟踪落地的物体；5 岁时可区别各种颜色；6 岁时视深度已充分发育。

听感知的发育：新生儿出生 3 ~ 7 天听觉已相当良好；3 个月时可转头向声源；4 个月时听到悦耳声音会有微笑；5 个月时对母亲语声有反应；8 个月时能区别语声的意义；9 个月时能寻找来自不同方向的声源；1 岁时能听懂自己的名字；2 岁时能听懂简单的吩咐；4 岁时听觉发育完善。

**2. 运动发育**

小儿运动发育有赖于视感知的参与，与神经、肌肉的发育有密切的联系。发育顺序是由上到下、由粗到细、由不协调到协调进展的。新生儿仅有反射性活动（如吮吸、吞咽等）和不自主的活动；1 个月小儿睡醒后常做伸欠动作；2 个月时扶坐或侧卧时能勉强抬头；4 个月时可用手撑起上半身；6 个月时能独坐片刻；8 个月时会爬；10 个月时可扶走；12 个月时能独走；18 个月时可跑步和倒退行走；24 个月时可双足并跳；36 个月时会骑三轮车。

手指精细运动的发育过程：新生儿时双手握拳；3 ~ 4 个月时可自行玩手，并企图抓东西；5 个月时眼与手的动作取得协调，能有意识地抓取面前的物品；5 ~ 7 个月时出现换手与捏、敲等探索性的动作；9 ~ 10 个月时可用拇指、示指拾东西；12 ~ 15 个月时学会用匙，乱涂画；18 个月时能摆放 2 ~ 3 块方积木；2 岁时会粗略地翻书页；3 岁时会穿简单的衣服。

**3. 语言发育**

语言是表达思维、意识的一种方式。小儿语言发育要经过发音、理解与表达三个阶段。新生儿已会哭叫；2 个月能发出和谐喉音；3 个月发出咿呀之声；4 个月能发出笑声；7 ~ 8 个月会发复音，如“妈妈”“爸爸”等；1 岁时能说出简单的生活用语，如吃、走、拿等；1 岁半时能用语言表达自己的要求；2 岁后能简单地交谈；5 岁后能用完整的语言表达自己的意思。

**4. 性格发育**

性格是指人在对事、对人的态度和行为方式上所表现出来的心理特点，如英勇、刚强、懦弱、粗暴等。

小儿性格的形成、变化是在社会生活和教育条件的影响下，经过不断的量变和质变而发展起来的。小儿的性格表现在新生儿期就有相应的反映，例如，每当母亲将小儿抱在怀里时，小儿会有积极的探寻母乳的表现；在出生后的第 2 个月，就能对照顾他的人发出特有的“天真快乐反应”，注视照顾人的脸，手脚乱动，甚至表现出微笑的样子。这种最初的性格表现是多变而不稳定的，个体特征也是不鲜明的。随着小儿不断的成长发育，小儿性格的个体特征逐渐鲜明稳定。

婴儿时期由于一切生理需要必须依赖于成人的照顾，因而随之建立的是以相依情感为突出表现的性格。2 ~ 3 个月的小儿以笑、停止啼哭、伸手、眼神或发出声音等表示见到父母的愉快；3 ~ 4 个月会对外界感到高兴的事情表现出大笑；7 ~ 8 个月会对不熟悉的人表现出认生；9 ~ 12 个月会对外界不同的事情做出许多不同的面部表情反映；18 个月的小儿逐渐建立了自我控制能力，在成人附近可以较长时间独自玩耍。

幼儿时期由于已经能够行走，并且具备了一定的语言表达能力，性格的相依性较前减弱。但由于幼儿的行为能力和语言表达能力都非常有限，仍对成人有很大的依赖性，因此表现为相依情感与自主情感或行为交替出现的性格特征。小儿在 2 岁左右就表现出对父母的依赖性减弱，不再认生，较前易与父母分开；3 岁后可与小朋友做游戏，能表现出自尊心、害羞等。

## 三、变蒸学说

变蒸是古代医家阐述婴幼儿生长发育规律的一种学说。前人认为，2 岁以内的小儿，生长发育特别迅速，每隔一定的时间，即有一定的变化，就是智慧逐渐聪明，表情逐渐活泼，身体逐渐长高，筋骨逐渐坚强。在此期间有一个变化和蒸发的过程，针对这种过程，前人提出了“变蒸”学说。所谓“变蒸”：变者，变其情智，发其聪明；蒸者，蒸其血脉，长其百骸。

变蒸的日数，是由出生之日算起，32 日为一变，64 日再变，变且蒸。即两变一蒸，合 320 日为十变五小蒸。小蒸之后，又 64 日一大蒸，大蒸后，又 64 日复大蒸，复大蒸后，又 128 日再复大蒸，计 256 日三大蒸。至此，小蒸 320 日，大蒸 256 日，共计 576 日，约一岁零七个月，变蒸完毕。小儿在变蒸过程中，不仅其形体不断地成长，其脏腑功能也不断地成熟完善，因而形成了小儿形与神之间的协调发展。

# 第五章

# 小儿生理病理特点

小儿的生理与病理，都与成人有所不同，不能简单地将小儿看成成人的缩影；而且在不同年龄阶段的小儿也有不同的生理和病理特点。掌握小儿的生理、病理特点对指导儿科临床诊疗和保健工作有重要的意义。

## 一、小儿的生理特点

### 1. 脏腑娇嫩，形气未充

脏腑，即五脏六腑；娇嫩，即娇气、嫩弱之意；形，指形体结构，即四肢百骸、筋肉骨骼、精血津液等；气，指生理功能活动，如肺气、脾气、肾气等；充，即充实、完善之意。脏腑娇嫩，形气未充，即小儿时期机体各系统和器官的形态发育及生理功能都处在不断成熟和不断完善的过程中。

在这一方面，历代医家有较多的论述，如《灵枢·逆顺肥瘦》已提出小儿体质特点，说："婴儿者，其肉脆、血少、气弱。"《小儿药证直诀·变蒸》说："五脏六腑，成而未全……全而未壮。"又如《小儿病源方论·养子十法》说："小儿一周之内，皮毛、肌肉、筋骨、脑髓、五脏六腑、营卫、气血，皆未坚固。"再如《温病条辨·解儿难》说："小儿稚阳未充，稚阴未长者也。"以上都精辟地论述了对小儿生理特点的看法，可以归纳为：脏腑娇嫩，形气未充。

清代医家吴鞠通将小儿脏腑娇嫩、形气未充的特点概括为"稚阴稚阳"。"稚阴"指的是精、血、津液，也包括脏腑、筋骨、脑髓、血脉、肌肤等有形之质，皆未充实和完善；"稚阳"指的是各脏腑的功能活动均属幼稚不足和不稳定状态。"稚阴稚阳"是说明小儿在物质基础和生理功能上都是幼稚和不完善的，需要不断地生长发育，充实完善。

从脏腑娇嫩的具体内容来说，五脏六腑的形和气皆属不足，其中尤以肺、脾、肾三脏更为突出，故曰小儿"肺常不足""脾常不足""肾常虚"。肺主一身之气，小儿肺脏未充，主气功能未健，因而称肺脏娇嫩。小儿初生，脾禀未充，胃气未动，运化力弱，而小儿除了正常生理活动之外，还要不断生长发育，因而对脾胃运化输布水谷精微之气的要求则更为迫切，故显示脾常不足。肾为先天之本，主藏精，内寓元阴元阳，甫生之时，先天禀受肾气未充，需赖后天脾胃不断充养，才能逐渐充盛，相对于儿童时期生长发育迅速的实际，肾主骨生髓的功能不足，故称“肾常虚”。

**2. 生机蓬勃，发育迅速**

生机，指生命力、活力。生机蓬勃，发育迅速是指小儿在生长发育过程中，无论在机体的形态结构方面，还是各种生理功能活动方面，都是在不断地、迅速地向着成熟、完善方向发展。年龄越小，表现越突出，体格生长和智能发育的速度越快。

《颅囟经·脉法》说：“凡孩子 3 岁以下，呼为纯阳，元气未散。”这里，“纯”指小儿先天所禀之元阴元阳未曾耗散，“阳”指小儿的生命活力，如旭日之初生、草木之方萌，蒸蒸日上，欣欣向荣的生理现象。“纯阳”学说概括了小儿在生长发育、阳充阴长过程中，生机蓬勃、发育迅速的生理特点。

“纯阳”，是我国古代医家关于小儿生理特点的学说之一。不能将“纯阳”理解成正常小儿为有阳无阴或阳亢阴亏之体，正如《温病条辨·解儿难》说：“古称小儿纯阳，此丹灶家言，谓其未曾破身耳，非盛阳之谓。”纯阳指小儿先天禀受的元阴元阳未曾耗散，因而成为后天生长发育的动力，使儿童显示出蓬勃的生机，迅速地发育成长。

“稚阴稚阳”“纯阳之体”的理论，概括了小儿生理特点的两个方面，前者是指小儿机体柔弱，阴阳二气幼稚不足；后者是指小儿在生长发育过程中，生机蓬勃，发育迅速的特点。

## 二、小儿的病理特点

小儿的病理特点是由其生理特点决定的。小儿脏腑娇嫩，形气未充，抗病能力也弱，故发病容易，传变迅速；小儿生机蓬勃，发育迅速，故脏腑轻灵、易趋康复。关于小儿的病理特点，古代儿科医家也作了不同的论述，归纳起来有“十易”：即《诸病源候论》的“易虚易实”；《小儿药证直诀》的“易寒易热”；《儒门事亲》的“易饥易饱”；《解儿难》的“易于传变，易于感触”；《医源》的“易于伤阴”；《小儿则》的“一药可愈”（易于康复）。后人将其归纳为：“发病容易，传变迅速，脏腑轻灵，易趋康复。”

**1. 发病容易，传变迅速**

小儿在生理方面脏腑娇嫩，形气未充，机体的物质和功能均未发育完善，称之为“稚阴稚阳”。这一生理特点决定了他们体质嫩弱，御邪能力不强，不仅容易被外感、内伤诸种病因伤害而致病，而且一旦发病之后，病情变化多而又迅速。

由于小儿稚阴稚阳的生理特点在年龄越幼小的儿童表现越突出，所以，年龄越小，发病率也越高，病情变化也越多。从新生儿、婴幼儿，到学龄儿童，发病率及死亡率都呈逐渐下降的趋势。发病容易，传变迅速的病理特点也是在年龄越幼小的儿童表现越突出。

小儿发病容易，尤其突出表现在易于发生肺、脾、肾三系疾病及时行疾病方面。

肺本为娇脏，难调而易伤。小儿肺常不足，包括肺的解剖组织结构未能完善，生理功能活动未能健全，加之小儿寒温不能自调，家长护养常有失宜，故形成易患肺系疾病的内因、外因。肺为呼吸出入之门，主一身之表，六淫外邪犯人，不管从口鼻而入还是从皮毛而入，均先犯于肺。所以，儿科感冒、咳嗽、肺炎喘嗽、哮喘等肺系疾病占儿科发病率的首位。

脾为后天之本，气血生化之源。小儿脾常不足，包括脾胃之体成而未全、脾胃之用全而未壮，乳食的受纳、腐熟、传导，与水谷精微的吸收、转输功能均显得和小儿的迅速生长发育所需不相适应。加之小儿饮食不知自调，家长喂养常有不当，就形成了易患脾系疾病的内因、外因。饮食失节、喂养不当、食物不洁，病从口入，犯于脾胃，则发生呕吐、泄泻、腹痛、食积、厌食、疳证等脾系疾病，这类病证目前占儿科发病率的第二位。

肾为后天之本，小儿生长发育，以及骨骼、脑髓、发、耳、齿等的形体与功能均与肾有着密切的关系。小儿先天禀受之肾精需赖后天脾胃生化之气血不断充养，才能逐步充盛；小儿未充之肾气又常与其迅速生长发育的需求显得不相适应，因而称“肾常虚”。儿科五迟、五软、解颅、遗尿、尿频、水肿等肾系疾病在临床上均属常见。

小儿腠理不密，皮毛疏松，肺脏娇嫩，脾脏薄弱，各种时邪易于感触。邪从鼻入，肺卫受邪，易于发生流行性感冒、麻疹、痄腮、水痘等时行疾病；邪从口入，脾胃受邪，易于发生痢疾、霍乱、肝炎、小儿麻痹症等时行疾病。时行疾病一旦发生，又易于在儿童中互相染易，造成流行。

小儿不仅易于发病，既病后又易于传变。小儿发病后传变迅速的病理特点，主要表现为寒热虚实的迅速转化，即易虚易实、易寒易热。

虚实是指人体正气的强弱与致病邪气的盛衰而言，如《素问·通评虚实论》说：“邪气盛则实，正气夺则虚”。小儿患病，邪气易盛而呈实证，正气易伤而呈虚证，因正不敌邪或素体正虚而易于由实转虚，因正盛邪却或复感外邪又易于由虚转实，也常见虚实夹杂之证。例如，小儿不慎冒受外邪而患感冒，可迅速发展而成肺炎喘嗽，皆属实证，若邪热壅盛，正气不支，可能产生正虚邪陷，心阳虚衰的虚证变证。又如阴水脾肾阳虚证，若是不慎感受外邪，可在一段时间内表现为阳水实证证候，或者本虚标实的虚实夹杂证候等，均属临证常见。

寒热是两种不同性质的疾病证候属性。小儿由于“稚阴未长”，故易见呈阴伤阳亢，表现为热证；又由于“稚阳未充”，故易见阳气虚衰，表现为寒证。寒热和虚实之间也易于兼夹与转化。例如，风寒外束之寒实证，可迅速转化成风热伤卫，甚至邪热入里之实热证。若是正气素虚，又易于转成阳气虚衰的虚寒证或者阴伤内热之虚热证。湿热泻暴泻不止易于产生热盛阴伤之变证，迁延不愈又易于转为脾肾阳虚之阴寒证等。

认识小儿易虚易实、易寒易热的病理特点，要在临床上充分意识到小儿发病后证情易于转化和兼夹的特性，熟悉常见病证的演变转化规律，特别是早期预见和发现危重病证的出现，防变于未然，才能提高诊断的正确率与治疗的有效率。

**2. 脏气清灵，易趋康复**

与成人相比，小儿易于发病，既病后又易于传变，这是小儿病理特点的一个方面。另一方面，小儿患病之后，常常病情好转也比成人快，治愈率也比成人高。例如，儿科急性病感冒、咳嗽、泄泻、口疮等多数好转比成人要快；慢性病哮喘、癫痫、紫癜、阴水等的预后也相对好于成人；即使是心阳虚衰、阴伤液竭、惊风神昏、内闭外脱等危重证候，只要抢救及时，能够挽回危急，进而顺利康复的机会也大于成人。

小儿患病后易趋康复的原因，一是小儿生机蓬勃，活力充沛，修复再生能力强；二是小儿痼疾顽症相对少于成人，治疗反应敏捷，随拨随应；三是儿科疾病以外感六淫和内伤饮食居多，治法较多，疗效较好。

明了小儿脏气清灵，易趋康复的病理特点，我们对儿童患者的治疗康复要更有信心。危急重症要当机立断，慢性病证要耐心缓求，绝不要轻易放弃对任何一名患儿的救治努力。

# 第六章

# 诊法与体格检查

## 第一节　常用诊法

诊法是收集临床症状、体征及有关实验室检查资料，对疾病做出诊断的技能。中医诊法包括望、闻、问、切四个主要内容，称为四诊。由于小儿的生理、病理特点，生长发育和病情反应与成人有别，婴儿不会言语，或虽会言语但也不能正确诉说病情，加之小儿多就医啼哭叫扰等，故历代儿科医家把望诊列为四诊之首，认为“小儿病于内，必形于外”，《幼科铁镜·十传》中亦指出：小儿“以望面色、审苗窍为主”。故小儿疾病的诊察方法与成人不尽相同，因此要重点掌握好儿科诊法的特点。

### 一、望诊

儿科望诊主要包括望神色、望形体、望恣态、审苗窍、辨斑疹、察二便、望指纹，七个方面的内容。

**1. 望神色**

望神色即观察小儿的精神状态和面部气色。着重观察患儿的表情、神态、眼神、气息、面色。察面部神色，可了解脏腑气血的病变。

望神应主要从目光的变化；意识是否清楚；反应是否敏捷；躯体动作是否灵活协调等方面去判断患儿有神、失神等不同情况。凡小儿有神则表现为目光炯炯，意识清楚，反应敏捷，躯体动作灵活协调，反之则为失神。

望色主要望面部皮肤的颜色和光泽。皮肤颜色分红白黄赤黑五种，简称五色；皮肤的光泽是指皮肤的荣润与枯槁。色泽的异常变化，是机体的病理反映，不同的病色反映着不同性质和不同部位的病证。

正常小儿的面色，不论肤色如何，均应红润有光泽，略带黄，或虽肤色较白，但白里透红，是气血调和，无病的表现。新生儿面色嫩红，也为正常肤色。若病邪侵入机体而发生了疾病，小儿的面色就会随疾病性质的不同而相应地发生变化。

1）五色主病

（1）面呈红色，多主热证。小儿面红目赤，咽部红肿者，多为外感风热；面红，伴高热、口渴引饮、汗多、尿赤者，多为里热炽盛；午后颧红，伴潮热、盗汗者，多为阴虚内热；夜间面颊潮红，伴腹胀者，多为食积郁热；重病患儿两颧艳红，伴面色苍白、肢厥、冷汗淋漓者，多为虚阳上越的危重征象。

（2）面呈白色，多主寒证、虚证。外感初起小儿面色苍白，无汗者，多为风寒外束；突然面色苍白，伴四肢厥冷、汗出淋漓等症状者，多为阳气暴脱；面色淡白，面容消瘦者，多为营血亏虚；面白而虚浮者，多为阳虚水泛。

（3）面呈黄色，多为脾虚证或有湿浊。小儿面色萎黄，伴形体消瘦、纳呆、腹胀者，多为脾胃气虚；面黄无华，兼有面部虫斑者，多为虫积。面目身黄者，则为黄疸，若黄色鲜明如橘色者，多为湿热熏蒸的阳黄；黄色晦暗如烟熏者，多为寒湿内阻的阴黄。

（4）面呈青色，主寒证、痛证、瘀血及惊风。小儿面色时青时白，愁眉苦脸者，多为里寒腹痛；面唇青紫，伴呼吸气促者，多为肺气闭郁，气滞血瘀；面色青而晦暗，以鼻梁与两眉间及口唇四周尤为明显者，多为惊风之先兆，或癫痫发作之时。

（5）面呈黑色，主肾虚、寒证、瘀证、水饮。面色灰黑暗滞者，多为肾气虚衰；小儿面色青黑，伴四肢厥冷者，多为阴寒内盛；面色黧黑，肌肤甲错，多为血瘀日久所致；两颊暗黑者，多为肾虚水浊之气上泛。

2）五部配五脏

根据小儿面部不同部位出现的各种色泽变化，结合所属脏腑来推断病变的部位与性质，就是五部配五脏的望诊方法。五部指左腮、右腮、额上、鼻部、颏部，五部与五脏的关系：左腮为肝，右腮为肺，额上为心，鼻为脾，颏为肾。

**2. 望形体**

形体主要包括头囟、躯体、四肢、肌肤、毛发、指（趾）甲等，检查时应按顺序观察。凡毛发润泽、皮肤柔韧、肌肉丰满、筋骨强健、神态灵活者，属胎禀充足，营养良好，是身体健康的表现；如筋骨软弱、皮肤干枯、毛发萎黄、发育落后者，为先天不足或病态的表现。如方头发少、囟门迟闭、枕秃、鸡胸、漏斗胸、串珠肋、肋缘外翻、“O”型腿、“X”型腿、镯状手等，见于佝偻病。

**3. 望姿态**

不同的疾病可见不同的姿态。如小儿喜伏卧者多为乳食内积；喜倦卧者多为内寒或腹痛；翻滚不安、呼叫哭吵、两手捧腹多为腹痛。

**4. 审苗窍**

苗窍是指舌、目、鼻、口、耳及前后二阴。苗窍与脏腑关系密切，舌为心之苗，肝开窍于目，肺开窍于鼻，脾开窍于口，肾开窍于耳及二阴，脏腑有病每能反映于苗窍。

（1）察舌：望舌体、舌质、舌苔，正常的小儿舌象应为舌体柔软、淡红润泽、活动自如、舌面有干湿适中的薄白苔。

舌体：应注意舌体的形状和动态；如舌体肿大、色泽青紫可见于气滞血瘀或中毒；舌体肿大、板硬麻木、转动不灵、甚则肿塞满口，舌色深红为木舌，多为心脾二经积热；如舌上溃疡称之为心疳（舌疳），是心火上炎的表现；若舌体不能伸出唇外，转动伸缩不灵，语言不清，称为连舌，为舌系带过短所致；舌伸出唇外来，来回拌动，掉转不灵，多为大病之后心气不足之象或属于智力低下；舌吐唇外，缓缓收回，称吐舌，常为心经有热所致。

舌质：正常舌质淡红。如舌起粗大红刺、状如杨梅者多为丹痧的舌象；若舌尖边红者多为风热外束；如舌质淡白为气血虚亏；舌质绛红，舌有红刺为温热病邪入营血；舌质红少苔，甚则无苔而干，为阴虚火旺；舌质紫暗或紫红为气血瘀滞。

舌苔：正常舌苔为薄白苔，新生儿舌红无苔和乳婴儿的乳白苔均属正常舌苔。此外，应注意鉴别染苔。舌苔色白为寒，色黄为热，腻苔多为湿浊、痰饮、食积；热性病而见剥苔多为阴伤津亏所致；舌苔花剥经久不愈，状如“地图”多为胃之气阴不足所致；若舌苔厚腻垢浊不化，伴便秘腹胀者为宿食内滞中焦，气机阻塞，这种舌苔也称“霉酱苔”。

（2）察目：健康小儿黑睛圆大，神采奕奕为肝肾气血充沛之象；反之目无光采、两目无神或闭目不视均为病态表现；若见瞳孔缩小或不等或散大而无反应者病必危重。由于五脏精气皆上注于目，故观察时还应注意观察眼眶、眼睑、眼球、巩膜、结膜的变化。

（3）察鼻：主要观察鼻形和鼻内分泌物的变化。小儿如长期流浊涕、气味腥秽为肺经有伏热；鼻煽伴呼吸急促为肺气郁闭，见于肺炎喘嗽；鼻衄多为肺经郁热，迫血妄行所致；麻疹患儿鼻准部出现疹点，为麻疹向外透发，是顺证的表现。

（4）察口：主要观察唇、颊、牙、龈、咽、喉核的形色、润泽之变化。若唇色樱红为暴泄伤阴；口唇干燥为伤津之征；齿龈红肿多属胃火上冲；牙齿逾期不出多为肾气不足；婴儿牙龈有白色斑块，影响吮乳者俗称板牙。若满口白屑，状如鹅口者，为鹅口疮；若两颊黏膜有针尖大小的白色小点，周围红晕者为麻疹黏膜斑；咽红发热为外感风热；咽红、乳蛾肿大者，为外感风热或肺胃之火上炎；若乳蛾红肿，有黄白色脓点多属风热化火、毒热蕴结；咽痛微红，有灰白色假膜不易拭去为白喉之症；若咽部红肿，咽腭处有疱疹见于疱疹性咽峡炎。

（5）察耳：耳的外形是判断小儿体质强弱的一个标志。小儿耳壳丰厚、颜色红润是先天肾气充沛健康的表现；反之则属肾气不足或体质较差，如早产儿耳壳软而紧贴两颞，耳舟不清；耳内疼痛、流脓，为肝胆火盛，如聤耳；耳背络脉隐现，耳尖发凉，兼壮热多泪常为麻疹之先兆；以耳垂为中心弥漫肿胀则是痄腮的表现。

（6）察二阴：男孩阴囊不紧不松是肾气充沛的表现；若阴囊松弛多为体虚或发热；阴囊时肿时复，啼哭肿大加甚，是疝气的表现；女孩前阴红赤而湿，多属下焦湿热；小儿肛门潮湿、红痛，多属尿布皮炎；大便坚硬带鲜血常为肛裂；便后直肠脱出多属中气虚亏，见于脱肛。

**5. 辨斑疹**

凡形态大小不一，不高于皮肤，压之不褪色者称之为斑；形小如粟米，高出皮面，压之褪色者称之为疹。小儿皮疹，应根据疹色、皮疹形状、出疹顺序等仔细鉴别。按其形态有细疹、疱疹、斑疹、风团、白痦等不同名称。

（1）细疹：细小状如麻粒，呈红色，多见于麻疹、奶麻、风疹、丹痧等病证，亦可见于一些药物过敏者。

（2）疱疹：形态大小不一，高出皮面，中有液体。色白晶莹为水痘；若内有脓液多为脓疱疮。

（3）斑：色红较艳者多为热毒炽盛；若欲出不出、隐隐不显或斑色紫暗、面色苍白、肢冷脉细为气不摄血，血溢脉外，可见于败血症、紫癜等病证。

（4）风团：皮肤出现局限性水肿，如团块样，瘙痒明显，此起彼伏，反复发生，见于荨麻疹，因风邪客肌，血分有热所致。

（5）白痦：又称“白痱”“汗疹”，是一种白色小疱疹，多见于小儿颈项、胸腹部。白痦以晶亮饱满为顺；枯白无液为逆，也称“枯痦”，属气液耗伤之证。白痦多见于湿温证及其他一些病程较长的热性病、汗出较多者。

**6. 察二便**

初生儿大便呈暗绿色或赤褐色，黏稠无臭，为胎粪，一般多在出生后24h内排出；母乳喂养儿大便呈金黄色略带酸臭；牛乳喂养儿大便呈淡黄白色，质较硬，这些均属正常粪便。如大便稀薄夹有白色乳凝块多为内伤乳食；大便赤白黏冻为湿热积滞，常见于痢疾；乳幼儿大便呈果酱样，伴阵发性哭闹者常为肠套叠；大便呈灰白色者见于胆道闭锁。

正常小儿的小便为淡黄色。如小便色黄伴皮肤黄疸者多为湿热浸淫，见于黄疸；小便色红或呈茶褐色者为血尿之征；小便清长或夜间遗尿多为肾气亏虚、下元不固；小便混浊如米泔水，为脾胃虚弱，饮食不调所致。

**7. 望指纹**

指纹是指虎口直到示指内侧的桡侧浅静脉，可分为风、气、命三关，第一节为风关，第二节为气关，第三节为命关。望指纹是对3岁以内的小儿用以代替脉诊的一种辅助诊治法，用来辨别患儿疾病的病因、性质及预后等。诊察时用手指轻轻从小儿示指的命关推向风关，使指纹容易显露，观察指纹应将小儿抱向光亮处，以便于观察指纹的变化（图6-1）。

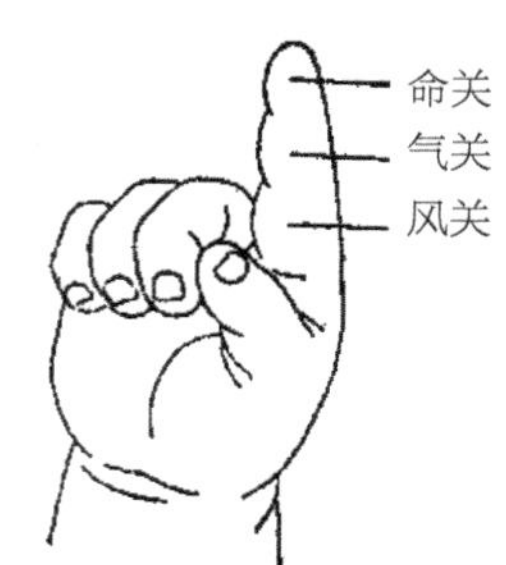

图6-1 小儿指纹

正常小儿的指纹应为淡紫隐隐而不显于风关之上。临证时应观察指纹的浮沉、色泽、部位的变化。《幼幼集成》对小儿患病后指纹的变化概括为：浮沉分表里，红紫辨寒热，淡滞定虚实，三关测轻重。

浮沉分表里：浮主表，沉主里。疾病在表时指纹浮而显露，病邪在里则指纹沉而不易显露。

红紫辨寒热：红主寒，紫主热。指纹色泽鲜红为感受风寒，淡红不露为虚寒；暗紫色为邪热郁滞；紫黑色为热邪深重或气滞血瘀，色青黑者，多为血络闭郁证。

淡滞定虚实：淡主虚，滞为实。色淡是气血不足；淡青为体虚有风；淡紫为体虚有热；指纹郁滞是病邪稽留、营卫阻遏，常因痰湿、食滞、邪热郁结所致。

三关测轻重：指纹现于风关是病邪初入，证尚轻浅；达于气关为疾病进一步深入加重；达于命关则表示疾病危重。

## 二、闻诊

闻诊是运用听觉和嗅觉来诊断疾病的方法，包括听小儿的啼哭、语言、咳嗽、呼吸，以及嗅气味等方面。

**1. 啼哭声**

哭是小儿的一种语言，可以通过辨别啼哭声的频率、节律、强度、持续时间、出现时间及伴随出现的表情、神态等变化了解小儿的需求、病痛和不适。正常小儿哭声较洪亮而长，并有泪液；因饥饿而啼哭者，哭声多绵长无力或口做吮乳之状；突然大哭，声高而急，忽缓忽急，时作时止，多为腹痛；如哭声嘶哑，呼吸不利，多为咽喉水肿；小儿因饥饿、口渴、针刺、虫咬、困睡或尿粪潮湿均可引起不适而啼哭，当需要满足或痛苦解除后哭声亦随之停止。

**2. 语言声**

正常小儿语言以清晰响亮为佳。如果语声嘶哑，多为咽喉疾患；如高声尖呼，常为剧痛；谵语狂言为邪热入营。

**3. 咳嗽声**

咳声清扬而流清涕为外感风寒；咳声重浊、痰稠色黄为外感风热；咳嗽连声并有鸡鸣样回声，为顿咳之象；咳声嘶哑如犬吠声，常见于喉炎。

**4. 呼吸声**

主要辨别呼吸声的强弱、频率、节律及呼吸时是否伴随有异声等。如呼吸急促、喉间哮鸣、呼气延长见于哮喘；如呼吸微弱、吸气如哭泣状，多为呼吸衰竭征兆；如吸气性鸡鸣声，可见于先天性喉喘鸣、喉炎、低钙性喉痉挛、异物等疾患。

**5. 嗅气味**

嗅气味包括嗅口气、排泄物、呕吐物及身上散发的气味等。如口气酸腐秽臭，多为乳食内积；口中有酸苹果气味多为酮症酸中毒；口中氨味见于水毒内闭、浊阴上泛；尿和汗液有尿臭味者，多为苯丙酮尿症。

## 三、问诊

### 1. 问年龄

许多儿科疾病与年龄、性别密切相关。详细询问患儿的性别及确切年龄对诊断疾病及治疗用药都具有重要意义；如硬肿症、脐风、胎黄见于新生儿；口疮、夜啼又以乳婴儿为多；遗尿则发生在 3 岁以上小儿；风湿热发病年龄以 7 ～ 14 岁多见，3 岁以下罕见；麻疹、风疹大多发生在 6 个月以上的婴幼儿；急性肾小球肾炎男性多见；幼年型类风湿病女性发病率较男性略高。

### 2. 问寒热

问寒热主要询问小儿有无发热，发热的程度、时间、热型，以及是否伴有汗、无汗、恶寒、恶风等情况，以此来判断疾病的表里、寒热、虚实。

### 3. 问头身

问头身是指通过询问身体不同部分的不适感觉及其变化以此帮助诊治疾病。

### 4. 问汗

小儿肌肤嫩薄，较成人容易出汗，一般不属于病态，如果在安静的状态下，全身或局部无故出汗过多，甚至大汗淋漓者，则为异常。若夜间或寐时汗出，为阴虚或气阴两虚。

### 5. 问饮食

问饮食是指询问饮食状况，如喂养的方法、方式、种类、质量、时间及嗜好等，借以了解小儿的生长发育状态及疾病根源。

### 6. 问睡眠

问睡眠包括询问睡眠时间，有无齘齿、惊叫啼哭等。正常小儿睡眠以安静为佳，年龄越小睡眠时间越长，如小儿烦躁、眠差、盗汗、发稀可见于佝偻病；夜卧不安、肛门瘙痒多为蛲虫病；高热患儿出现嗜睡或昏睡者，多为邪陷心包或痰蒙清窍。

### 7. 问二便

问二便主要询问大小便的次数、质、量、颜色等。

### 8. 其他病史

（1）问个人史：包括出生史、喂养史、生长发育史及预防接种史等。①母亲妊娠史：母亲孕期健康、饮食、营养状况，妊娠期患过何种疾病，是否有子宫出血、妊娠高血压、子痫等并发症，曾接受过哪些检查和治疗，是否接触化学毒物、电离辐射等。②母亲分娩史：是否足月产或过期产，胎次、产次、分娩情况。③出生后情况：出生体重，有无窒息、青紫、苍白、出血、惊厥、昏迷、畸形等，有无黄疸，黄疸持续时间。④喂养史：对婴儿应详细询问其喂养方式，何时添加辅食，何时断奶及断奶后的饮食情况；对年长儿应详细询问其饮食情况，有无偏食等。⑤生长发育史：体格生长，语言、智力、动作的发育情况。⑥预防接种史：预防接种种类、时间及反应。

（2）既往史：包括既往健康状况，既往患病史，食物、药物过敏史等。

（3）家族史：了解家庭中有无遗传性、过敏性或急慢性传染病，如有传染病患者，还应了解与患儿接触密切与否；父母是否近亲结婚，母亲各次分娩情况、同胞的健康情况（死亡者应问清死亡原因及年龄）；家庭成员健康状况，家庭经济情况、居住环境等。

## 四、切诊

**1. 切脉**

切脉适于 3 岁以上小儿。健康小儿脉象平和，较成人软而稍数，年龄越小，脉搏越快。

方法：小儿寸口脉位甚短，切脉时常采用一指定三关的方法。即医者用示指或拇指同时按压寸、关、尺三部，并取轻、中、重三种不同指力来体会脉的变化，时间一般不少于 1min，以入睡及安静时诊脉最为准确。

脉法：主要有浮、沉、迟、数、有力、无力六种基本脉象以辨别疾病的表、里、寒、热、虚、实。脉浮多见于表证，浮而有力为表实，浮而无力为表虚。脉沉多见于里证，沉而有力为里实，沉而无力为里虚。迟脉多见于寒证，迟而有力为寒滞实证，迟而无力为虚寒。数脉多见于热证，数而有力为实热，数而无力为虚热。

**2. 按诊**

按诊包括按压和触摸头颅、囟门、颈腋、胸腹、四肢、皮肤等。

（1）按头囟：主要检查囟门的大小、凹陷或隆起，颅缝的大小等。正常小儿前囟在 12 ~ 18 个月内关闭，如过早闭合见于小头畸形等；如囟门逾期不闭，则为肾气不足，发育欠佳的表现，多见于佝偻病等。颅缝重叠、囟门凹陷，称为“囟陷”，可见于失水阴伤。囟门高隆，名为“囟填”，若伴呕吐、壮热者，为肝风内动之征。囟门逾期不合，囟门宽大，头缝开解则为解颅。

（2）按颈、腋、腹股沟：颈项、腋下、腹股沟等处有许多小结节，质软不粘连是正常状态，若结节肿大伴发热、压痛则为痰毒；如病程迁延，结节大小不等，连珠成串，质地较硬，推之不易活动者，则为瘰疬。

（3）按胸腹、四肢：胸骨高突为“鸡胸”；脊柱高突，按之不痛为“龟背”；如左胁肋下按之有痞块，属脾之肿大，右胁肋下按之有痞块，明显增大，则属肝之肿大。小儿腹部柔软温和，按之不胀、不痛为正常之象；如腹胀形瘦，腹部青筋显露，多为疳证；脐周腹痛，按之有条索状包块，按之痛减者，多属蛔虫证。

## 第二节　体格检查

### 1. 体格检查特点

体格检查是临床医生必需掌握基本诊断技术，儿科体格检查较成人困难。为了获得准确的体格检查资料，儿科医师在检查时应当注意以下几点。

（1）注意与患儿建立良好的关系，态度要和蔼，消除患儿的恐惧感。冬天要将手温暖后再触摸患儿。年长儿要顾及到患儿的心理和自尊心。对十分不合作的患儿，可待其入睡后再检查。

（2）检查时的体位不必强求，婴幼儿可让其在家长的怀抱中进行，以能使其安静为原则；检查顺序可灵活掌握，一般可先检查呼吸频率、心肺听诊和腹部触诊等；口腔、咽部、眼等易引起小儿反感的部位，以及主诉疼痛的部位应放在最后检查。

（3）检查者宜勤洗手，听诊器等检查用具要经常消毒，以防交叉感染。

（4）对病情危重的患儿，宜边抢救边检查，或先检查生命体征及与疾病有关的部位，待病情稳定后再进行全面体格检查。

### 2. 一般测量

一般测量包括体温、呼吸、脉搏、血压、身长、体重、头围、胸围等。

### 3. 整体状况

整体状况包括望神、色、形、态，声音，气味，舌象，脉象，指纹。

### 4. 皮肤黏膜及淋巴结

皮肤黏膜：包括色泽、纹理、弹性、皮下组织及脂肪厚度、有无水肿、温度、汗液、斑疹、白痦、疮疡、瘢痕、肿物、腧穴异常征、血管征、蜘蛛痣、色素沉着斑、毛发有无异常等，并明确记录其部位、大小及程度。

淋巴结：检查浅表淋巴结大小、数目、活动度、质地、有无粘连压痛等，尤其注意颈部、耳后、枕部、腋窝、腹股沟等处。正常时这些部位可扪及单个质软的淋巴结，黄豆大小，活动度好，无压痛。

### 5. 头面部

头部：有无畸形、其形状大小，必要时测量头围；前囟大小及紧张度，有无凹陷或隆起；颅缝宽度，有无开裂或重叠；小婴儿要注意有无枕秃和颅骨软化、血肿或颅骨缺损。

面部：有无特殊面容、眼距大小、鼻梁高低、双耳位置及形状等。

眼：注意眉毛、睫毛、眼睑、眼球、结膜、巩膜、角膜、瞳神、对光反应等。

耳：耳廓形状，外耳道是否通畅、有无分泌物、局部红肿及外耳牵拉痛；乳突有无压痛，听力情况等。若怀疑有中耳炎时应用耳镜检查鼓膜情况。

鼻：观察鼻形，注意有无鼻煽，鼻腔分泌物及通气情况，鼻旁窦有无压痛及嗅觉情况等。

口腔：注意观察口唇、齿龈、口腔黏膜、腮腺管口处、扁桃体、咽部、悬雍垂等情况。

### 6. 颈项

注意检查颈项是否对称，有无抵抗强直、压痛、肿块，活动是否受限；颈动脉有无异常搏动及杂音；颈静脉有无怒张，有无肝颈静脉回流征；气管位置是否居中；有无瘿瘤。

### 7. 胸部

（1）胸廓：是否对称，有无畸形、局部隆起、凹陷（如鸡胸、漏斗胸、肋骨串珠、肋膈沟、肋缘外翻等佝偻病的体征），有否压痛，有无水肿、皮下气肿、肿块，静脉有无怒张及回流异常；乳房大小，有无红肿、压痛、结节、肿块等。

（2）肺脏：注意观察呼吸类型、活动度、呼吸速度和特征、肋间隙、有无三凹征（即胸骨上窝、锁骨上窝、肋间隙在吸气时向内凹陷）；语颤、磨擦音、皮下气肿、捻发音；叩诊音；肺肝浊音界、肺下界、呼吸时肺下缘动度；呼吸音的性质、强度、有无干湿啰音，语言传导有无异常；有无胸膜摩擦音、哮鸣音。

（3）心脏：观察心前区是否隆起，心尖搏动强弱和搏动范围（正常小儿搏动范围在 2 ~ 3$cm^2$ 之内，肥胖婴儿不易看到心尖搏动），有无磨擦感或震颤；心脏左右浊音界；心脏搏动的节律、频率、心音强弱、分裂、肺动脉瓣区第二音的比较，奔马律等（小婴儿第一心音与第二心音响度几乎相等；小儿时期肺动脉瓣区第二音比主动脉瓣区第二音响，有时可出现吸气性第二心音分裂）；有无心脏杂音及杂音的部位、性质、心动期间的传导方向、何处最响、强度；心包磨擦音、心律不齐时，应比较心率和脉率。各年龄小儿心界见表 6-1。

**表 6-1 各年龄小儿心界**

| 年龄 | 左界 | 右界 |
|---|---|---|
| ＜ 1 岁 | 左乳线外 1 ~ 2cm | 沿右胸骨旁线 |
| 2 ~ 5 岁 | 左乳线外 1cm | 右胸骨旁线与胸骨线之间 |
| 5 ~ 12 岁 | 左乳线上或乳线内 0.5 ~ 1cm | 接近右胸骨线 |
| ＞ 12 岁 | 左乳线内 0.5 ~ 1cm | 右胸骨线 |

注：胸骨旁线为胸骨线与乳线之间的中点线，3 岁以内小儿一般只叩心脏左右界。

### 8. 血管

动脉：桡动脉的频率、节律，有无奇脉及肱动脉有无枪击音。

周围血管征：毛细血管搏动征，射枪声，水冲脉，动脉异常搏动，杜罗征。

### 9. 腹部

视诊：对称、大小、膨隆、凹陷、呼吸运动、皮疹、色素、条纹、瘢痕、体毛、脐疝、静脉曲张与血流方向、胃肠蠕动波、腹围测量（有腹水或腹部包块时）。新生儿应注意脐部有无分泌物、出血、炎症等。

触诊：腹部柔软或紧张，有无压痛、反跳痛。

叩诊：可采用直接叩诊或间接叩诊法，包括有无移动性浊音、包块（部位、大小、形状、软硬度、压痛、移动度等）。

听诊：鼓音，有无移动性浊音；肠鸣音，有无气过水声，血管杂音等。

肝脏：大小、质地、边缘纯或锐、压痛；表面光滑与否，有无结节；肝浊音界。正常婴幼儿肝脏可在肋缘下 1 ～ 2cm 处扪及，柔软无压痛，6 ～ 7 岁后不应再触及。

胆囊：可否触及、大小、形态、压痛。

脾脏：大小、硬度、压痛、表面光滑度及边缘钝或锐；脾浊音界。婴儿期正常偶可触及脾脏边缘。

肾脏：大小、硬度、叩击痛、移动度。

膀胱：可否触及、上界，输尿管压痛点。

**10. 二阴及排泄物**

二阴：根据需要进行检查。排泄物：包括痰液、呕吐物、大小便、汗液等。

**11. 脊柱、四肢**

脊柱：有无畸形、强直、叩压痛，运动度是否受限，两侧肌肉有无压痛、紧张。

四肢：肌力、肌张力、有无外伤、骨折、肌萎缩。关节有无红肿、疼痛、压痛、积液、脱臼，活动度，有无畸形，下肢有无水肿，指（趾）有无杵状指、多指（趾）畸形、指甲形状、色泽、荣枯等。

**12. 神经系统**

（1）一般检查：观察小儿的神志、精神状态、面部表情、反应灵敏度、动作、语言能力、有无异常行为。

（2）感觉：痛觉、温觉、触觉、音叉振动觉及关节位置觉。

（3）运动：肌肉有无紧张及萎缩，有无瘫痪，有无不正常的动作，共济运动及步态如何。

（4）神经反射

浅反射：腹壁反射、跖反射、提睾反射及肛门反射。新生儿和小婴儿提睾反射、腹壁反射较弱或不能引出。

深反射：肱二、三头肌反射，桡骨膜反射，膝腱反射，跟腱反射。新生儿和小婴儿期跟腱反射亢进，并可出现踝阵挛。

新生儿反射：新生儿特有的反射，如觅食、吸吮、牵拉、握持、拥抱、踏步等是否存在。

病理反射：常做的有巴氏征、霍夫曼征、查多克征等，2 岁以下的小儿巴氏征可呈阳性，如一侧阳性、一侧阴性则有临床意义。

脑膜刺激征：包括颈强直、克氏征和布氏征。正常小婴儿由于生理性屈肌紧张，克氏征和布氏征可呈阳性。

# 第七章

# 治则与治法

## 第一节　中医儿科治疗原则

儿科疾病的治疗方法基本与成人一致，但不同年龄段小儿的生理、病理和心理特点有异，其发病原因、疾病过程和转归等方面亦有别于成人，故在治疗方法、药物剂量、给药途径等方面有其特点。

**1. 治疗要及时、正确和审慎**

小儿具有发病容易、传变迅速、易虚易实、易寒易热的特点，故治疗要及时、正确和审慎。当病邪在表，且有外解之机时，应因势利导，引邪外出，不可凉遏而使表邪留恋，不可发汗太过耗损卫阳，也不可骤然固涩而闭门留寇。《温病条辨·解儿难》中说“其用药也，稍呆则滞，稍重则伤，稍不对证，则莫知其乡，捉风捕影，转救转剧，转去转远”，指出了儿科用药的难点和注意点。

**2. 方药精简**

小儿脏气清灵，随拨随应，治疗要根据年龄大小、体质强弱、病情轻重等遣方用药，处方用药宜轻巧灵活，不可重浊呆滞，不得妄用攻伐，不宜妄投补益，不可过剂，以免耗伤小儿正气。

**3. 顾护脾胃**

患病后注重调理脾胃是儿科的重要治则。脾胃为后天之本，小儿生长发育，全赖脾胃化生精微之气以充养；疾病的恢复有赖脾胃运化；先天不足的小儿也要靠后天来调补。故治疗及调理须顾护脾胃之气，切勿使之损伤。

**4. 先证而治**

由于小儿发病容易，传变迅速，虚实寒热的变化较成人为快，应防微杜渐，根据病情的演变规律，先证而治，挫病势于萌芽之时，挽病机于欲成未成之际，达到治病防变的目的。

**5. 不可乱投补益**

小儿生机蓬勃，只要哺乳得当，护养适宜，自能正常生长发育。但对体质虚弱的小儿，补益之剂确有增强机体功能、助长发育的作用。由于药物每多偏性，有偏性即有偏胜，故虽补剂也不可乱用。如健康小儿不必靠药物来补益，长期补益可能导致性早熟。

**6. 中西结合，取长补短**

中医与西医治疗儿科疾病各有优势，适时中西结合，取长补短，有利于治疗与康复。如一些免疫性疾病，需长期大剂量应用激素或免疫抑制剂，如能适当配合使用中药，可明显减少激素所致的不良反应；部分还可有效减少化疗的不良反应，提高疗效。

**7. 掌握用药剂量**

小儿中药用量常随年龄大小、个体差异、病情轻重、方剂组合、药味多少、医者经验、病情轻重、季节地域而异。一般新生儿用成人量的 1/6，乳婴儿为成人量的 1/3，幼儿为成人量的 1/2，学龄儿童为成人量的 2/3 或成人量。而西药用药剂量则应根据体重、体表面积、年龄等进行严格计算，不能超量、超常规使用。

## 第二节　常用治法

**1. 常用内治法**

在辨清证候、审明病因、分析病机之后，应针对性地采取一定的治疗方法，中医儿科常用内治方法如下。

（1）疏风解表法：适用于外邪侵袭肌表所致的表证。由于外邪郁闭肌表，开阖失司，故可出现发热、恶风、汗出或无汗等。可用疏散风邪的药物，使郁于肌表的邪毒从汗而解。风寒外感可用疏风散寒的方药，如麻黄汤、荆防败毒散、葱豉汤等；风热外感可用辛凉解表的方药，如银翘散、桑菊饮等。

（2）止咳平喘法：适用于邪郁肺经，痰阻肺络所致的咳喘。寒痰内伏可用温肺散寒、化痰平喘的方药，如小青龙汤、射干麻黄汤等；热痰内蕴可用清热化痰、宣肺平喘的方药，如定喘汤、麻杏石甘汤等；咳喘久病，每易由肺及肾，出现肾虚的证候，此时在止咳平喘的方剂中，可加入温肾纳气的药物，如参蛤散等。

（3）清热解毒法：适用于邪热炽盛的实热证，如温热病、湿热病、斑疹、痢疾、血证等。其中又可分为甘凉清热、苦寒清热、苦泄降热、咸寒清热等，应按邪热之在表、在里，属气、属血，入脏、入腑等，分别选方用药。病邪由表入里而表邪未尽解者，可用栀子豉汤、葛根黄芩黄连汤等清热透邪；证属阳明里热者，可用白虎汤清热生津；湿热化火或湿热留恋，可用白头翁汤、茵陈蒿汤、甘露消毒丹等清热化湿；温热之邪入于营血，发为神昏、斑疹，可用清营汤、犀角地黄汤、神犀丹等清热凉血；出现丹毒、疔疮走黄、下痢脓血等火热实证者，可用黄连解毒汤、泻心汤等清火解毒；肝胆火旺时，可用龙胆泻肝汤等清肝泻火。

（4）凉血止血法：适用于诸种出血的证候，如鼻衄、齿衄、尿血、便血、紫癜等。常用方剂如犀角地黄汤、玉女煎、小蓟饮子、槐花散等，单味参三七、白及、仙鹤草，以及成药云南白药等，也有较好的止血作用。小儿血证常由血热妄行、血不循经引起，用清热凉血法治疗居多；但是，气不摄血、脾不统血、阴虚火旺等其他原因引起的出血临床也不少见，可用补气、健脾、养阴等法治疗。

（5）安蛔驱虫法：适用于小儿肠道虫证，如蛔虫、蛲虫等。其中尤以蛔虫病变化多端，可合并蛔厥（胆道蛔虫症）、虫瘕（蛔虫性肠梗阻）等，发生这些情况，当先安蛔缓痛为主，方用乌梅丸等，待病势缓和后，再予驱虫。常用驱蛔方剂有追虫丸、下虫丸等。驱蛔虫有使君子、苦楝皮等；驱姜片虫有槟榔等；驱蛲虫有大黄与使君子同用，配合百部煎剂灌肠等法。

（6）消食导滞法：适用于小儿饮食不节，乳食内滞之证，如积滞、伤食泻、疳证等。小儿脾胃薄弱，若饮食不节，恣食无度，则脾胃运化无权。轻则呕吐泄泻、厌食腹痛；重则为积为疳，影响生长发育。常用方药如保和丸、消乳丸、鸡内金粉、枳实导滞丸等。在消食导滞药物中，麦芽擅消乳积，山楂能消肉食积，神曲善化谷食积，莱菔子擅消麦面之积。

（7）镇惊开窍法：适用于小儿惊风、癫痫等证。小儿暴受惊恐，神志不安，可用朱砂安神丸、磁朱丸等安神镇惊；热极生风，项强抽搐，可用羚角钩藤汤等镇惊息风；热入营血而神昏、惊厥，可用安宫牛黄丸、至宝丹、紫雪丹等镇惊开窍，清热解毒；痰浊上蒙，惊风抽搐，可用苏合香丸等豁痰开窍；感受时邪秽浊之气而吐泻昏厥，可用行军散、玉枢丹等辟秽开窍。

（8）利水消肿法：适用于水湿停聚，小便短少而水肿的患儿。若为湿邪内蕴，脾失健运，水湿泛于肌肤者，则为阳水；若脾肾阳虚，不能化气行水，水湿内聚为肿，则为阴水。常用方剂，阳水可用麻黄连翘赤小豆汤、五苓散、五皮饮、越婢加术汤等；阴水可用防己黄芪汤、实脾饮、真武汤等。此外，车前子、荠菜花、玉米须等，也有较好的消肿利尿作用。

（9）健脾益气法：适用于脾胃虚弱、气血不足的小儿，如泄泻、疳证及病后体虚等。常用七味白术散、异功散、四君子汤、补中益气汤等。气虚与脾虚关系密切，治气虚时多从健脾着手，健脾时多借助益气，故两者常配合运用。

（10）培元补肾法：适用于小儿胎禀不足、肾气虚弱及肾不纳气之证，如解颅、五迟、五软、遗尿、哮喘等。常用方剂如六味地黄丸、金匮肾气丸、调元散、参蛤散等。

（11）活血化瘀法：适用于各种血瘀之证。如肺炎喘嗽、哮喘口唇青紫、肌肤有瘀斑瘀点，以及腹痛如针刺、痛有定处、按之有痞块等。常用桃红四物汤、血府逐瘀汤、少腹逐瘀汤、桃仁承气汤等。基于“气为血之帅，气行则血行”的原则，活血化瘀方中常辅以行气的药物。

（12）回阳救逆法：适用于小儿元阳虚衰欲脱之危重证候。常用方剂如四逆汤、参附龙牡救逆汤等。

### 2. 常用外治法

外治法治疗小儿常见病、多发病，易被小儿接受，应用得当，可取得较好的疗效，可单用也可与内治法配合应用。

（1）熏洗法：是利用中药的药液及蒸汽熏蒸、洗涤人体外表的一种治法。如夏日高热无汗可用香薷煎汤熏洗，发汗解热；麻疹发疹初期，用生麻黄、浮萍、芫荽子、西河柳煎汤后，加黄酒，先熏蒸、后洗涤患儿肌表，有透疹作用。

（2）涂敷法：是将新鲜的中草药捣烂，或用药物研末加入水或醋调匀后，涂敷于体表的一种外治法。如任选鲜马齿苋、仙人掌、青黛、蒲公英等调敷于腮部，可治疗流行性腮腺炎。

（3）热熨法：是将药物炒热后，用布包裹以熨肌表的一种外治法。如炒热食盐熨腹部，治疗腹痛；用生葱、食盐炒热，熨脐周围及少腹，治疗癃闭等。

（4）敷贴法：是将药物制成软膏、药饼，或研粉撒于普通膏药上，敷贴于局部的一种外治方法。此法不仅作用于局部病变，还可治疗全身疾患，如小儿痄腮、遗尿、泄泻、哮喘等均可配合使用。如在夏季三伏天，用延胡索、白芥子、甘遂、细辛研末，以生姜汁调成药饼，中心放少许丁香末，敷于肺俞、膏肓、百劳穴上，可治疗哮喘等。

（5）擦拭法：是用药液或药末擦拭局部的一种外治法。如用银花甘草液拭洗口腔，冰硼散、珠黄散擦拭口腔，治疗口疮、鹅口疮等。

（6）药袋疗法：选用山柰、苍术、白芷、砂仁、丁香、肉桂、甘松、豆蔻、沉香、檀香等芳香药物，根据病情，选药配合成方，研成粉末，制成香袋、肚兜、香枕等。经常佩带使用，具有辟秽解毒、增进食欲、防病治病的作用。

### 3. 其他治法

（1）推拿疗法：推拿疗法有促进气血循行、经络通畅、神气安定、脏腑调和的作用，主要用于治疗小儿泄泻、腹痛、厌食、斜颈等病证。常用手法有按、摩、推、拿、揉、搓等法，在手法操作时强调轻快柔和、平稳着实。小儿推拿除了选用经穴、经外奇穴、经验穴和阿是穴等常见的几类穴位外，尤其多用“特定穴位”，这些穴位为小儿所特有，其表面形态不仅有点状，还有面状和线状之分。

（2）捏脊疗法：通过对督脉和膀胱经的按摩，调和阴阳，疏理经络，行气活血，恢复脏腑功能以防治疾病，常用于治疗疳证、泄泻等。具体操作方法：患儿俯卧，医者两手半握拳，双手两示指抵于背脊之上，再以两手拇指伸向示指前方，合力夹住肌肉提起，而后，示指向前，拇指向后退，做翻卷动作，两手同时向前移动，自长强穴起，一直捏至大椎穴止，如此反复 3 ~ 5 遍，捏到第 3 遍后，每捏 3 把，将皮肤提起 1 次。每日 1 次，6 日为 1 个疗程。对有脊背皮肤感染、紫癜等疾病的患儿禁用此法。

（3）针灸疗法：常用于治疗遗尿、哮喘、泄泻、痢疾、痹证等疾病。小儿针灸所用的经穴基本与成人相同。但由于小儿依从性较差，一般采用浅刺、速刺的针法，又常用腕踝针、耳针、激光穴位照射治疗。小儿灸法常用艾条间接灸法，与皮肤有适当距离，以皮肤微热微红为宜。刺四缝疗法是儿科针法中常用的一种。四缝是经外奇穴，它的位置在示指、中指、环指及小指四指中节横纹中点，是手三阴经所经过之处。针刺四缝可以清热、除烦、通畅百脉、调和脏腑等，常用于治疗疳证和厌食。具体操作方法：皮肤局部消毒后，用三棱针刺约1分深，刺后用手挤出黄白色黏液少许。

（4）拔罐疗法：常用于肺炎喘嗽、哮喘、腹痛、遗尿等疾病。儿科拔罐采用口径较小的竹罐或玻璃罐，留罐时间较短，取罐时注意先以示指按压罐边皮肤，使空气进入罐内，火罐自行脱落，不可垂直用力硬拔。若是高热惊风、水肿、出血、严重消瘦、皮肤过敏、皮肤感染的小儿，不可使用此法。

# 第八章

# 喂养与保健

## 第一节　小儿喂养

### 一、胎儿期

胎儿的生长发育，全赖母体的气血供养，母体脾胃仓廪化源充盛，才能气血充足，供养胎儿。故孕妇的饮食，应当营养均衡，清淡易消化，忌食大冷、大热、肥甘厚味、辛辣香燥之品，且进食需按时、定量，忌太饱或过饥。但不同孕期的饮食也应有差异，如妊娠早期应不食可能加重妊娠反应的刺激性食品及易致滑胎之品；妊娠中期胎儿在母体迅速增长，应进食富含营养成分的食品，以利于胎儿生长；而妊娠后期则不宜营养过度，以免胎儿过度肥大。另外，孕妇应戒烟酒，孕妇吸食烟酒，可造成胎儿流产、畸形、智能低下或早产等。

### 二、新生儿喂养

新生儿出生后应尽早吸吮母乳。新生儿较早获得乳汁滋养，有利于新生儿的生长发育，且早期开乳可促进母乳分泌，对母乳喂养成功与否起重要作用。新生儿喂养现提倡按需喂养。虽开始２～３日母体乳汁分泌不多，但也可基本满足新生儿的需要，如小儿有明显的饥饿表现或体重减轻过多时，可在哺乳后补授适量配方乳，但切不可以糖水、新鲜牛奶代替母乳，且尽量在无法由母亲喂养的情况下才使用配方乳喂养。

### 三、婴儿喂养

婴儿期生长发育特别快，但小儿脾常不足，故合理喂养特别重要。婴儿喂养方法分为母乳喂养、混合喂养和人工喂养三种。

**1. 母乳喂养**

生后4～6个月之内以母乳为主要食品者，称为母乳喂养。母乳营养丰富，且易于消化吸收，最适合婴儿的生理需要；母乳中含优质蛋白质、必需氨基酸及乳糖较多，有利于婴儿脑的发育；母乳具有增进婴儿免疫力的作用；母乳喂养简便、经济；母乳喂养更利于增进母子感情；同时，母乳喂养还可刺激子宫收缩、恢复，降低乳腺癌、卵巢癌的发生率等。

母乳喂养以按需喂养为主要原则。一般说来，第1～2个月不需定时喂哺，可按婴儿需要随时喂。此后按照小儿睡眠规律可每2～3h喂1次，逐渐延长到3～4h喂1次，夜间逐渐停1次，一昼夜共6～7次，4～5个月后可减至5次。每次哺乳15～20min。根据各个婴儿的不同情况，适当延长或缩短每次哺乳时间，以吃饱为度。每次哺乳前要用温开水拭净乳头，乳母取坐位或卧位，将小儿抱于怀中，让婴儿吸空一侧乳房后再吸另一侧。哺乳完毕后将小儿轻轻抱直，头靠母肩，轻拍其背，使吸乳时吞入胃中的空气排出，可减少溢乳。母亲患传染病、重症心脏病或肾脏病，或身体过于虚弱者，不宜哺乳。乳头皲裂、感染时可暂停哺乳，但要吸出乳汁，以免病后无乳。

**2. 混合喂养**

因母乳不足而且无法改善，需根据小儿情况适量添加牛、羊配方乳等代乳品时，称为混合喂养，或称部分母乳喂养。混合喂养的方法有两种：补授法与代授法。

（1）补授法：每日母乳喂养的次数不减，每次先哺母乳，母乳吸完，再补充一定量的代乳品。这种喂养方法可因小儿经常吸吮刺激而维持母乳的分泌，因而较代授法为优。

（2）代授法：一日内有一至数次完全用代乳品代替母乳，称为代授法。使用代授法时，每日母乳哺喂次数最好不少于3次，维持夜间喂乳，否则母乳会很快减少。

**3. 人工喂养**

母亲因各种原因完全不能喂哺婴儿时，必须选用代乳品喂养婴儿，称为人工喂养。

（1）乳制品：根据当地习惯和条件选用动物乳，如牛奶、羊奶等，其中牛奶最为常用。牛奶所含营养成分与人奶有差别，蛋白质含量较多，但以酪蛋白为主，在胃内形成凝块较大，不易消化。婴儿配方奶粉是目前常用的乳制品，其营养成分接近于人乳。配方以牛奶为基础，加入乳清蛋白、不饱和脂肪酸、乳糖、核苷酸、维生素A、维生素D、微量元素等营养素，但使用时需严格按说明调配。

（2）代乳品：大豆类代乳品营养价值较谷类代乳品好，不易消化，故4个月以下婴儿最好不用豆类代乳品。另外，米、面制品大多含糖类高，而蛋白质、脂肪过少，所含必需氨基酸也不完善，故一般只作为辅助食品。

**4. 添加辅食**

无论母乳喂养、人工喂养或混合喂养的婴儿，都应按时添加辅助食品。添加辅助食品的原则：由少到多，由稀到稠，由细到粗，由一种到多种，但需在婴儿健康、消化功能正常时逐步添加，疾病时不宜添加。添加辅食的顺序可参照表 8-1。

**表 8-1　添加辅食顺序**

| 月龄 | 添加的辅食 |
| --- | --- |
| 1 ~ 3 个月 | 鲜果汁；青菜水；鱼肝油制剂 |
| 4 ~ 6 个月 | 米糊、烂粥；蛋黄、鱼泥、豆腐、动物血；菜泥、水果泥 |
| 7 ~ 9 个月 | 烂面、馒头片、饼干；碎菜、鱼、蛋、肝泥、肉末 |
| 10 ~ 12 个月 | 稠粥、软饭、面条、馒头、面包；碎菜碎肉、油、豆制品等 |

### 四、幼儿喂养

幼儿时期，小儿饮食逐步由乳食为主转变为以普通饮食为主。此期小儿乳牙逐渐出齐，但咀嚼功能、脾胃功能仍差，食物宜细、软、烂、碎，食物品种要多样化，以谷类为主食，同时进鱼、肉、蛋、豆制品、蔬菜、水果等多种食物，荤素搭配，营养均衡。此时间还应注意培养小儿良好的饮食习惯，进餐按时、按量，不挑食，不偏食，不嗜食零食。同时，需训练幼儿正确使用餐具和独立进餐的饮食习惯。

## 第二节　预防保健

### 一、胎儿期保健

胎儿期保健，是人生最重要的时期。首先要做到杜绝近亲婚配，近亲结婚会使后代罹患遗传性疾病的机会增多。其次，男女双方应在适当的年龄结婚生育。男子三八，女子三七，肾气平均，发育成熟，是婚育的最佳年龄。另外，结婚前，应做婚前检查，排外夫妻双方有无不宜婚育，可能影响后代健康的疾病。妇女怀孕之后，应注意寒温的调摄，减少气候骤变对人体的伤害。居室内要保持空气流通，同时要注意防止感受外邪，影响胎儿。因各种外邪都可能导致先天性畸形、流产或早产。孕妇还要防止各种外伤，以免损伤孕母和胎儿。放射线、噪声、有毒气体等会造成胎儿基因突变，造成染色体异常、流产等，故孕妇应避免接触。妊娠期间要控制房事，节欲保胎。房事不节，易于伤肾而致胎元不固，造成流产、早产，也易于因交合而酿成胎毒，使孕妇及胎儿宫内感染的机会增多。特别是妊娠头 3 个月和最后 2 个月，应当停止房事。

孕妇应当动静相兼，劳逸结合，保持适度、适量的活动才能使全身气血流畅，胎儿得以滋养，且能顺利生产。但不宜过劳，过量、过重运动，可损伤胎元，引起流产或早产。妊娠 1 ~ 3 个月应适当静养，谨防劳伤，以稳固胎儿。4 ~ 7 个月可增加一些活动量，以促进气血流通，促进胎儿生长。妊娠后期只能做较轻的工作，体力劳动者要有空间休息，不做夜班，脑力劳动者要保证每日仍有一定的活动。足月之后，又转入以静为主，安待分娩，可适量散步，以便顺利生产。孕妇还应情绪稳定，避免强烈的精神刺激。

妊娠期用药需权衡利弊，谨慎使用。中药中，毒性药物如乌头、南星、水银等；破血类药物如水蛭、虻虫、麝香；攻逐类药物如巴豆、牵牛子、大戟等，这些药物用于孕妇，可能损伤胎儿，造成胚胎早期死亡或致残、致畸等，故孕妇应避免使用。现代的各种化学药中，如四环素类、链霉素、部分激素、抗惊厥药、抗肿瘤药等，也可能损伤胎儿，造成流产、畸胎、死胎等，故孕期也不宜使用。

## 二、新生儿期保健

小儿初生，离开母体，从宫内转为宫外生活，生活环境发生变化，故需精心呵护。但新生儿有几种特殊生理状态，不可误认为病态，盲目处理。新生儿上腭中线和齿龈部位可有散在黄白色、碎米大小隆起颗粒，称为“马牙”，会于数周或数月自行消失，不可挑刮。女婴生后 3 ~ 5 日乳房隆起如蚕豆到鸽蛋大小，可在 2 ~ 3 周后自行消退，不应处理或挤压。女婴生后 5 ~ 7 日可有阴道少许流血，持续 1 ~ 3 日自止者，是为假月经，一般不必处理。新生儿两侧颊部各有一个脂肪垫隆起，称为“螳螂子”，有助吮乳，不能挑割。还有新生儿生理性黄疸等，均属于新生儿的特殊生理状态，不应盲目过度处理。

### 1. 断脐护脐

新生儿娩出 1 ~ 2min，需结扎脐带后剪断，处理时必须无菌操作，脐带残端要用干法无菌处理，然后用无菌敷料覆盖，防止感染及脐风。断脐后脐部要保持清洁、干燥，勿接触污水、尿液等其他脏物。沐浴应尽量避开脐部，勿浸湿及污染脐部。脐带残端在数日后会自然脱落，不可强行脱落。

### 2. 拭口洁眼

初生儿娩出后应及时用消毒纱布探入口内，轻轻拭去小儿口中的秽浊污物，包括羊水、污血及胎粪等，以免吞咽入腹甚至误吸入气道。同时，要轻轻拭去眼睛、耳朵中的污物。新生儿皮肤上的胎脂有一定保护作用，不可强行拭去，但皮肤皱褶处及二阴前后应当用纱布醮消毒植物油轻轻擦拭，去除多余的污垢。

### 3. 祛除胎毒

我国自古以来有给初生儿祛除胎毒的传统方法，以减少小儿生后疾病的发生。如给新生儿服用少量具有清热解毒作用的药液，如金银花、黄连等煎汤少量喂服小儿，但此法胎禀气弱者慎用。

### 4. 洗浴着衣

小儿出生之后，需给小儿洗浴着衣。洗澡温度以 36 ~ 37℃为宜，也可在温水中加入 1 枚猪胆汁以助解毒。洗浴时将小儿托于左手前臂，右手持纱布，蘸水后轻轻擦拭小儿体表。不要将小儿没入水中，以免浸湿脐部。洗毕后在皮肤皱褶潮湿处可扑以松花粉或滑石粉。洗浴后，予小儿穿衣保暖，衣服应选用棉质、柔软、宽松，且容易穿脱的，最好不用含有纽扣、松紧带的衣物。小儿出生，还需注意保暖，尤其是对胎怯儿、寒冷季节出生儿。小儿尿布也要柔软而且吸水性强，尿布外不可加用塑料等不透气物包裹。

## 三、婴儿期保健

婴儿期间小儿发育迅速，但脏腑娇嫩，行气未充，除注重合理饮食喂养外，还需有足够的睡眠，足够的睡眠能促进大脑的发育，且应训练婴儿夜间以睡眠为主、白天以活动为主的作息习惯。婴儿衣着不可过多或过少，且衣物要宽松，不可紧束而妨碍气血流通，影响发育。家长还应逐步加强小儿户外活动，增强小儿体质，以增加对疾病的抵抗力。婴儿时期脏腑娇嫩，卫外不固，易于发生脾胃疾病、肺系疾病和传染病，故此期间应定期进行体格检查，以便早期发现生长发育异常、营养性疾病等。另外，婴儿时期必须切实按照我国原卫生部制订的全国计划免疫工作条例规定的计划免疫程序，按期为 1 岁以内的婴儿完成预防接种的基础免疫。

## 四、幼儿期保健

幼儿时期，随着走、跑、跳、爬高等活动的增多，且此时期幼儿好奇好动，但识别危险的能力差，应注意防止异物吸入、烫伤、触电、外伤、中毒等意外事故的发生。同时，需结合幼儿的年龄特点，培养其养成良好的生活习惯。如每日保证合理的睡眠时间，以夜间睡眠、白天活动为主，日间午休 1 次，以 1.5 ~ 2.5h 为宜。1.5 岁后开始需逐步训练小儿自主控制排便，逐步不使用纸尿裤。2 岁开始培养睡前晨起刷牙、饭后漱口的习惯。逐步教孩子学会自己洗漱，穿脱衣物。进一步加强户外活动，加强与幼儿的语言交流，通过对话、讲故事、唱歌、游戏等，促进幼儿语言发育与运动能力的发展。随着幼儿生活范围扩大，其患病机会也随之增加。除要训练其养成良好的卫生习惯外，还应加强户外活动，加强锻炼，增强体质以减少疾病的发生。同时，仍要继续按计划免疫程序做好预防接种，以预防传染病。

## 五、学龄前期保健

学龄前期儿童应按时入园，接受幼儿园规范的学前教育。家长也可通过讲故事、做游戏、多接触周围的人和物，加强户外游玩活动等多种多样的形式使孩子增长知识。这一时期儿童疾病的发生率逐步下降，但仍应加强锻炼，增强体质。同时仍然要调节饮食、讲究卫生、避免意外。

## 六、学龄期保健

学龄期儿童处于发育成长的重要阶段，此时期儿童已经入学读书。家长和教师要言传身教、以身作则，实施正确的教育方法，让孩子沿着正确的方向发展。此时期儿童疾病发生率进一步降低，但屈光不正、龋齿发病增多，故这一时期，必须加强眼睛、口腔保健教育。同时，这一时期如哮喘、风湿热、过敏性紫癜、肾病综合征、抽动症等免疫性疾病及精神行为异常等疾病的发病率较高，故需防治各种感染、避免接触过敏原、忌过食零食，合理营养、劳逸结合，以减少此类疾病的发生。

## 七、青春期保健

青春期儿童生长发育出现第二次高峰，要保证充足的营养、足够的休息和必要的锻炼。此时期女孩月经来潮、男孩发生遗精，家长要教孩子学会正确处理。青春期儿童心理、行为、精神方面不稳定，易于冲动，环境的改变及与外界接触的增多易带来适应社会的心理问题。家长及学校应普及青春期保健知识，包括性生理知识，指导青春期儿童正确对待和处理青春期的生理变化，正确认识社会，适应社会。

# 下篇・各论

# 第九章

# 肺系疾病

## 第一节　感冒

### 一、概述

感冒是感受外邪引起的一种常见的外感疾病，以发热、鼻塞、流涕、喷嚏、咳嗽为主要临床特征。感冒又称伤风，相当于西医学的急性上呼吸道感染。本病一年四季均可发生，以气候骤变及冬春时节发病率较高。任何年龄小儿皆可发病，婴幼儿更为常见。本病属于自限性疾病，大多预后良好。

### 二、病因病机

小儿感冒发生的原因，以感受风邪为主，常兼杂寒、热、暑、湿、燥邪等，亦有感受时邪疫毒所致者。在气候变化，冷热失常，调护不当时容易发生本病。当小儿正气不足时，外邪易于乘虚侵入而成感冒，小儿感冒的病因与小儿肺卫不足有密切的关系。

感冒的病变部位主要在肺，可累及心、肝、脾。病机关键为肺卫失宣。肺主皮毛，司腠理开阖，开窍于鼻，外邪自口鼻或皮毛而入，客于肺卫，致表卫调节失司，卫阳受遏，肺气失宣，因而出现发热、恶风寒、鼻塞流涕、喷嚏、咳嗽等症。

（1）感受风寒：小儿脏腑娇嫩，形气未充，腠理疏薄，表卫未固，冷暖不能自调，易受外邪侵袭而发病。风寒之邪，由口鼻或皮毛而入，束于肌表，郁于腠理，寒主收引，致使肌肤闭郁，卫阳不得宣发，导致发热、恶寒、无汗；寒邪束肺，肺气失宣，气道不利，则致鼻塞、流涕、咳嗽；寒邪郁于太阳经脉，经脉拘急收引，气血凝滞不通，则致头痛、身痛、肢节酸痛等症。

（2）感受风热：风热之邪，侵犯肺咽。邪在卫表，卫气不畅，则致发热较重、恶风、微有汗出；风热之邪上扰，则头痛；热邪客于肺卫，肺气失宣，则致鼻塞、流涕、喷嚏、咳嗽；咽喉为肺胃之门户，风热上乘咽喉，则致咽喉肿痛等证候。小儿发病之后易于化热，即使是外感风寒，正邪相争，寒易化热，或表寒未解，已入内化热，也可形成寒热夹杂之证。

（3）感受暑湿：夏令冒暑，长夏多湿，暑为阳邪，暑多夹湿，暑湿之邪束表困脾，而致暑邪感冒。暑邪外袭，卫表失宣，则致发热、无汗；暑邪郁遏清阳不升，则致头晕或头痛；湿邪遏于肌表，则身重困倦；湿邪困于中焦，阻碍气机，脾胃升降失司，则致胸闷、泛恶、食欲不振，甚至呕吐、泄泻。

（4）感受时邪：外感时疫之邪，犯于肺胃二经。疫邪性烈，易于传变，故起病急骤；邪犯肺卫，郁于肌表，则初起发热、恶寒、肌肉酸痛；疫火上熏，则目赤咽红；邪毒犯胃，胃气上逆，则见恶心、呕吐等症。

小儿肺脏娇嫩，脾常不足，神气怯弱，感邪之后，易出现夹痰、夹滞、夹惊的兼证。小儿感邪之后，失于宣肃，气机不利，津液不得敷布而内生痰液，痰壅气道，则咳嗽加剧，喉间痰鸣，此为感冒夹痰。小儿脾常不足，感邪之后，脾运失司，稍有饮食不节，致乳食停滞，阻于中焦，则脘腹胀满，不思乳食，或伴呕吐、泄泻，此为感冒夹滞。小儿神气怯弱，肝气未盛，感邪之后，热扰心肝，易致心神不宁、睡卧不宁、惊惕抽搐，此为感冒夹惊。

## 三、辨病

### 1. 症状

气候骤变，冷暖失调，或与感冒患者接触后而出现发热、恶风寒、鼻塞流涕、喷嚏、咳嗽等。夹痰者可见咳嗽加剧、喉间痰鸣；夹滞者可见脘腹胀满、不思饮食、呕吐酸腐、大便失调；夹惊者可见睡卧不宁、惊惕抽搐。

### 2. 体征

可见咽部充血，扁桃体肿大。有时可见颌下和颈部淋巴结肿大。肺部听诊一般正常。肠道病毒感染者可见不同形态的皮疹。

### 3. 辅助检查

（1）血常规检查：病毒感染者白细胞总数正常或偏低；细菌感染者白细胞总数及中性粒细胞均增高。

（2）病原学检查：鼻咽或气管分泌物病毒分离或桥联酶标法检测，可作病毒学诊断。咽拭子培养可有病原菌生长；链球菌感染者，血中抗链球菌溶血素“O”（ASO）滴度增高。

## 四、类病鉴别

（1）急性传染病早期：多种急性传染病早期都有类似感冒的症状，如麻疹、百日咳、水痘、幼儿急疹、流行性脑脊髓膜炎等，应根据流行病学史、临床特点、实验室检查等加以鉴别。

（2）急喉瘖（急性感染性喉炎）：本病初起仅表现发热、微咳，患儿哭叫时可闻及声音嘶哑，病情较重时可闻及犬吠样咳嗽及吸气性喉鸣。

## 五、中医论治

### （一）论治原则

基本原则为疏风解表。根据不同的证型分别治以辛温解表、辛凉解表、清暑解表、清热解毒。在解表基础上，分别佐以化痰、消导、镇惊之法。小儿为稚阴稚阳之体，发汗不宜太过，防止津液耗损。小儿感冒易于寒从热化，或热为寒闭，形成寒热夹杂证，单用辛凉药汗出不透，单用辛温药助热化火，故常以辛凉辛温药并用。体质虚弱者可采用扶正解表法。

### （二）分证论治

#### 1. 主证

1）风寒感冒

证候：发热，恶寒，无汗，头痛，鼻流清涕，喷嚏，咳嗽，咽部未红肿，舌淡红，苔薄白，脉浮紧或指纹浮红。

治法：辛温解表。

处方：荆防败毒散（《摄生众妙方》）加减。组成：荆芥、防风、羌活、苏叶、前胡、桔梗、甘草等。头痛明显者加葛根、白芷散寒止痛；恶寒重、无汗者加桂枝、麻黄解表散寒；咳声重浊者加白前、紫菀宣肺止咳；痰多者加半夏、陈皮燥湿化痰；呕吐者加半夏、生姜、竹茹降逆止呕；纳呆、舌苔白腻者去甘草，加厚朴和胃消胀；外寒里热证加黄芩、石膏、板蓝根等清热泻火之品。

2）风热感冒

证候：发热重，恶风，有汗或少汗，头痛，鼻塞，鼻流浊涕，喷嚏，咳嗽，痰稠色白或黄，咽红肿痛，口干渴，舌质红，苔薄黄，脉浮数或指纹浮紫。

治法：辛凉解表。

处方：银翘散（《温病条辨》）加减。组成：金银花、连翘、薄荷、桔梗、牛蒡子、荆芥、豆豉、芦根、竹叶等。高热者加栀子、黄芩清热；咳嗽重，痰稠色黄者加桑叶、瓜蒌皮、黛蛤散宣肺止咳祛痰；咽红肿痛者加蝉蜕、蒲公英、玄参清热利咽；大便秘结者加枳实、生大黄通腑泄热。

3）暑邪感冒

证候：发热，无汗或汗出热不解，头晕、头痛，鼻塞，身重困倦，胸闷，泛恶，口渴心烦，食欲不振，或有呕吐、泄泻，小便短黄，舌质红，苔黄腻，脉数或指纹紫滞。

治法：清暑解表。

处方：新加香薷饮（《温病条辨》）加减。组成：香薷、金银花、连翘、厚朴、扁豆等。偏热重者加黄连、栀子清热；偏湿重者加鸡苏散、佩兰、藿香祛暑利湿；呕吐者加半夏、竹茹降逆止呕；泄泻者加葛根、黄芩、黄连、苍术清肠化湿。

4）时邪感冒

证候：起病急骤，全身症状重。高热，恶寒，无汗或汗出热不解，头痛，心烦，目赤咽红，肌肉酸痛，腹痛，或有恶心、呕吐，舌质红，舌苔黄，脉数。

治法：清热解毒。

处方：银翘散（《温病条辨》）合普济消毒饮（《东垣试效方》）加减。组成：金银花、连翘、荆芥、羌活、栀子、黄芩、大青叶、桔梗、牛蒡子、薄荷等。高热者加柴胡、葛根解表清热；恶心、呕吐者加竹茹、黄连降逆止呕。

**2. 兼证**

1）夹痰

证候：感冒兼见咳嗽较剧，痰多，喉间痰鸣。

治法：辛温解表，宣肺化痰；辛凉解表，清肺化痰。

方药：在疏风解表的基础上，风寒夹痰证加用三拗汤、二陈汤，常用麻黄、杏仁、半夏、陈皮等宣肺化痰；风热夹痰证加用桑菊饮加减，常用桑叶、菊花、瓜蒌皮、浙贝母等清肺化痰。

2）夹滞

证候：感冒兼见脘腹胀满，不思饮食，呕吐酸腐，口气秽浊，大便酸臭，或腹痛泄泻，或大便秘结，小便短黄，舌苔厚腻，脉滑。

治法：解表兼以消食导滞。

方药：在疏风解表的基础上，加用保和丸加减。常加用山楂、神曲、鸡内金消食化积；莱菔子、枳壳导滞消积。若大便秘结，小便短黄，壮热口渴者，加大黄、枳实通腑泄热，表里双解。

3）夹惊

证候：感冒兼见惊惕哭闹，睡卧不宁，甚至骤然抽风，舌质红，脉浮弦。

治法：解表兼以清热镇惊。

方药：在疏风解表的基础上，加用镇惊丸加减。常加用钩藤、僵蚕、蝉蜕清热镇惊。另服小儿回春丹或小儿金丹片。

## （三）特色治疗

**1. 专方专药**

（1）金银花：为忍冬科植物忍冬的干燥花蕾或带初开的花。有关金银花的记载最早见于晋代《肘后备急方》中，名为“忍冬”。而“金银花”一名，首见于宋代《苏沈内翰良方》，其味甘、性寒，归肺、心、胃经，具有清热解毒、疏散风热的功能，历代中医常用其治疗痈肿疔疮、喉痹、丹毒、血痢、风热感冒、温病发热等症。其主要有效成分为有机酸类、挥发油、黄酮类、三萜皂苷类及β-谷甾醇等。现代药理研究显示，金银花对常见呼吸道病毒有较强的抑制作用，绿原酸和咖啡酰奎宁酸类成分是抗呼吸道病毒作用的主要活性物质。当绿原酸达到一定浓度时可分别体外抑制合胞病毒、柯萨奇 B3 型、柯萨奇 B5 型、腺病毒 7 型和腺病毒 3 型。病毒敏感性实验表明，金银花醇提取液、水提取液、水超声提取液均能显著增强体外细胞抗腺病毒感染的能力，其中醇提取物抗病毒感染能力最强。近来研究发现，金银花提取物还可明显延长甲型流感病毒感染小鼠的存活天数，显著降低甲型流感病毒感染小鼠的死亡数，对甲型流感病毒感染小鼠具有明显的保护作用。同时可明显降低甲型流感病毒感染小鼠的肺指数值，具有减轻甲型流感病毒感染小鼠肺部病变的作用。此外，金银花提取物对单纯疱疹病毒感染也有显著的疗效。

（2）柴胡：始载于《神农本草经》。其味苦、性凉，有疏散退热、疏肝解郁、升阳举气之功效。柴胡主含柴胡皂苷、挥发油、α-菠菜甾醇、多糖等。现代研究表明，柴胡具有降温、抗病毒、抗炎抗菌、镇静、止痛、镇咳、保肝利胆、降血压、抗肿瘤、调节免疫系统活性等作用。《本草纲目》中称柴胡是“引清气退热必用之药”。现代药理学研究证明，大剂量柴胡煎剂对人工发热的家兔有解热作用，其有效成分为柴胡挥发油。柴胡具有显著的抗炎作用，有效成分为柴胡皂苷，对多种炎症过程均有显著的抑制作用。柴胡具有较强的抗病毒活性，能显著抑制鸡胚内流感病毒，降低鼠肺炎病毒致的肺指数增高，阻止肺组织渗出性病变，降低肺病毒所致的小鼠死亡率。柴胡皂苷与挥发油合理配伍后还有很强的抗惊厥作用，对高热惊厥、癫痫等均有抑制作用。

**2. 名老中医经验**

（1）杨振邦经验：杨振邦是云南省享有盛名的儿科教授，在治疗小儿感冒的用药上有其特点和规律。他主张小儿外感用药轻灵，简练平稳。因小儿脏腑娇嫩，形气未充，用药稍有不当，极易损害脏腑功能，并可促使病情剧变。故①所用药物大多为味辛宣泄之品，极少见大热大寒、大苦大辛和有毒、攻伐之品。因小儿为稚阴稚阳之体，辛热走气以耗阴，苦寒败胃而损阳。故首选性平和之桑叶轻清宣散以疏风热，透毛窍，宣肺气，清肺热，止咳嗽，除烦渴，实为治疗上呼吸道感染之要药。②所用药物性温者少，性凉者多。除荆芥、苏梗、防风少数辛温药物外，其余大部分为辛凉解表或清热化痰之品，这与小儿的疾病特点密切相关。因为小儿为纯阳之体，所患热病最多。临床所见，小儿上呼吸道感染更以热证居多。咽喉为肺胃之门户，杨老诊病尤其重视咽部检查，并以咽红与否作为判断疾病寒热属性的重要指征之一。故用药大多为辛凉解表、清热解毒的桑叶、菊花、牛蒡子、芦根、淡豆豉、金银花、连翘之类和清热化痰的前胡、桑白皮、化橘红、浙贝母、天竺黄、竹茹之类。③遣方用药时时不忘顾护脾胃。胃者主受纳，脾者主运化，脾胃壮实，四时安宁，脾胃虚弱，百病蜂起，故调理脾胃者，医者之王道也。“人皆以脾胃为本，所当调理，小儿脾常不足，尤不可不调也”。选方用药中，杨老擅用波蔻和厚朴，两药辛香走窜，通行三经，能宣肺气，醒脾胃，化湿浊，行滞气，为清爽要药；与辛凉药相伍，又可牵制其寒凉以免损脾害胃，故杨老诊治病例，少见到因苦寒败胃之药而致纳差、泄泻等症。

（2）刘以敏经验：刘以敏教授认为发热是小儿感冒最常见的症状，小儿外感发热为外邪侵袭实证，小儿为纯阳之体，外邪入里容易化热，治疗中以清热为主，结合发散表邪之药。而小儿为稚阴稚阳之体，过寒或过热药物容易伤阴伤阳，治疗中多使用非大寒大热药物，刘老多使用连翘、石膏或炒栀子。小儿外感多夹风邪，发散表邪之药有祛风作用，如牛蒡子、蝉蜕等。小儿脏腑未充，脾胃之阳未胜，邪气侵袭，容易伤及脾胃，中医认为脾为生痰之源，肺为贮痰之器，脾胃不调则内生湿热，所以刘老在使用清热药物的同时常使用藿香、淡豆豉除湿热，另外藿香具有解表作用，可使湿热之邪随表邪发散而出。中医认为邪气有两个出路，其一为发散，其二为通下，刘老多采用发散的方法使热邪、湿邪通过发散的方式排出体外，达到治疗目的，其多采用具有轻轻透邪外出的药物发散热邪，荆芥、苏叶等，既可发散表邪，又可透邪外出。刘老认为小儿脾胃不足，外邪易伤脾胃，导致食积，在治疗小儿外感发热的同时应顾护脾胃，消食化积，其多采用神曲、山楂消食化积，使脾胃气机顺畅。其常说小儿外感后气机失调，应注意调节气机，这样才能使三焦气机通畅，各药才能达到协同作用，达到透邪外出的效果，其临床中多使用柴胡调和气机。刘老治疗小儿外感发热的代表方为健儿清解汤，其组方为：柴胡、藿香、芸香草、淡豆豉、炒栀子、荆芥、生石膏、京半夏、炒厚朴、焦神曲、焦山楂、连翘、牛蒡子、蒲公英、甘草。

**3. 针灸疗法**

取风池、合谷、大椎、风门、肺俞，中等刺激，不留针。用于风寒感冒。

取大椎、曲池、鱼际、外关、少商，中等刺激，不留针。用于风热感冒。

取大椎、合谷、支沟、中脘、足三里，中等刺激，不留针。用于暑邪感冒。

取大椎、合谷、肺俞、太溪，中等刺激，不留针。用于风热感冒。

取人中、合谷、百会、涌泉、十宣、内关，强刺激，不留针。用于感冒夹惊。

**4. 推拿**

开天门 24 次，推坎宫 64 次，揉太阳穴 1 ~ 3min，3 揉 1 掐耳背高骨约 50 遍；3 揉 1 掐心经、内劳宫各 9 遍；点揉小天心 30 ~ 40s；清肺经 2 ~ 3min，掐揉二扇门 1 ~ 3min；拿风池 1min；拿肩井 1 ~ 2min。

**5. 外治**

（1）取荆芥 20g，香薷 20g，柴胡 30g 煎水 1000ml 涂搽四肢、背部膀胱经。用于感冒发热患儿。

（2）取香薷6g，柴胡9g，防风6g，金银花6g，连翘4g，荆芥6g研末，与面粉混合，加水调成糊状贴敷于大椎穴，每日1次，每次4h。用于各型感冒。

**6. 食疗**

（1）风寒感冒：可以在热粥或热汤中加入葱白、生姜、红糖煮沸10min，趁热服下后，盖被发汗即可。

（2）风热感冒：金银花20g，菊花20g，薄荷10g，蜂蜜30g煮沸，开锅后10min食用。

（3）暑湿感冒：白扁豆20g，香薷15g加水煎20min，每日3次口服。也可以用西瓜汁和番茄汁合并饮用。

## 六、西医治疗

**1. 治疗原则**

本病90%以上是由病毒感染引起，应告诉患儿家长该病的自限性和治疗目的，防止交叉感染及并发症。注意休息、保持良好的周围环境、多饮水和适量补充维生素等。

**2. 常用方法**

（1）抗病毒药物：大多数上呼吸道感染由病毒引起，可试用利巴韦林10～15mg/（kg·d），口服或静脉滴注，3～5日为1个疗程；若为流感病毒感染，可用磷酸奥司他韦口服；合并结膜炎者可用0.1%阿昔洛韦滴眼液滴眼。

（2）抗生素：细菌性上呼吸道感染或病毒性上呼吸道感染继发细菌感染者可选用抗生素治疗。常选用青霉素类、头孢菌素类、复方新诺明及大环内酯类抗生素。

（3）对症治疗：高热者可口服对乙酰氨基酚或布洛芬，亦可冷敷、温湿敷或温水擦浴降温；发生高热惊厥者可予以镇静、止痉等处理。

## 七、预防调护

**1. 预防**

（1）经常户外活动，呼吸新鲜空气，多晒太阳，加强锻炼。

（2）随气候变化，及时增减衣服。

（3）避免与感冒患者接触，感冒流行期间少去公共场所。

（4）按时接种流感疫苗。

**2. 调护**

（1）居室保持空气流通、新鲜，每立方米空间可用食醋3～5ml，加水1～2倍，置于容器内加热熏蒸房间20～30min，进行空气消毒，每日1次或隔日1次。

（2）发热期间多饮热水，汤药应热服。饮食易消化、清淡，如米粥、新鲜蔬菜、水果等，忌食辛辣、冷饮、油腻食物。

（3）注意观察病情变化。

### 八、疗效判定标准

根据中华人民共和国中医药行业标准《中医儿科病证诊断疗效标准》提出的疗效标准进行评定。①治愈：体温正常，各种症状消失。②好转：体温正常，各种症状均减轻。③未愈：发热不退或增高，鼻塞流涕及兼症未改善或加重。

## 第二节　乳蛾

### 一、概述

乳蛾，又名喉蛾、喉鹅、双蛾风，是因邪客咽喉，核内血肉腐败所致，以咽痛、喉核红肿、化脓为特征的咽部疾患。以咽喉两侧喉核红肿疼痛、吞咽不利为主症。因其红肿，形状似乳头或蚕蛾，故称乳蛾。临证有单蛾、双蛾之分，发于一侧者为单蛾，发于两侧者为双蛾；又有急、慢性之别，急性并有脓性分泌物者称为烂喉蛾，慢性者又称木蛾、死蛾。

乳蛾相当于西医学的扁桃体炎。扁桃体炎与咽炎、急性喉炎、急性鼻炎等统归于上呼吸道感染。临床上又将扁桃体炎分为急性扁桃体炎和慢性扁桃体炎。急性扁桃体炎以发热、咽痛、吞咽困难、腭扁桃体红肿化脓为主要特点；慢性扁桃体炎以低热、咽异物感、扁桃体上有少量脓点为特点。

本病在儿科较多见于4岁以上小儿。一年四季均可发病。小儿患者症状较成人患者重，常伴有高热。若治疗得当，一般预后良好，但婴幼儿的病程较长，可迁延不愈或反复发生，如不及时恰当治疗，容易出现鼻窦炎、中耳炎、颈淋巴结炎等并发症。偶尔可伴发急性肾炎、风湿热或风湿性心脏病。长期不愈反复的乳蛾亦可形成反复呼吸道感染，降低小儿机体免疫力，影响小儿的健康成长。因此，乳蛾虽是局部病证，也不能对其掉以轻心，必须积极防治。

### 二、病因病理

本病的发生，多因风热侵袭、脾胃积热、肺肾阴亏、虚火上炎所致。脏腑病位在肺胃咽喉为肺胃所属。风热邪毒从口鼻而入，咽喉首当其冲，风热外侵，肺气不宣，肺经风热循经上犯，结聚于咽喉而为乳蛾；或邪毒直接侵袭喉核，气血壅滞，脉络受阻，肌膜受灼，而致发病。风热失治或邪毒壅盛，致外邪侵里，里热炽盛，热毒之气不得越泄，由胃上攻，搏结于喉核，灼腐肌膜，咽喉肿痛，亦可发为乳蛾。《疡科心得集 · 辨喉蛾喉痛论》所云："夫风温客热，首先犯肺，化火循经，上逆入络，结聚咽喉，肿如蚕蛾。"咽喉为胃之系，脾胃有热，胃火炽盛，亦上冲咽喉。《诸病源候论 · 喉咽肿痛候》认为："喉咽者，脾胃之候也，气所上下。脾胃有热，热气上冲，则咽喉肿痛"，可见乳蛾的病位主要在肺胃。《疮疡经验全书 · 卷一》言："咽喉有数证，有积热，有风热，有客热，有病后余邪未除，变化双乳蛾者"，指明风热侵袭直中喉核，胃火炽盛上冲咽喉，皆致乳蛾发生。明代方隅《医林绳墨 · 卷七》言："盖咽喉之证，皆由肺胃积热甚多，痰涎壅盛不已……于是有痰热之证见焉。吾知壅盛郁于喉之两旁，近外作肿，以其形似飞蛾，谓之乳蛾……因食热毒之所使也"，可见病理因素为热毒。乳蛾为病无论是风热外邪直侵喉核，或是胃火炽盛上犯咽喉，亦有因肺肾阴虚，虚火上扰，皆与火热之毒壅聚咽喉有关。病机属性分阴阳：风热侵袭，胃火炽盛，致火热内盛属阳证，是为阳蛾。急乳蛾缠绵日久，邪热伤阴；或治疗中寒凉攻伐太过，损伤元阳；或温热病后，阴液亏损，余邪未清；以及素有肺肾阴虚，虚火上炎，与余邪互结喉核，发为慢乳蛾，是谓阴蛾。病情演变分虚实；乳蛾由于致病因素不同，发病原因不同，病程长短不一，其病情演变亦有虚实之分。急乳蛾多为风热外侵，肺胃热盛，内外邪热相搏，一派热象，是谓实证；久病失治，或温热病后阴液不足，虚火上扰致使出现慢性乳蛾，为正虚邪恋，是为虚证。

## 三、辨病

参照国家中医药管理局《中医病证诊断疗效标准》内乳蛾的诊断依据辨病如下。

### 1. 症状

（1）急性发作者，咽痛明显或剧烈，多致吞咽困难，痛连耳窍。全身可伴有畏寒、高热、头痛、纳差、乏力、便秘、周身不适等。小儿可有高热、抽搐、呕吐、昏睡等症。

（2）慢性病者，多有咽干痒不适，哽哽不利，或有轻微咽痛，或长期低热。

### 2. 体征

（1）急性者，咽部黏膜呈弥漫性充血，以扁桃体及两腭弓最为严重。腭扁桃体肿大，在其表面可见黄白色脓点或在隐窝口处有黄白色或灰白色点状豆渣样渗出物，可连成一片形似假膜，下颌角淋巴结常肿大。

（2）慢性者，扁桃体可肿大，表面凸凹不平，隐窝有脓栓附着；挤压扁桃体上隐窝可有脓性分泌物排出；或扁桃体表面瘢痕形成，与前后腭弓粘连，腭舌弓慢性充血；下颌角淋巴结常有肿大。

### 3. 辅助检查

（1）血常规：细菌感染时可见白细胞总数显著增加，中性粒细胞数明显增高。病毒感染初期未合并细菌感染时可见白细胞总数减少，淋巴细胞数增高明显。EB 病毒感染引起传染性单核细胞增多症表现为急性扁桃体炎症时可见白细胞总数、淋巴细胞数显著增高，血涂片中可见异型淋巴细胞。红细胞沉降率可加快。

（2）CRP/hsCRP：细菌感染时 CRP/hsCRP 可见升高，病毒感染正常或降低。

（3）咽拭子培养 + 药敏：明确感染细菌及药物敏感性。

## 四、类病辨别

（1）烂喉痧：即猩红热。发病较急，初期有发热或高热，咽喉部红肿疼痛，甚则腐烂，引饮梗痛，发热 1 日后出现朱红色皮疹，特点是呈弥漫性猩红色。经 3 ~ 7 日后，身热渐降，咽喉腐烂，疼痛亦见减轻，皮肤开始脱屑，状如鳞片，约 2 周后脱尽。如无其他病变，即可恢复健康。病中 2 ~ 3 天时可见杨梅舌。

（2）喉关痈：是发生在扁桃体周围及其附近部位的脓肿，病变范围较乳蛾大。临床以局部疼痛、肿胀、焮红、化脓，并伴有恶寒发热、言语不清、饮食呛逆等为特征。病情发展迅速，每致咽喉肿塞，吞咽、呼吸均受影响。它包括西医学的扁桃体周围脓肿、咽后壁脓肿等疾病。本病形成脓肿之前，一般都有类似乳蛾急性发作的症状，这种症状若 3 ~ 4 日后逐渐加重，特别是咽痛加剧、吞咽困难者，应考虑本病。

（3）咽白喉：多见于小儿，发病较缓，轻度咽痛，扁桃体及咽部见灰白色的假膜，不易擦去，强行擦去容易出血，并很快再生，颈淋巴结明显肿大，与乳蛾仅有扁桃体红肿的病变极易区别，咽拭子培养或涂片可检出白喉杆菌。

（4）溃疡性膜性咽峡炎：多以局限性炎症反应和溃疡形成、轻度发热、全身不适及咽痛为主。溃疡多位于一侧扁桃体上端，覆盖较厚的污秽的灰白色假膜，周围黏膜充血肿胀，咽拭子涂片可找到奋森螺旋体及梭形杆菌。

## 五、中医论治

### （一）论治原则

一则辨急慢，二则辨虚实，三则辨表里，四则辨轻重。急性乳蛾起病急，病程短，属实热证，当辨风热与胃火。慢性乳蛾属虚证，如伤阴见证，病程迁延不愈。慢性者复感外邪亦可出现虚中夹实证。邪热浅者在表，为风热上乘，病情轻；邪热重者则由浅入深（即由表入里），变为热毒内蕴，阳明积热，病情重。反复发作或经久不愈者当分辨心肾变证（如风湿热、急性肾炎）。治疗上当分清虚实、寒热、表里辨证论治，以“清、消、补”为治疗大法。风热外侵之急性乳蛾，治当疏风清热，消肿利咽；胃火炽盛者，治当清热解毒，泻火利咽；胃火炽盛，肠腑不通治当通下泻火；乳蛾肉腐成脓，治当解毒消痈；肺肾阴虚者，治当滋阴降火，清利咽喉。本病乳蛾焮红，可在内服药物的同时，病灶局部外喷药粉。对于乳蛾反复发生者，可采用烙法或手术治疗。

## （二）分证论治

### 1. 急乳蛾

1）风热外侵证

证候：病初起咽喉干燥灼热，疼痛逐渐加剧，吞咽时更重。全身见头痛，发热，微恶风，咳嗽，舌质红，苔薄黄，脉浮数等。检查见喉核红肿，连及喉关，喉核表面有少量黄白色腐物。

治法：疏风清热，消肿利咽。

处方：银翘散（《温病条辨》）加减。组成：金银花、连翘、桔梗、牛蒡子、木蝴蝶、薄荷（后下）、山豆根、甘草等。热邪重者加黄芩、赤芍；表证重者加荆芥、防风；红肿明显者用牡丹皮、野菊花；大便干结者加瓜蒌仁、生大黄。临床上，若表现为发热无汗，头痛身疼，口渴欲饮，大便秘结，咽喉及扁桃体红肿，或扁桃体表面有分泌物黏附，多属表寒里热，治宜表里双解，用防风通圣散加减，药用麻黄、白芍、荆芥、防风、川芎、金银花、连翘、石膏（先煎）、栀子、黄芩、桔梗、甘草、薄荷（后下）、大黄（后下）、蒲公英、射干，并酌情加减。若患者素为阳虚体质，症见恶寒发热，汗出不畅，疲劳，面色青晦，尿色清，咽喉肿痛，甚则吞咽困难，扁桃体充血色泽暗红，苔薄白滑润，脉沉细，为肾阳不足，寒邪直中少阴，治宜温经散寒，利咽止痛，可用麻黄附子细辛汤加减，药用麻黄、制附子、细辛、桔梗、甘草、赤芍、射干等。

2）胃火炽盛证

证候：咽痛较甚，吞咽困难，身热，口渴，大便秘结，咽部及喉核红肿，上有脓点或脓肿，舌质红，舌苔黄，脉滑数。

治法：泄热解毒，利咽消肿。

处方：清咽利膈汤（《幼科金针》）加减。组成：金银花、连翘、山栀、黄芩、牛蒡子、玄参、桔梗、薄荷（后下）、生大黄（后下）、生甘草、玄明粉（冲）等。若表热未清者加荆芥、防风；若咳嗽痰黄稠，颌下臖核肿痛者加射干、瓜蒌、浙贝母，以清热化痰散结；高热者加石膏（先煎）、天竺黄、黄连以清热泻火；若喉核腐脓成片，加马勃、蒲公英等以祛腐解毒；服药后大便溏薄或腹泻者去生大黄；如肿痛甚者，可含服六神丸。

### 2. 慢乳蛾

1）阴虚邪滞证

证候：咽部干焮，微痒微痛，哽哽不利，午后症状加重。全身可见午后颧红，手足心热，失眠多梦，或干咳痰少而黏，耳鸣眼花，腰膝酸软，大便干，舌质干红少苔，脉细数。检查见喉核肥大或干瘪，表面不平，色潮红，或有细白星点，喉核被挤压时，有黄白色腐物自隐窝口内溢出。

治法：滋养肺肾，清利咽喉。

处方：百合固金汤（《慎斋遗书》）加减。组成：百合、玄参、麦冬、生地黄、熟地黄、当归、芍药、浙贝母、桔梗、甘草等。兼目睛干涩，脉弦等肝阴不足之证者，酌加沙参、枸杞子、川楝子；如扁桃体质硬或肿大，加川牛膝、丹参、生牡蛎、海蛤粉、路路通之类以活血通络，除痰散结。临床上，若偏于肺阴虚者，可用养阴清肺汤加减；偏于肾阴虚者，可用六味地黄丸或知柏地黄丸加减。

2）气虚邪滞证

证候：咽干痒不适，异物梗阻感，咳嗽痰白，胸脘痞闷，易恶心呕吐，口淡不渴，大便不实，舌质淡，苔白腻，脉缓弱。检查见喉核淡红或淡暗，肥大，溢脓白黏。

治法：健脾和胃，祛湿利咽。

处方：六君子汤（《太平惠民和剂局方》）加减。组成：党参、白术、甘草、茯苓、陈皮、法半夏等。湿邪重者加厚朴、枳壳宣畅气机，祛湿利咽；若喉核肿大不消者加浙贝母、生牡蛎以化痰软坚散结。

3）痰瘀互结证

证候：咽干涩不利，或刺痛胀痛，痰黏难咳，迁延不愈。全身症状不明显。舌质暗有瘀点，苔白腻，脉细涩。检查见喉关暗红，喉核肥大质韧，表面凹凸不平。

治法：活血化瘀，祛痰利咽。

处方：会厌逐瘀汤（《医林改错》）合二陈汤（《太平惠民和剂局方》）加减。组成：桃仁、红花、当归、赤芍、生地黄、桔梗、玄参、甘草、枳壳、柴胡、茯苓、陈皮、法半夏等。如喉核暗红，质硬不消者，加昆布、莪术、丹参、水蛭、路路通、生牡蛎以活血软坚散结；如复感热邪，溢脓黄稠，加黄芩、蒲公英、车前子、皂角刺以清热化痰。

## （三）特色治疗

### 1. 专方专药

（1）消炎散结散（云南省中医医院儿科验方）：由重楼、穿山甲、青黛、冰片等药组成，临床运用近60年，用该药外敷双下颌治疗乳蛾疗效显著。

（2）喉症丸：功效清热解毒，消肿止痛。组成：板蓝根、人工牛黄、冰片、猪胆汁、玄明粉、青黛、雄黄、硼砂、蟾酥（酒制）、百草霜。用于咽炎、喉炎、扁桃体炎及一般疮疖。用法：含化，3 ~ 10岁每次3 ~ 5粒，成人每次5 ~ 10粒，每日2次；外用于疮疖初起，红肿热痛未破者，将丸用凉开水化开涂于红肿处，日涂数次。

（3）六神丸：功效清凉解毒，消炎止痛。组成：珍珠粉、犀牛黄、麝香各4.5g，雄黄、蟾酥、冰片各3g。用于烂喉丹痧，咽喉肿痛，喉风喉痈，单双乳蛾，小儿热疖，痈疡疔疮，乳痈发背，无名肿毒。用法：口服，每日3次，温开水吞服；1岁每次服

1粒，2岁每次服2粒，3岁每次服3～4粒，4～8岁每次服5～6粒，9～10岁每次服8～9粒，成年每次服10粒。另可外敷在皮肤红肿处，取丸十数粒，用冷开水或米醋少许，盛食匙中化散，敷搽四周，每日数次常保潮润，直至肿退为止。如红肿已将出脓或已穿烂，切勿再敷。

**2. 名老中医经验**

（1）刘以敏教授以痰核立论，以“消瘰汤”（牡蛎、浙贝母、玄参）为基础方加减，兼夹风热证加银翘散，肺胃热盛证合凉膈散，寒痰蕴结证合麻黄细辛附子汤，气虚证加仙方活命饮，阴虚证加玉女煎，配合云南省中医医院儿科验方消炎散结散外敷双下颌治疗小儿乳蛾病疗效显著。

（2）干祖望（南京中医药大学耳鼻咽喉科教授）经验：扁桃体炎辨证施治分六型。风热型（相当于急性卡他性扁桃体炎）治宜疏风清热利咽，选用疏风清热汤或银翘散，外用通用吹喉散。热毒型（相当于急性隐窝性扁桃体炎）治宜清热解毒，消肿利咽，选用加减黄连清咽饮（黄连、黄芩、栀子、金银花、连翘、土牛膝根、山豆根、射干、赤芍），外用喉科祛腐散。烂喉风（相当于急性间质性扁桃体炎）治宜清腑泄热，解毒消肿，选用清咽利膈汤或仙方活命饮，外用吹喉祛腐散或锡类散。肺气虚怯，邪毒留恋型，选用百合固金汤加减（生地、熟地、玄参、白芍、川贝、山药、当归、桔梗、甘草）。肾阴亏损，虚火上炎型，选用知柏八味丸加减（知母、黄柏、熟地、丹皮、泽泻、山药、天竺黄、射干、桔梗、甘草）。禀赋不足，气血双亏型，选用八珍汤加减（党参、黄芪、山药、白术、茯苓、当归、川芎、甘草、桔梗）。

**3. 扁桃体浅刺放血**

方法：患者坐位，后靠椅背，头尽量后仰，口大张，医者用压舌板将舌压下，使充分暴露扁桃体；然后，持5寸长毫针，对准充血红肿之扁桃体患处，以轻浅的操作手法，迅速而密集地浅刺5～10下，使之微微出血。或者用三棱针尖对准红肿之扁桃体，或刺有脓点处，浅刺2～4下，出血为度。每日1次。

注意事项：局部刺血前后，均以淡盐水清洁口腔；治疗期间，注意保持口腔清洁，可以配合局部含服药物。

适应证：急性扁桃体炎。

**4. 扁桃体深刺放血**

方法：患者坐位，后靠椅背，头尽量后仰，口大张，医者用压舌板将舌压下，使充分暴露扁桃体。将长15cm、直径2mm的不锈钢针用75%乙醇消毒后从一侧口角处迅速斜刺对侧肥大之扁桃体，深度可达1cm。有血涌出者为有效。拔针后未流血者，可重复再刺直至流血。如双侧扁桃体均肿大，则双侧均予治疗，刺血后再以淡盐水漱口。每日1～2次、7日为1个疗程。

注意事项：局部刺血前后，均以淡盐水清洁口腔；治疗期间，注意保持口腔清洁，可以配合局部含服药物；有急性上呼吸道感染者、女性患者月经期不宜进行此法治疗。

适应证：慢性扁桃体炎。

5. 针灸疗法

（1）实热乳蛾者，主穴有合谷、内庭、少商，配穴有天突、少泽、鱼际，少商点刺出血，高热者配合谷、曲池穴。每次选其中 2 ～ 3 个穴，中强刺激，每日 1 次。

（2）虚火乳蛾者，主穴有大杼、风门、百劳、身柱、肝俞，配穴有合谷、曲池、足三里、颊车。每次选其中 2 ～ 3 个穴，中度刺激。

6. 刮痧疗法

以汤匙光滑的边缘蘸麻油于患儿脊柱两旁轻轻由上向下顺刮，以出现红瘀点为度。用治风热外邪侵入之乳蛾。

7. 药物外治

（1）冰硼散：外吹病灶。适用于咽喉红肿，疼痛较轻者。

（2）珠黄散：外吹。适用于咽喉红肿较甚，疼痛较剧，或喉核有脓点者。

（3）锡类散：外吹。适用于乳蛾溃烂。

（4）复方冬凌草含片：含化。每日 4 ～ 6 次。用于乳蛾未化脓者。

（5）双黄连粉针剂：水溶后超声雾化吸入，每次 1 支，加水 6ml 溶化，做超声雾化吸入，每日 1 次。对各期乳蛾均适用。

8. 食疗处方

（1）胖豆茶：胖大海 1 ～ 3 枚，山豆根 1 ～ 3g，白糖少许。胖大海、山豆根用沸水浸泡，待胖大海完全发大，将药汁倒出，加白糖少许，冷却后频频饮用，慢慢咽之。

（2）丝瓜冰糖饮：丝瓜 200g，银花 15g，冰糖 30g。将鲜嫩丝瓜洗净，切成小段，入银花、冰糖共放锅内蒸，滤汁饮用，每日 1 次。

## 六、西医治疗

现代研究表明，扁桃体炎大部分是由病毒感染引起的，少数由细菌和支原体引起。常见病毒有鼻病毒、呼吸道合胞病毒、流感病毒、副流感病毒、柯萨奇病毒等。现已证实本病多先为病毒感染，细菌感染多继发于后，以溶血性链球菌为主，亦可为肺炎球菌、葡萄球菌、流感嗜血杆菌等。其病理改变为局部急性炎症、充血、水肿，单核细胞浸润，腺体及杯状细胞分泌增多，分泌物为清水或黏液状。若继发细菌感染，有中性粒细胞浸润，则分泌物为脓性。

1. 急性扁桃体炎

（1）对合并细菌感染者，可给予抗生素治疗，给药需足量、足疗程。首选青霉素，每日 5 万～ 10 万 U/kg，分 2 次，静脉滴注。或红霉素，每日 20 ～ 30mg/kg，分 2 次，静脉滴注。

（2）封闭疗法：青霉素 20 万～ 40 万 U 溶于 0.5％～ 1.0％普鲁卡因溶液 6 ～ 8ml

中，分别注射于两侧扁桃体周围（注射前先皮试），每日1次，3～4次为1个疗程。

**2. 慢性扁桃体炎**

一般治疗及抗菌药物使用同急性扁桃体炎，其他疗法如下：

（1）封闭疗法：用含95%无水乙醇的0.5%普鲁卡因注射于扁桃体的上、中、下3个部分，每次每侧2～3ml，每周2次，3次为1个疗程。

（2）手术疗法：适应证包括①扁桃体局部疾病：有反复发作急性扁桃体炎病史者；扁桃体极度肿大，妨碍吞咽、发音、呼吸者；扁桃体肿大，咽部唾液蓄积，夜间阵发性咳嗽，严重者伴有气管、支气管炎者；扁桃体隐窝内尚存酪状物；扁桃体乙型溶血性链球菌或白喉带菌，抗菌治疗不能消除者。②病灶型扁桃体炎引起全身性疾病如风湿热、风湿性心脏病、关节炎、急性肾炎、长期不明原因的低热，又能排除其他内科疾病者。以上各种情况，在炎症得到控制的情况下，可施行扁桃体摘除术治疗。

## 七、预防调护

**1. 预防**

（1）平时注意体格锻炼，多做户外活动，增强体质。

（2）注意随气温变化为小儿增减衣被，尽量避免与上呼吸道感染患者接触。

（3）注意口腔卫生，教育小儿养成刷牙漱口的个人卫生习惯。

**2. 护理**

（1）保持病室空气流通及适当温度。

（2）高热者应配合物理降温措施。

（3）患儿的饮食宜清爽，忌荤腥发物，以防助长邪势。

（4）做好口腔护理，可用银花甘草液漱口，每日3～6次。

另外，应积极治疗急性扁桃体炎，防止迁延成慢性或变生他病。

## 八、疗效判定标准

根据中华人民共和国中医药行业标准《中医病证诊断疗效标准》提出的疗效标准进行评定。①治愈：咽部症状消失，扁桃体不充血，无脓点，或被摘除。②好转：咽部症状减轻，扁桃体脓点消除。③未愈：症状和体征无明显改善。

## 第三节　咳嗽

### 一、概述

咳嗽是儿科最常见的肺系证候之一。临床以咳嗽为主症，常继发于上呼吸道感染之后。咳以声言，嗽以痰名，有声有痰谓之咳嗽。本病一年四季可发病，但以冬春之季为常见，3 岁以下小儿多见，系由外邪袭表或脏腑内伤，肺之宣发肃降功能失司而发病。

咳嗽包括西医学的急、慢性气管炎、支气管炎。

### 二、病因病机

小儿咳嗽的原因，总其纲领，不出外感、内伤、内外合邪三个方面。清代程国彭《医学心悟·咳嗽》所言："肺体属金譬若钟然，钟非叩不鸣。风寒暑湿燥火，六淫之邪，自外击之则鸣，劳倦情志饮食炙煿之火，自内攻之则亦鸣。"小儿咳嗽的原因虽多，但其病机则一。或因外感六淫，或因内伤乳食，或因内外合邪，致肺之宣发肃降功能失调，气逆痰动发为咳嗽。

### 三、辨病

#### 1. 症状

本病以咳嗽为主症。大多先有上呼吸道感染症状，逐渐出现明显的咳嗽，也可忽然出现频繁而较深的干咳，以后渐有支气管分泌物。轻者无明显病容，重者可有发热、头痛、胸痛、纳差、乏力，也可伴有腹痛、呕吐、腹泻等消化道症状。

#### 2. 体征

肺部呼吸音粗，可闻及干、湿啰音，以不固定的中等湿啰音为主。

#### 3. 辅助检查

外周血常规检查一般白细胞正常或偏低，升高者可能继发细菌感染。胸部X线检查多阴性或仅见两肺纹理增粗、紊乱。

### 四、类病辨别

（1）肺炎喘嗽：肺炎喘嗽与咳嗽均可见咳嗽，有痰，但肺炎喘嗽除咳嗽外以喘息为主要表现，而咳嗽无喘息，两者可以由此鉴别。

（2）肺痨：以咳嗽、咯血等肺部症状，以及虚弱、消瘦、潮热盗汗等全身症状为主要特征，是一种慢性传染性疾病。

（3）哮喘：是一种发作性痰鸣气喘疾病，发作时以喉间有水鸡声，呼吸困难，呼多吸少，不能平卧为特征。

## 五、中医论治

### （一）论治原则

本着审症求因，辨证论治的原则，去其咳嗽之因，则咳嗽自止。外感咳嗽，邪气多从皮毛、口鼻而入于肺，治以疏散为先。肺欲辛，辛味药能开泄肺气，肺气宣畅则咳嗽可除，用药虽不外辛凉、辛温两类，但因小儿实证、热证较多，辛凉清宣最为常用。内伤之咳嗽，湿盛者健脾，食积者导滞，实火者清热，虚火者滋阴，金虚补土，肺寒者温散等。可结合分期辨证治疗，早期宣肺止咳为主，主要是祛邪外出；中期以化痰止咳为主；后期以滋养肺阴，益气健脾，调理善后为主。

### （二）分证论治

#### 1. 外感咳嗽

1）风热咳嗽

证候：咳嗽不爽，痰稠难咳，发热，流浊涕，咽痛咽痒，咽红，舌边尖红、苔薄白或微黄，脉浮数或指纹浮紫。

治法：疏风清热，宣肺止咳。

处方：桑叶连贝散（经验方）为主。组成：桑叶、连翘、桔梗、杏仁、浙贝母、甘草等。咳嗽明显者加炙枇杷叶、白前、蝉蜕；咽痛者加牛蒡子、板蓝根、射干、玄参；痰多者加竹茹、天竺黄；大便干者加胖大海、瓜蒌仁。

2）风寒咳嗽

证候：咳嗽，鼻塞流清涕，打喷嚏，或微恶寒发热，咽痒，咽不红，舌苔淡红苔薄白，脉浮紧或指纹浮红。

治法：解表散寒，宣肺止咳。

处方：杏苏散（《温病条辨》）加减。组成：紫苏叶、杏仁、桔梗、前胡、法半夏、茯苓、甘草等。鼻塞流涕者加苍耳子、辛夷花、细辛；咽红者加牛蒡子、蝉蜕、连翘；若冬令或气候变冷时可加麻绒、淡豆豉、荆芥等；痰浊壅盛而便实者加用紫苏子、莱菔子、葶苈子等；苔腻纳呆者加神曲、炒谷芽、麦芽等。

3）风燥咳嗽

证候：咳嗽，干咳，痰少，鼻干咽干、口干口渴，咽红，大便干，小便黄，舌红少津，脉浮数。

治法：疏风润燥，宣肺止咳。

处方：桑杏汤（《温病条辨》）加减。组成：桑叶、杏仁、淡豆豉、南沙参、浙贝母、炒栀子、梨皮、甘草等。痰少便干者加瓜蒌壳（仁）；咽痒者加薄荷、牛蒡子、射干、桔梗、蝉蜕；口干欲饮者加石斛、天花粉；若风燥重症兼鼻衄或痰中带血，历时较长者，可选清燥救肺汤化裁。

**2. 内伤咳嗽**

1）痰热咳嗽

证候：咳嗽，有痰，咳声重浊，痰黄，咽红，舌红苔黄腻，脉滑数。

治法：清化痰热，降气止咳。

处方：苇茎汤（《备急千金要方》）加减。组成：芦根、薏苡仁、杏仁、冬瓜仁、桔梗、桃仁、甘草等。痰多者加车前子、天竺黄、茯苓、陈皮；咳痰不爽者加青黛、蛤壳；肺热重者则合用泻白散；大便干者则加用瓜蒌仁、厚朴、枳壳等。

2）痰湿咳嗽

证候：咳嗽，咳声重浊，喉间痰响，咽不红，舌淡苔白腻，脉滑。

治法：健脾燥湿，化痰止咳。

处方：二陈汤（《太平惠民和剂局方》）合三子养亲汤（《韩氏医通》）加减。组成：茯苓、法半夏、陈皮、紫苏子、莱菔子、白芥子、甘草等。若咳嗽喘息，面白，痰声漉漉，痰白清稀，便溏者则为水饮内停，治宜温肺化饮、止咳平喘，方用小青龙汤合二陈汤；若舌质偏红，苔白厚腻，痰不清稀，小便短少而喘息者可选用苏葶三仁汤化裁。

3）伤食咳嗽

证候：咳嗽、呕吐乳食痰涎为主，常以五更咳甚，胸腹胀满，不思乳食，吞酸嗳腐，大便酸臭或秘结，手足心热，睡卧不安，舌苔白厚或黄，脉象沉滑，指纹沉滞。

治法：消食导滞，化痰止咳。

处方：曲麦二陈汤（《医宗金鉴》）加减。组成：陈皮、法夏、茯苓、甘草、麦芽、枳实、黄连、山楂、神曲、瓜蒌仁等。腹满甚者加莱菔子；睡卧不安者加香附、厚朴；肺热痰黄稠者加桑白皮、冬花；肺热甚者加知母、地骨皮；舌干乏津者加麦冬；午后夜间发热者加青蒿、胡黄连。

4）风痰久咳

证候：咳嗽迁延，痰多风沫，面百夹青，便溏多沫，指纹青，舌淡夹青，苔白厚，指纹夹青。

治法：祛风涤痰止咳。

处方：小白附子天麻桂枝二陈汤（经验方）加减。组成：小白附子、天麻、桂尖、半夏曲、茯苓、陈皮、蜈蚣、全蝎、炙甘草等，其中小白附子先煎3h。痰多者加青礞石、姜南星；咳嗽甚者加冬花、紫菀；苔腻纳差者加芡实、薏苡仁；便溏者加山药、炒扁豆、木香。

5）阴虚咳嗽

证候：多病程较长，干咳无痰或少痰，午后夜间咳甚，咽痒而干，面色潮红，五心烦热，口干，舌红少苔，脉细数，指纹紫滞。

治法：养阴清肺，润燥止咳。

处方：沙参麦冬汤（《温病条辨》）加减。组成：南沙参、玉竹、甘草、桑叶、麦冬、生扁豆、天花粉等。痰稠者加川贝、竹茹、枇杷叶、冬花；口干欲饮、纳呆者加石斛、炒麦芽、炒谷芽、鸡内金；咽痛咽红者加玄参、芦根、川牛膝、藏青果；汗多者加浮小麦、小枣、龙骨、牡蛎等。

6）肺脾气虚证

证候：咳嗽日久，咳嗽无力，痰白清稀，动则汗出，面色㿠白，纳呆，便溏，舌淡苔白，脉细无力，指纹淡红。

治法：健脾益气，补肺止咳。

处方：六君子汤（《太平惠民和剂局方》）加减。组成：党参、白术、茯苓、甘草、陈皮、法半夏。痰多者加款冬花、紫菀；多汗者加玉屏风散、煅龙骨、煅牡蛎、浮小麦、小枣、麻黄根；苔腻纳差者加芡实、薏苡仁；便溏者加山药、炒扁豆、木香；咳久者可用久咳保肺汤。

## （三）特色治疗

### 1. 专方专药

（1）痰热清注射液：由黄芩、熊胆粉、山羊角、金银花、连翘5味动植物药材组成，其中君药为黄芩，具有清热燥湿、泻火解毒、清泻肺热、宣肺化痰之功效。臣药熊胆粉、山羊角，《本草纲目》认为，熊胆粉“退热清心、平肝明目，主治时气热盛等症”；山羊角则具有清热、镇惊、明目、解毒等功用。佐药金银花，具有清热解毒、宣肺解表的功用。使药连翘，本方取其清热逐风、清热宣透作用，又可引诸药入肺经。因此，本方5味相互配伍，切中病机，共奏清肺泄热、化痰止咳、清热解毒之功效。此外，现代药理研究表明，痰热清注射液治疗本病，在改善发热、咳喘、咳痰症状等方面效果较好，且在治疗期间未发现明显不良反应，该制剂中黄芩有良好的抗呼吸道感染作用，能缓解支气管痉挛、解热；熊胆、山羊角提取物有良好的解热作用；金银花、连翘对多种呼吸道病原微生物有良好的抑制作用。

（2）喜炎平注射液：是一种由穿心莲内酯磺化物制成的中药注射剂，在呼吸、消化道疾病治疗中具有理想应用效果，退热、抗炎、抗病毒及调节免疫的作用较好。并且对流感杆菌、肺炎双球菌、大肠杆菌、金黄色葡萄球菌、伤寒杆菌、变形杆菌、溶血性链球菌及痢疾杆菌具有良好的抑菌、杀菌作用，药物不良反应少。

（3）清化痰热合剂：由芦根、杏仁、炙枇杷叶等组成，泻肺清热，清化痰热。用于小儿肺热咳嗽，痰黄难咳或痰白黏稠，喉间痰声漉漉，大便不畅，甚则胸痛者。

（4）清肺润燥合剂：由桑叶、杏仁、连翘、浙贝母、桔梗等组成，清肺润燥，辛凉宣透。用于小儿风热初起之感冒咳嗽，风燥伤肺所致咳嗽，进食辛辣香燥之物所致咳嗽。

**2. 名老中医经验**

（1）刘以敏经验：刘以敏强调小儿肺气不宣，不仅本身可发生咳嗽，同时，也易引起脾胃郁热，湿热生痰；反过来，湿热痰浊，又会影响到肺气宣降。又如久咳肺虚，子盗母气，必然会导致脾虚运化不健，则痰湿随之而生，痰湿阻肺，肺失宣降则其咳进一步加重。除脾肺关系外，在临床上，多见肺虚肝逆，形成肝火灼肺，肝肺热重；肺虚及肾，形成肺肾两虚；逆传心包，形成心包灼肺；肺与大肠相表里，肺为水之上源，肺气清顺，则大肠的传导才能通畅，膀胱气化才能正常，水道才能维持通调。在治疗上应用宣肺，清肺，温肺，肃肺，润肺，敛肺，先表后里，表里双解，寒温并用，培土生金，扶正祛邪等原则。小儿咳嗽，表证为多，在治疗上自当宣发肺气，表散外邪，使邪从外达，疏通肌腠，宣通三阳，使热从表解。小儿为稚阳之体，加之寒热不知自调，所以最易感受外邪，而引起咳嗽，且咳嗽病作总以表证居多，而小儿“阳常有余”，生长力旺盛，患病又表现为热证多，实证多。不过多与少，是相对的，阴阳也是如此。在用药方面要注意，“阳常有余，阴常不足”，故久咳不已，又最易伤阴。很多肺气不足，卫外功能差之“易感儿”，后期主要用培土生金、培土抑木之法。对治疗药物的选择，外感咳嗽，应解表为治，常用麻黄、苏叶、前胡、桑叶、连翘、银花、淡豆豉、荆芥、仙鹤草、蝉蜕、芸香草等；其中，祛痰常用半夏、桔梗、浙贝、天竺黄、瓜蒌等；泻热常用栀子、桑白皮、浮海石、青黛、海蛤粉等；滋补常用阿胶、炙甘草、苏条参、百合、沙参等；清润常用粉葛、连翘、茯苓、杷叶、麦冬、知母等；清燥降火常用杷叶、黑芝麻、藕节、白茅根、生栀子、生石膏等；祛风镇咳常用天麻、钩藤、全虫、蜈蚣、代赭石等。另外，刘以敏强调注意时令辨治咳嗽，春温、夏热、秋凉、冬寒及长夏多湿季节特点不同，证候特点也不同，用药亦应有相应的变化。春季多用银翘散、桑叶连贝散；夏季多用消露丹、六一散、藿朴夏苓汤；秋燥之温燥用桑杏汤，凉燥用杏苏饮；冬季多用三拗汤、华盖散加减。

（2）熊磊经验：熊磊特别注重三因制宜，昆明地区昼夜温差大，气候干燥，小儿咳嗽后期容易出现阴虚的症状，组方时常加沙参麦冬汤养阴清肺；春季昆明风大，花粉弥散，小儿咳嗽常见咳嗽变异型哮喘，组方时常用桑菊饮或荆防败毒散加减。根据气候变化选方用药，夏季时，昆明气温较高，可选用麻杏系列方药，常将麻绒换为炙麻绒或用香薷代替，防止发汗太过而伤正，同时又可宣肺止咳平喘。根据小儿不同体质，选方用药有所不同，寒（脾胃虚寒）体小儿在治疗咳嗽的同时谨记固护脾胃，石膏量需要减少，并嘱咐家长若患儿服药后有大便稀溏或呕吐的症状时，药中需加片生姜温胃止呕，和中止泻；阴虚体质的小儿咳嗽往往病程较长，除阴虚盗汗外，可伴有血瘀的情况，方中常加入桃仁以活血祛瘀，诃子、五味子等收敛肺气，地骨皮、芦根等养阴润肺，同时减少麻绒等发汗药物的用量；热体小儿，咳嗽时很容易便秘，肺与大肠相表里，问诊时一定要问小儿的二便情况，若有便秘组方时需加入牛蒡子、玄参、郁李仁、火麻仁等润肠通便，大便通则肺热解。熊磊教授用药并无特别苦涩难咽之品，加之常用豆蔻、甘草之药调味，药甘汁美小儿特别容易接受。

（3）黎炳南经验：黎炳南指出小儿咳嗽的病因病机关键是“外感因风，内伤因痰”，治疗上外感咳嗽以祛风宣肺为主，另根据其兼夹热、寒、痰、燥之异而灵活施治，常用防风、北杏、僵蚕祛风止咳。内伤咳嗽治疗以宣肺化痰为主，久咳者多虚，气虚为主者，用药宜温而勿燥；阴虚为主者，酌用补气之品，可令气复而阴津自生。虚中夹实者，可攻补兼施，在治疗气虚痰咳证时，采用补益肺脾、温化痰湿法，正如《幼科发挥·肺所生病》云：“饮食入胃，脾为传化……虚则不能运化精悍之气以成荣卫，其糟粕之清者为饮，浊者为痰，留于胸中，滞于咽下，其气相搏，浮涩作痒，介介作声，而发为咳嗽也。故滞痰咳，先化其痰，欲化其痰者，先理其气……此治咳之大略也。”常用五指毛桃、党参以培土生金，二陈汤、紫菀、冬花以理气化痰止咳，使正气复，痰浊清，咳嗽自止。

（4）江育仁经验：江育仁认为对咳嗽的诊察主要抓住三点：①询病史，抓主症，确立诊断；②问病式，辨兼证，分寒热虚实；③听咳声，辨痰质，明因定位。咳声轻扬，多是风寒；咳声重浊，多属外感风热；咳声不扬，多为肺热；咳声紧闷，多属寒湿；咳声清脆，多属燥热；咳而声低，多属寒咳、湿咳或痰饮；阵发痉咳，咳毕呕吐，多为顿咳；咳声嘶哑，空空如犬吠，多为肺肾阴虚，火毒攻喉；咳声低微，气促乏力，多属肺虚；夜咳遗尿，多属肾虚；天亮咳甚，多属脾虚。

**3. 针灸**

用 0.5 寸毫针点刺双侧孔最、鱼际、四缝治疗小儿外感咳嗽。

**4. 推拿**

第一步：开天门

位置　两眉中间至前发际成一直线。

手法　推法，以拇指指肚自下而上交替直推。

要领　用力柔和均匀，推动时要有节律，频率为 200 ~ 300 次 / 分，推 50 ~ 100 次。

第二步：推坎宫

位置　从眉毛的内侧端到眉毛的外侧端，呈一条直线。

手法　推法，两拇指侧面或指肚从眉头向眉梢做分推。

要领　用力柔和均匀，推动时要有节律，频率为 200 ~ 300 次 / 分，推 20 ~ 50 次。

第三步：推小横纹

位置　掌侧，示、中、环、小指掌指关节横纹处。

手法　推法，以拇指侧面或指肚从示指侧直推到小指侧。

要领　用力柔和均匀，推动时有节律，频率为 200 ~ 300 次 / 分，推 100 ~ 300 次。

第四步：按揉天突

位置　胸骨上窝正中。

手法　以拇指或掌根在一定部位或穴位上逐渐用力向下按压，称按法。拇指或中指端吸定于穴位上，按顺时针或逆时针方向旋转揉动。

要领　揉法操作时用力应轻柔而均匀，手指不要离开接触的皮肤，应使该处的皮下组织随手指的揉动而滑动，不要在皮肤上摩擦，频率为 200 ~ 300 次 / 分。指按法操作时宜伸直拇指，按压时应垂直用力，先用缓力按之，渐由轻而重，频起频按，不离其位。

第五步：揉肺俞

位置　第三胸椎与第四胸椎棘突之间，左右各旁开 1.5 寸。

手法　以示、中两指分别置于左右肺俞穴位揉动，称揉肺俞，揉 50 ~ 100 次。

要领　操作时用力应轻柔而均匀，手指不要离开接触的皮肤，应使该处的皮下组织随手指的揉动而滑动，不要在皮肤上摩擦，频率为 200 ~ 300 次 / 分。

第六步：揉乳根、揉乳旁

位置　乳头向外旁开 2 分为乳旁，乳头向下 2 分为乳根，两穴常合并使用。

手法　示、中两指分别放置于乳旁、乳根穴用揉法，称揉乳旁、揉乳根，揉 20 ~ 50 次。

要领　操作时用力应轻柔而均匀，手指不要离开接触的皮肤，应使该处的皮下组织随手指的揉动而滑动，不要在皮肤上摩擦，频率为 200 ~ 300 次 / 分。

第七步：捏脊

位置　大椎至尾骨端成一直线。

手法　捏法，拇指在后，示、中指在前，三指同时用力拿捏皮肤，双手交替捻动，缓缓前移。从尾骨端一直捏到颈部大椎穴，每捻动 3 次，便轻轻用力上提 1 次，有时可听到“叭、叭”的响声，捏 3 ~ 5 遍，至皮肤红润微充血而止。注意捏第一遍及最后一遍的时候不用做上提的动作。

要领　操作时捏起皮肤多少及提拿用力大小要适当，而且不可拧转，捏得太紧，不容易向前捻动推进，捏少了则不易捏起皮肤。捻动向前时需直线前进，不可歪斜。

**5. 外治**

（1）穴位敷贴：用白芥子、莱菔子、苏子、桔梗各 50g，甘遂、细辛各 20g，共研粗末，热水调成饼贴敷双侧肺俞穴、定喘穴，1 次 / 日，每次 3 ~ 8min，5 ~ 7 日为 1 个疗程，适用于咳嗽，有痰；调脾散外敷神阙、中脘，1 次 / 日，每次 6 ~ 8h，肺脾同治，适用于咳嗽痰湿蕴肺证。

（2）耳穴疗法：取两耳的肺点（左、右）、气管、神门、喘点、耳尖。伴感冒者加感冒、外鼻；发热者加肾上腺、交感；气喘者加喘点、肾。以 75% 酒精棉球消毒双耳郭，取 1 粒王不留行籽置于 0.6cm × 0.6cm 医用胶布上，黏贴在选好的耳穴上，嘱其家长每日用手轻轻压迫按揉 3 ~ 5 次。以有微痛感为宜，两耳交替治疗，3 日换治 1 次，6 次为 1 个疗程。

#### 6. 食疗

（1）青果1～2枚（鲜者，打碎），青茶1～2g，共置杯内，开水冲泡，加冰糖适量，频饮。青果具有清肺化痰、养阴生津的功能；茶叶有清热止渴、解暑祛湿的作用，两味合用可清肺、化痰、止咳，尤其是小儿感冒初期伴有咳嗽者服用效果最佳。

（2）荸荠10枚，白梨1个，冰糖少许，共煮熟食之，每日服用2～3次。荸荠清热润肺、化痰止咳，现在市场有荸荠粉出售，支气管炎、肺炎患儿可用作辅助食品饮用，但不如鲜荸荠疗效好。白梨古代称为玉露，有“百果之宗”的美誉。梨有生津止渴、化痰止咳、清热润肺的功能。

（3）百合15g，大枣3～5枚。先将百合用净水浸泡12～24h（干者，鲜者不用浸泡），加入大枣共煮至枣熟，日服2～3次。百合能清肺、润燥、止咳，具有健脑安神的作用；大枣健脾养血、益气生津，此两味合用能润肺止咳，健脾益气，特别适用于小儿咳嗽不止者。

## 六、西医治疗

### （一）治疗原则

休息，改善通气，痰液过于黏稠时，可适量增加液体入量，应用雾化吸入等湿化气道。应用祛痰剂，抗生素治疗细菌感染一般采用头孢菌素类或青霉素类或大环内酯类药物治疗。

### （二）常用方法

#### 1. 一般治疗

给予易消化食物，吃奶婴儿应少量多次喂奶，以免导致吐泻等消化不良症状，卧室温度、湿度适宜。注意经常变换体位及拍背，以促进排痰。有缺氧者吸氧。

#### 2. 药物治疗

（1）控制感染：病毒感染时可用利巴韦林口服或静脉滴注。可用炎琥宁、喜炎平、热毒宁等中药抗病毒制剂静脉滴注。细菌感染时可口服阿莫西林克拉维酸钾颗粒、头孢菌素，如头孢羟氨苄、头孢克洛、头孢丙烯等，严重者可用第一代、第二代头孢菌素静脉滴注。如系支原体感染，应使用红霉素、阿奇霉素等大环内酯类药物。

（2）对症治疗：①退热：发热者可用物理降温如冰枕、温水浴等方法，体温超过38.5℃可口服退热药，如对乙酰氨基酚或布洛芬混悬液。②化痰止咳：可选用盐酸氨溴索糖浆、复方鲜竹沥液、乙酰半胱氨酸、易坦静、溴己新等。一般不用含有阿片、可待因成分的镇咳药物。

## 七、预防调护

（1）小儿咳嗽，以外感居多，而外感咳嗽，又以外伤风邪最为广泛，故在小儿日常护理中，需衣着适宜，慎避风邪，免致外邪内入而致咳嗽。

（2）小儿咳嗽，虽以外感风邪最多，但内伤饮食咳嗽者亦屡见不鲜，故宜少食辛辣香燥炙煿食物，生冷饮食亦当节戒，肥甘厚味也不宜过度，免致内伤脾胃而致生痰发嗽。

（3）凡外感咳嗽，在患病过程中，外邪未解之前，均须忌食油腻荤腥和鸡、蛋、鱼类，以免滞肺留邪，而致咳嗽缠绵难愈。咳嗽未愈之前，宜戒酸味食物和过咸食物，免致造成痰哮之后患。

## 八、疗效判定标准

根据中华人民共和国中医药行业标准《中医病证诊断疗效标准》提出的疗效标准进行评定①痊愈：咳嗽、咳痰及肺部体征消失，体温恢复正常，其他临床症状基本消失，积分减少≥95%。②显效：咳嗽、咳痰及肺部体征明显好转，体温恢复正常，其他临床症状基本消失或好转，积分减少≥70%且＜95%。③有效：咳嗽、咳痰及肺部体征明显好转，其他临床症状基本消失或好转，积分减少≥30%且＜70%。④无效：咳嗽、咳痰及肺部体征无明显变化或加重，其他临床症状多无改善或加重，积分减少不足30%。

# 第四节　肺炎喘嗽

## 一、概述

肺炎喘嗽是小儿时期常见的肺系疾病之一，临床以发热、咳嗽、痰壅、气急、鼻煽为主要症状，重者可见张口抬肩、呼吸困难、面色苍白、口唇青紫等症。本病相当于西医学小儿肺炎。本病一年四季都可发生，尤以冬春两季为多。好发于婴幼儿，年龄越小，发病率越高，病情越重。本病若治疗及时得当，一般预后良好。极少部分患儿因治疗不及时，可能演变成心力衰竭。

## 二、病因病机

本病外因责之于感受风邪；内因责之于小儿形气未充，肺脏娇嫩，卫外不固。小儿外感风邪，外邪由口鼻或皮毛而入，侵犯肺卫，肺失宣降，清肃之令不行，致肺被邪束，闭郁不宣，化热烁津，炼液成痰，阻于气道，肃降无权，从而出现咳嗽、气喘、痰鸣、鼻煽、发热等肺气闭塞的证候，发为肺炎喘嗽。本病的病变部位主要在肺，常累及心肝。病机关键为肺气郁闭，主要病理产物是痰热，本病早期以实为主，后期以虚为主或虚中夹实，特别容易发生变证。

## 三、辨病

**1. 症状**

（1）起病较急，有发热、咳嗽、气急、鼻煽、痰鸣等症，或有轻度发绀。

（2）病情严重时，常见喘促不安，烦躁不宁，面色苍白，口唇青紫发绀，或高热不退。

（3）新生儿患肺炎时，常以不乳、精神委靡、口吐白沫等症状为主，而无上述典型表现。

**2. 体征**

肺部听诊可闻及较固定的中细湿啰音，常伴干啰音，如病灶融合，可闻及管状呼吸音。

**3. 辅助检查**

（1）胸片检查见肺纹理增多、紊乱，肺部透亮度降低或增强，可见小片状、斑片状阴影，也可出现不均匀的大片状阴影。

（2）实验室检查：①血常规检查：细菌感染，白细胞总数较高，中性粒细胞增多；病毒感染，白细胞总数正常或降低。②病原学检查：可行细菌培养、病毒分离和鉴别、病原特异性抗原或抗体检测。

## 四、类病辨别

（1）支气管炎：可见咳嗽、咳痰、发热等症状，但一般无喘促，查体肺部听诊无固定湿啰音，胸部 X 线片无点状、斑片状密度增高影，故两者可相鉴别。

（2）支气管异物：有异物吸入史，突然出现呛咳，可有肺不张和肺气肿，可资鉴别，但有的病程迁延，有继发感染则类似肺炎或合并肺炎，需注意鉴别。

（3）支气管哮喘：儿童哮喘可无明显喘息发作，主要表现为持续性咳嗽，X 线示肺纹理增多、排列紊乱和肺气肿，易与本病混淆。患儿具有过敏体质，肺功能检查及激发和舒张试验有助于鉴别。

（4）肺结核：一般有结核接触史，结核菌素试验阳性，X 线示肺部有结核病灶可资鉴别，粟粒性肺结核可有气急和发绀，从而与肺炎极其相似，但肺部啰音不明显。

## 五、中医论治

### （一）论治原则

开肺化痰，止咳平喘是治疗本病的基本原则。痰多壅盛者，首先降气涤痰；喘憋严重者，治以平喘利气；气滞血瘀者，治以理气活血化瘀；因病邪易化热，风寒闭肺时，应适当加入清热药，肺与大肠相表里，壮热炽盛时宜用通下药以通腑泄热。出现变证者，随证施治。病久肺脾气虚者，宜健脾补肺以扶正为主；阴虚肺燥，余邪留恋，用药宜甘寒，避免用滋腻之品。

### （二）分证论治

#### 1. 常证

1）风寒闭肺证

证候：恶寒发热，无汗，呛咳不爽，呼吸气急，痰白而稀，口不渴，咽不红，舌质不红，苔薄白或白腻，脉浮紧或指纹浮红。

治法：辛温宣肺，化痰平喘。

处方：麻杏苏葶汤（经验方）加减。组成：麻黄、杏仁、苏子、葶苈子、茯苓、法夏、陈皮、黄芩、鹅不食草、甘草等。若恶寒发热者加桂枝、荆芥温散表寒；痰多者加白芥子、莱菔子化痰止咳；兼见内热者可加生石膏清肺泄热；喘重者加用白果、地龙止咳平喘；寒痰较重，痰黏白如沫者加干姜、细辛温肺化痰。

2）风热闭肺证

证候：发热恶风，微有汗出，口渴欲饮，咳嗽，痰稠色黄，呼吸急促，咽红，舌尖红，苔薄黄，脉浮数。

治法：辛凉宣肺，化痰平喘。

处方：麻杏石甘汤（《伤寒论》）加减。组成：麻黄、杏仁、生石膏、浙贝、前胡、芦根、白果、桔梗、黄芩、冬瓜仁、甘草等。咽喉肿痛者加牛蒡子、板蓝根清热利咽；咳嗽剧烈，痰多者加天竺黄清化痰热；热重者加栀子清肺泄热；咳重者加用苏子降气平喘；发绀者加赤芍、丹参活血化瘀；喘重者加用地龙解痉平喘。

3）风燥闭肺证

证候：发热，咳嗽阵发，咳而不爽，气急，痰少或无痰，咽痒声嘶，鼻咽干燥，便干，舌淡红少苔或苔花剥。

治法：疏风宣肺，润燥止咳。

处方：桑杏汤（《温病条辨》）加减。组成：桑叶、杏仁、沙参、川贝母、栀子、麦冬、防风、僵蚕、桔梗、款冬花、天花粉、甘草等。咳嗽频繁者加前胡、款冬花宣肺止咳；声嘶咽干者加千张纸、玄参利咽润肺生津；大便干结者加胖大海、瓜蒌仁通腑泄热。

4）痰热闭肺证

证候：高热烦躁，咳嗽喘促，呼吸困难，气急鼻煽，喉中痰鸣，口唇紫绀，面赤口渴，胸闷胀痛，泛吐痰，便干尿黄，舌红苔黄，脉弦滑，指纹紫滞。

治法：清热宣肺，化痰定喘。

处方：千金苇茎汤（《备急千金要方》）合定喘汤（《摄生众妙方》）加减。组成：芦根、冬瓜仁、桃仁、杏仁、炙麻绒、白果、地龙、黄芩、桑白皮、法半夏、滑石、甘草等。热盛者加栀子清泄肺热；热盛便秘，痰壅喘急者加生大黄通腑泄热；痰盛者加天竺黄、制胆南星清化痰热；喘促而面唇青紫者，加紫丹参、赤芍活血化瘀。

5）痰浊阻肺证

证候：咳嗽，喉中痰鸣，可见白色黏痰，喘促，兼有呕心，食少，舌苔白舌根厚腻，脉滑或指纹淡滞。

治法：祛痰降逆，宣肺平喘。

处方：麻杏二陈三子汤（焦树德经验方）加减。组成：炙麻绒、杏仁、茯苓、陈皮、半夏䊀、苏子、白芥子、莱菔子、鹅不食草、甘草等。痰湿较重，舌苔厚腻者，可加苍术、厚朴燥湿理气，以助化痰定喘；脾虚，纳少，神疲，便溏者，加党参、白术健脾益气；寒痰较重，痰黏白如沫者，加干姜、细辛温肺化痰。

6）肺脾气虚证

证候：低热起伏不定，面白少华，动则汗出，咳嗽无力，纳差便溏，神疲乏力，舌淡，苔薄白，脉细无力。

治法：补肺健脾，益气化痰。

处方：人参五味子汤（《幼幼集成》）合桂枝龙牡汤（《伤寒论》）加减。组成：党参、白术、茯苓、五味子、桂枝、龙骨、牡蛎、炙款冬花、橘络、浮小麦、大枣、炙甘草等。咳嗽痰多者加杏仁、浙贝、白前化痰止咳；咳嗽重者加紫菀、款冬花、炙枇杷叶宣肺止咳；汗多者加黄芪、龙骨、牡蛎固表止汗；汗出不温者加桂枝、白芍调和营卫；大便稀者加怀山药、炒扁豆健脾益气；纳差者加焦山楂、焦神曲、麦芽和胃健脾。

7）阴虚肺热证

证候：病程长，低热盗汗，干咳少痰，面色潮红，舌质红乏津，舌苔花剥、苔少或无苔，脉细数。

治法：养阴清肺，润肺止咳。

处方：沙参麦冬汤（《温病条辨》）合泻白散（《小儿药证直诀》）加减。组成：沙参、麦冬、玉竹、桑叶、扁豆、花粉、地骨皮、知母、川贝、桑白皮、桔梗、炙杷叶等。余热留恋，低热者，加鳖甲、生地滋阴退热；咳甚者加杏仁、紫菀、款冬花止咳；汗多者加龙骨、牡蛎、小枣、浮小麦敛阴止汗。

### 2. 变证

1）心阳虚衰证

证候：骤然面色苍白，口唇紫绀，呼吸困难或呼吸浅促，额汗不温，四肢厥冷，虚烦不安或神萎淡漠，右肋下出现痞块并逐渐增大，舌质紫，苔薄白，脉细弱疾数，指纹青紫，可达命关。

治法：温补心阳，救逆固脱。

处方：参附龙牡救逆汤（《中医儿科学》）加减。组成：人参、附子、龙骨、牡蛎、白芍、甘草等。若出现面色苍白而青，唇舌发紫，右肋下痞块可加红花、丹参活血化瘀；气阳虚竭者亦可用独参汤少量频服。

2）邪陷厥阴证

证候：壮热烦躁，神昏谵语，四肢抽搐，口噤项强，双目上视，舌质红，脉细数，指纹青紫，可达命关。

治法：羚角钩藤汤（《通俗伤寒论》）合牛黄清心丸（《痘疹世医心法》）加减。组成：羚羊角粉、钩藤、白芍、生地、甘草、黄连、黄芩、栀子、郁金等。昏迷痰多者加石菖蒲、胆南星、竹沥、猴枣散豁痰开窍；高热神昏抽搐者加用紫雪丹、安宫牛黄丸等成药以醒脑开窍。

## （三）特色治疗

### 1. 专方专药

（1）丹参注射液：现代药理研究发现，丹参含丹参酮、丹参醇、丹参素、维生素 E 等，并总结通过对丹参及活性成分的研究，证明其作用有：①激活纤溶系统，降低血黏度，加速流动缓慢或瘀滞血细胞的流速；②促进毛细血管网开放、小血管扩张，逆转血管壁的异常结构；③降低缺血缺氧造成的钙离子在组织细胞中的聚集，拮抗钙离子；④清除氧自由基，维护细胞的正常功能，改善 ATP 酶的活性；⑤增强红细胞免疫吸附能力，防止循环中免疫复合物在组织中沉积，增强细胞体液的免疫功能；⑥保护肝、肾，促进肝细胞再生等。因而丹参制剂被广泛应用于小儿肺炎的治疗。利用其加速血流灌注，改善组织缺氧，加强心肌功能和肺部微循环，还可抗炎，提高机体对缺氧的耐力，对机体的免疫系统也有一定作用，从而有利于肺部啰音的吸收，有利于微生物内毒素的消除，因而具有帮助抗菌消炎的作用，加速了肺部啰音的吸收，促进肺炎的痊愈。

（2）痰热清注射液：现代药理研究证明，痰热清注射液具有抗炎作用，对呼吸道有关致病菌都有一定的抑制作用，并有较强的抗呼吸道病毒作用，并能显著增强抗生素的疗效。

（3）黄芪注射液：中医认为黄芪具有扶正固本、补中益气的功效，并具有抗病毒能力，能增强肾上腺皮质功能；且能增强机体的细胞免疫和体液免疫，具有促进淋巴细胞增殖、调节淋巴细胞亚群比例趋于正常的免疫调节作用，并且具有解除支气管痉挛、改善患儿喘憋症状、恢复通气功能的作用，且起效快。

**2. 名老中医经验**

（1）刘以敏经验：刘以敏名老中医认为本病由肺气郁闭所致，痰浊为肺炎的病理产物，易阻塞气道，导致肺气郁闭，又因肺气郁闭，气机不利，血流不畅，易产生气滞血瘀，主张治以“宣肺、豁痰、化瘀”为主，首先用宣肺平喘之药，麻黄，杏仁宣肺平喘。若壮热烦躁，喉间痰鸣，痰稠色黄，舌红苔黄，治宜清化痰热，必须用豁痰之药，选用浙贝、天竺黄、瓜蒌皮、青黛、海蛤粉等。咳嗽，喉中痰鸣、喘促，可用苏子、葶苈子、紫菀、法夏等药。如果出现面色苍白，口唇紫绀，呼吸困难，四肢厥冷，虚烦不安或神萎淡漠，右肋下出现痞块并逐渐增大，应及时使用理气活血化瘀药，如桃仁、红花、川芎、丹参、橘络、丝瓜络，可以缩短病程，提高疗效。他针对煎药不便或拒服中药汤剂的患儿，研制出 5 种院内合剂，深受患儿及家长喜爱。

（2）黎炳南经验：黎炳南主张本病分期治疗。急性期：其病机重在“热、痰、闭、瘀”，治法重于“清肺、豁痰、开肺、祛瘀”，自拟小儿肺炎一号方（麻黄、杏仁、葶苈子、桔梗、大青叶、毛冬青、蚤休、薏苡仁、甘草）。咳嗽痰多者加瓜蒌皮、浙贝母；口渴便秘者加牛蒡子、天花粉；唇爪青紫明显者加桃仁、丹参。恢复期：其病机重在余热留恋，或痰浊未清，而气阴耗伤，治法应重于补脾肺、益气阴、化痰浊、清余热，自拟小儿肺炎二号方（党参、麦冬、五味子、白术、茯苓、陈皮、龙骨、毛冬青、炙甘草）。低热者加青蒿、地骨皮、白薇；痰稠难咳者加花粉、川贝母；盗汗明显者加山萸肉、生牡蛎。

（3）江育仁经验：江育仁认为本病属风温范畴，病位在肺，温热邪毒为主要致病因素，肺气郁闭为发病机制，应以宣肃肺气、清热解毒、化痰定喘为治疗原则，经过辨证，将其分为 4 型。①风邪闭肺，治以宣肃肺气，宣散外邪为主。药用桑叶、桔梗、前胡、牛蒡子等清轻宣上之品。②痰邪闭肺，治以泻肺开闭，降气定喘为主，偏寒者，温肺化痰，方用射干麻黄汤合葶苈大枣泻肺汤加减；偏热者，治以清肺化痰，方用定喘汤或五虎汤加减。若痰多者加瓜蒌、川贝。③毒热闭肺，治以清热解毒为主，方用清瘟败毒饮或三黄石膏汤加减。④正虚邪恋，治以扶正驱邪，益气化痰为主，方用桂枝加黄芪汤加减（炙黄芪、炙桂枝、白芍、炙甘草、炙百部、生姜、大枣）。汗多者加煅龙骨、煅牡蛎；大便稀者加山药。

**3. 推拿疗法**

以清肺经、补脾经、补肺经为主。急性期：清肺经、退六腑各 300 次，推三关 100 次；分推肩胛骨 100 次，按揉肺俞、大椎各 1min；按揉膻中、丰隆穴各 2min。恢复期：揉膻中、揉天突、补脾经、补肺经各 300 次，捏脊 3 次，揉肺俞 100 次；揉中脘、按揉足三里各 300 次。

**4. 中药穴位贴敷**

白芥子、乳香、没药等共研细末，以开水调成糊状，置于纱布上，贴在双肺俞、双定喘或敷背部湿啰音显著部位，每日 1 次，5 ～ 7 日为 1 个疗程。适用于各种类型的小儿肺炎，具有缓解临床症状、消除啰音、调节机体免疫功能、抑制气道炎症反应、降低气道高反应性、改善肺功能的作用。

**5. 红外线治疗背部**

每日 15 ~ 20min，5 日为 1 个疗程，通过红外线的特殊物理作用，促进炎症吸收，适用于肺炎恢复期，肺部啰音久不消散者。

**6. 食疗**

（1）葱姜粥：葱白 3 根，生姜 3 片，粳米 50g。以上共煮粥热服。功效：祛寒宣肺。适用于风寒闭肺证。

（2）杏仁粥：杏仁 10g，粳米 50g。杏仁加水煮 15min，去渣留汁加粳米煮粥食用，宣肺化痰。

（3）菊杏茶：菊花 9g，杏仁泥 6g，金银花 9g，蜂蜜 15g。将菊花、杏仁泥、金银花共煎煮取汁，调入蜂蜜即成。每日 1 剂，代水饮用。功效：辛凉清热，宣肺降逆。适用于发热、咳喘。

（4）参枣山药粥：党参 12g，红枣 15g，山药 15g，粳米 50g。以上加水煮粥食用。功效：益气健脾。适用于肺脾气虚证。

## 六、西医治疗

### （一）治疗原则

控制感染，对症支持治疗。

### （二）常用方法

**1. 一般治疗**

保持室内空气流通，饮食以富含维生素和蛋白质为主。保持呼吸道通畅，及时清楚上呼吸道分泌物，定时更换体位，咳嗽时轻拍背部，以利痰液排出。

**2. 病原治疗**

根据患儿病情选用抗生素及抗病毒药物治疗。

**3. 对症治疗**

（1）氧疗：凡具有低氧血症者，有呼吸困难、喘憋、口唇发绀、面色苍灰等时应立即给氧。一般用鼻前庭导管，氧流量 0.5 ~ 1L/min，氧浓度 < 25% ~ 30%。

（2）保持呼吸道通畅：包括应用祛痰剂、支气管扩张剂、吸痰及雾化吸入等。

（3）镇静：可选用氯丙嗪、水合氯醛、苯巴必妥等，但不可过多应用。

（4）心力衰竭治疗：除镇静、供氧外，需用强心药。首选去乙酰毛花苷或毒毛花苷 K 或地高辛。去乙酰毛花苷剂量为每次 0.01 ~ 0.015 mg/kg，静脉注射或加入点滴小壶中，必要时 2 ~ 3h 重复给 1 次除镇静、供氧外，还需用强心药、利尿剂、血管活性药物。①首选西地兰，洋地黄化总量<2 岁 0.03 ~ 0.04mg/kg，>2 岁 0.02 ~ 0.03mg/kg，静脉注射，首次给洋地黄化总量的 1/2，余量分两次，必要时每隔 4 ~ 6h 用 1/4 量。②利尿剂：常用呋塞米（速尿），每次 1mg/kg，缓慢静脉推注，不要时 8 ~ 12h 可重复。③血管活性药物：可用多巴胺。

（5）腹胀治疗：低钾者，按常规补钾。中毒性肠麻痹者应禁食，胃肠减压，同时联用酚妥拉明及间羟胺，可重复使用。

### 七、预防调护

（1）保持室内清洁、舒适、安静、温湿度适中，以适应患儿。

（2）患儿在发热咳喘期，应卧床休息，减少活动，喘憋明显者取半卧位，经常翻身，改变体位。病情缓解期可适当进行户外活动。

（3）保持呼吸道通畅，有痰时轻拍背部，促使痰液排出，痰多黏稠不易咳出时给予雾化，以稀释痰液。必要时给予吸痰。

（4）医护人员应多与患儿沟通，消除患儿烦躁情绪，积极配合治疗。

（5）密切观察患儿病情变化，一旦发现出现心力衰竭症状时，应立即采取各种抢救措施。

（6）饮食宜以清淡、易消化、高营养的半流质食物为主，高热期应多饮水，保证水分供给。

（7）避免风寒，慎起居，加强体育锻炼，增强体质。

### 八、疗效判定标准

根据中华人民共和国中医药行业标准《中医病证诊断疗效标准》提出的疗效标准进行评定。①临床痊愈：体温恢复正常，咳嗽、咳痰、喘促主症消失，其他临床症状消失或明显好转；肺部体征消失或 X 线全胸片阴影明显吸收。②显效：体温恢复正常，咳嗽、咳痰、喘促主症及其他临床症状明显好转；肺部体征明显好转。③好转：发热、咳嗽、咳痰、喘促主症减轻及肺部体征好转。④无效：发热、咳嗽、咳痰、喘促主症减轻及肺部体征无明显变化或加重，其他临床症状也多无改善或加重。

## 第五节　哮喘

### 一、概述

哮喘是一种发作性痰鸣气喘的常见肺系疾病。哮指声响言，喘指气息言，哮必兼喘，故通称哮喘。临床以呼吸困难，呼多吸少，不能平卧，喉间有水鸡声为特征。古代医籍对哮喘记载甚多。《丹溪心法·喘论》首先命名“哮喘”，提出“哮喘专主于痰”，并有哮证已发攻邪为主，未发则以扶正为要的论述。《幼科发挥·哮喘》指出：“小儿素有哮喘，遇天雨而发者……或有喘疾，遇寒冷而发，发则连绵不已，发过如常，有时复发，此为宿疾，不可除也”，认识到本病反复发作，难以根治的临床特点。

本病发作有明显的季节性，冬春二季及气候骤变时易于发作。发病年龄以 1 ~ 6 岁为多见，大多在 3 岁以内初次发作。多数患儿可经治疗缓解或自行缓解，部分儿童哮喘在青春发育期可完全缓解。接受正确治疗和调护的患儿，随年龄的增长，大都可以终生控制而不发作。但如治疗不当，长时间反复发作，会影响肺的功能，易造成肺肾两虚，喘息持续，难以缓解，甚至终生不得控制或危及患儿生命。

西医学称哮喘为支气管哮喘，简称哮喘。

## 二、病因病机

小儿哮喘发生的原因，主要有内因和外因两大类。内因为肺、脾、肾三脏功能不足，痼痰内伏，成为哮喘之夙根。外因责之于感受外邪，接触异物、异味，以及嗜食咸酸等。哮喘的发作都是痼痰内伏，复为六淫所侵，或生冷是酸咸肥甘所伤，或情志抑郁，或环境骤变，吸入粉尘、烟煤等诱因触发，痰随气动，气因痰阻，相互搏击，阻塞气道，致肺气膹郁，升降不利，气痰相引，搏击喉间，致使呼吸困难，气急喘促，喉间痰鸣哮吼，发为哮喘。正如《证治汇补·卷五》所云：“哮即痰喘之久而常发者，因内有壅塞之气，外有非时之感，膈有胶固之痰，三者相合，闭据气道，搏击有声，发为哮病。”

## 三、辨病

### （一）症状

（1）多有婴儿期湿疹史、过敏史、家族哮喘史。

（2）有反复发作的病史。发作多与某些诱发因素有关，如气候骤变、受凉受热、进食或接触某些过敏物质。发作之前多有喷嚏、鼻塞、咳嗽等先兆。

（3）常突然发作，发作时咳嗽阵作，喘促，气急，喉间痰鸣，甚至不能平卧，烦躁不安，口唇青紫。

### （二）体征

肺部听诊两肺可闻及哮鸣音，以呼气时明显，呼气延长。若支气管哮喘有继发感染，可闻及湿啰音。

### （三）辅助检查

**1. 常规检查**

（1）血常规检查：外周血嗜酸粒细胞可增高（$> 300 \times 10^6/L$），若在患者接受肾上腺皮质激素治疗后取血标本，可出现白细胞假性增高。

（2）X 线检查：肺过度充气，透明度增高，肺纹理可增多；并发支气管肺炎或肺不张时，可见沿支气管分布的小片状阴影。

**2. 特殊检查**

（1）肺功能测定：显示换气率和潮气量降低，残气容量增加。血气分析呈 $PaO_2$ 减低，病初血 $PaCO_2$ 可能降低，当病情严重时血 $PaCO_2$ 上升，后期还可出现 pH 下降。发作间歇期只有残气容量增加，而其他肺功能正常。

（2）支气管舒张试验阳性：吸入速效 $\beta_2$ 受体激动剂［如沙丁胺醇（salbu-tamol）］后 15min，第一秒用力呼气量（$FEV_1$）增加 ≥ 12% 或以上，且其绝对值增加 200ml 或以上；最大呼气流量（PEF）每日变异率（连续监测 1 ~ 2 周）为 20%。

## 四、类病辨别

（1）毛细支气管炎：多由呼吸道合胞病毒感染所致。常见于 2 岁以下婴幼儿，尤以 2 ~ 6 个月婴儿最为多见。发病季节以寒冷时为多发。常于上呼吸道感染后 2 ~ 3 天出现咳嗽，发热，呼吸困难，喘憋来势凶猛，但中毒症状轻微。肺部听诊可闻及多量哮鸣音、呼气性喘鸣，当毛细支气管接近完全梗阻时，呼吸音可明显减低，往往听不到湿啰音。本病过敏史不明显，病程短，恢复快。胸部 X 线常见不同程度的梗阻性肺气肿和支气管周围炎，有时可见小点片状阴影或肺不张。

（2）支气管肺炎（肺炎喘嗽）：以发热，咳嗽，痰壅，气急，鼻煽为主症。肺部听诊可闻及细湿啰音，以脊柱两旁及肺底部为多。无过敏史及反复发作的病史。胸部 X 线可见点片状阴影。

（3）咳嗽变异性哮喘：又称过敏性咳嗽。主要特点是：①咳嗽持续或反复发作 > 1 个月，常伴夜间或清晨发作性咳嗽，痰少，运动后加重；②临床无感染症象，或经较长时间抗生素治疗无效；③用支气管扩张剂可使咳嗽发作缓解；④有个人或家族过敏史。

## 五、中医论治

### （一）论治原则

《丹溪心法·喘论》云“未发宜扶正气为主，已发用攻邪为主”，可为本病治疗之大法。应按发作期和缓解期分别施治。发作期当攻邪以治其标，重在理肺和脾。常用豁痰、宣肺、降气等法，并分辨寒热虚实、寒热夹杂而随证施治。缓解期当扶正以治其本，重在扶脾益肾，培土生金，以调其肺、脾、肾等脏腑功能，消除伏痰夙根。

### （二）分证论治

#### 1. 发作期

1）寒性哮喘证

证候：咳嗽气喘，喉间哮鸣，痰白清稀或有沫，形寒肢冷，鼻流清涕，面色淡白，恶寒无汗，舌淡红，苔白滑，脉浮滑。

治法：温肺化痰，降气平喘。

处方：小青龙汤（《伤寒论》）合三子养亲汤（《韩氏医通》）加减。组成：麻黄、桂枝、白芍、细辛、五味子、干姜、半夏、白芥子、苏子、莱菔子等。咳嗽重者加紫菀、款冬花、旋覆花化痰止咳；哮吼甚者加射干、地龙解痉祛痰平喘；气逆者加代赭石降气。若表寒不重，可用射干麻黄汤加减。

2）热性哮喘证

证候：咳嗽喘息，声高息涌，喉间哮吼痰鸣，咳痰稠黄，胸膈满闷，身热，面赤，口干，咽红，尿黄，大便秘结，脉滑数。

治法：清肺涤痰，降气平喘。

处方：麻杏石甘汤（《伤寒论》）合苏葶丸（《医宗金鉴》）加减。组成：麻黄、生石膏、黄芩、杏仁、前胡、葶苈子、苏子、桑白皮、射干、瓜蒌皮、枳壳等。喘急者加地龙清热解痉，涤痰平喘；痰多者加胆南星、竹沥豁痰降气；咳甚者加炙百部、炙冬花宣肺止咳；热重者加栀子、虎杖、鱼腥草清热解毒；咽红重者加蚤休、山豆根、板蓝根解毒利咽；大便秘结者加瓜蒌仁、枳实、大黄降逆通腑。

3）外寒内热证

证候：喘促气急，咳嗽痰鸣，喷嚏，鼻塞流清涕，或恶寒发热，咳痰黏稠色黄，口渴，大便秘结，尿黄，舌红，苔白，脉滑数或浮紧。

治法：解表清里，定喘止咳。

处方：大青龙汤（《伤寒论》）加减。组成：麻黄、桂枝、生姜、生石膏、白芍、五味子等。热重者加黄芩、鱼腥草清其肺热；咳喘哮吼甚者加射干、桑白皮泻肺清热；痰多者加半夏、陈皮、苏子辛温化痰，或用葶苈子泻肺涤痰；痰热明显者加地龙、僵蚕、黛蛤散、竹沥清化痰热。

4）肺实肾虚证

证候：哮喘持续不已，喘促胸满，动则喘甚，面色不华，咳嗽痰多，喉间痰鸣，畏寒肢冷，神疲纳呆，小便清长，舌淡，苔薄腻，脉细弱。

治法：温肺平喘，补肾纳气。

处方：偏于上盛者用苏子降气汤（《太平惠民和剂局方》）加减；偏于下虚者

用都气丸（《症因脉治》）合射干麻黄汤（《金匮要略》）加减。组成：苏子降气汤加减药用苏子、杏仁、前胡、半夏、厚朴、陈皮、肉桂、当归、紫菀、款冬花、人参、五味子等；都气丸合射干麻黄汤加减药用山茱萸、熟地、怀山药、茯苓、款冬花、紫菀、半夏、细辛、五味子、麻黄、射干等。动则气短者加胡桃肉、紫石英、诃子摄纳补肾；畏寒肢冷者加附片、淫羊藿行气散寒；痰多色白，屡吐不绝者加白果、芡实补肾健脾化痰；发热，咳痰色黄黏稠者加黄芩、冬瓜子、金荞麦。

**2. 缓解期**

1）肺脾气虚证

证候：多反复感冒，气短自汗，咳嗽无力，面白少华，神疲懒言，形瘦纳差，大便溏，舌质淡，苔薄白，脉细软。

治法：健脾益气，补肺固表。

处方：人参五味子汤（《幼幼集成》）合玉屏风散（《医方类聚》）加减。组成：人参、五味子、茯苓、白术、黄芪、防风、百部、橘红等。汗出甚者加煅龙骨、煅牡蛎固涩止汗；痰多者加半夏、天竺黄化痰；纳谷不香者加焦神曲、谷芽消食助运；腹胀者加木香、枳壳理气；便溏者加怀山药、炒扁豆健脾化湿。

2）脾肾阳虚证

证候：面色苍白，形寒肢冷，脚软无力，动则气短心悸，腹胀纳差，大便溏泄，舌质淡，苔薄白，脉细弱。

治法：健脾温肾，固摄纳气。

处方：金匮肾气丸（《金匮要略》）加减。组成：附子、肉桂、鹿角片、山茱萸、熟地黄、淫羊藿、怀山药、茯苓、胡桃肉、五味子、银杏等。虚喘明显者加蛤蚧、冬虫夏草补肾纳气；咳甚者加款冬花、紫菀止咳化痰；夜尿多者加益智仁、菟丝子、补骨脂补肾固摄。

3）肺肾阴虚证

证候：咳嗽时作，面色潮红，夜间盗汗，消瘦气短，手足心热，夜尿多，舌质红，苔花剥，脉细数。

治法：养阴清热，补益肺肾。

处方：麦味地黄丸（《寿世保元》）加减。组成：麦门冬、百合、五味子、山茱萸、熟地黄、枸杞子、怀山药、丹皮等。盗汗甚者加知母、黄柏清热敛汗；呛咳不爽者加百部、北沙参养阴止咳；潮热者加鳖甲、青蒿清虚热。

## （三）特色治疗

**1. 专方专药**

（1）喘可治注射液：是由巴戟天和淫羊藿等制成的一种中药制剂。具有温阳补肾功效，其通过下丘脑对神经－内分泌－免疫网发挥多环节调节作用，改善机体内分泌和免疫系统功能，提高哮喘患者垂体－肾上腺皮质功能，并对支气管炎内膜的炎症反应起到抑制作用，减轻支气管哮喘患者对肾上腺皮质激素的依赖，提高机体免疫能力，进而达到镇咳、平喘、抗炎、抗过敏、减少喘息发作等的目的。

（2）黄芪注射液：是由中药黄芪提取制成的注射制剂。黄芪具有健脾补气的功效，现代药理研究表明，黄芪能增强细胞免疫功能，调节T细胞的功能，还具有利尿消肿、减轻支气管黏膜炎性水肿的作用。黄芪能促进抗体形成，通过诱生干扰素作用及增强NK细胞活性等调节机体免疫功能。黄芪能增加细胞代谢，调节DNA复制及RNA和蛋白质的合成等，对免疫抑制剂造成的免疫低下有明显的保护作用，是具有双向作用的免疫调节剂。黄芪能促进痰液排出，作用机制与抑制磷酸二酯酶活性有关，使环磷酸腺苷（cAMP）等分解减少，有利于气管松弛，痰液排出，加强心肌收缩力。黄芪含有多种微量元素，能提高机体的免疫功能，调整机体的紊乱状态。黄芪能通过补肾健脾，补益肺气，益气养元，扶正祛邪，增强机体体液及细胞免疫力，从而起到扶正固本、改善肺功能的作用，达到治疗哮喘的目的。

**2. 名老中医经验**

（1）董廷瑶经验：哮喘虽属顽固，但亦非难治，关键是要掌握好三个原则：一是发作期及时对症治疗，即急则治其标；二是稳定期则要调补肺、脾、肾之不足，即缓则治其本，且要持之以恒；三是寒温饮食调节适宜合度，渐次进行适当锻炼，以增强自身的免疫功能。三者若能用心施治，则哮喘之顽疾，治愈有望。治疗上将哮喘分为发作期、缓解期、稳定期三型。发作期主症以哮喘为主，治当以驱痰为主；缓解期主症以留饮为主，治当以杜痰为主；稳定期喘饮均平，治当以扶正为主。董廷瑶善用金水六君煎（熟地、当归、陈皮、姜半夏、茯苓、生甘草）治因肺、脾、肾不足引起的哮喘，认同《景岳全书》指出其功用“治肺肾虚寒，水泛为痰或年迈阴虚血气不足，外受风寒咳嗽，呕恶多痰喘急等症神效”；同意《医学衷中参西录》中“痰饮病轻则治肺脾，重则治肾。以虚痰本源于肾，肾气虚则闭藏失职，上见饮泛为痰，下呈不行为遗，故加熟地、当归使肾气得充，厚其闭藏之力，则水湿运化，痰之本源清也。肺为水之上源，上源得清，金水相生，肾气振复，固摄有权则遗漏自止。故脾肾为生痰之源，肺胃为贮痰之器，补金水土三脏之虚，上能化痰止咳，中能温运健脾，下能益肾固涩。对于肾阳不足，脾肺气虚者，可于每年冬至前后服用参蛤散1料[朝白参20g或移山参10g，干蛤蚧1对（去头足，低温干燥，共研细末，每日化服3g]。蛤蚧性平，归肺、肾二经，其功能助肾阳补肺气，益精血；人参，甘、微苦，微温，归心、脾、肺经，有大补元气、补益肺脾的作用。

（2）黎炳南经验：黎老认为临床上哮喘发作以寒性哮喘及寒热兼夹者最多见，而少有纯热无寒，能纯用清热剂治愈的病例。治疗上在散邪、化痰、平喘的基础上，特别注重补虚、散寒，擅用三脏同治、攻补兼施、寒热并用、气血同调、收散并行等诸法，是黎老治疗哮喘的重要特色。三脏同治，即“理肺、补肾、扶脾”，其中“理肺”包括发作期治以宣肺散邪，化痰定喘为要；久病肺气虚耗，卫外不固，故益肺补气。“补肾”可改善各脏腑之功能，减少罹患疾病。不发作时投以补肾之品，不但可以巩固疗效，尚可减少发作，直至获得痊愈。即使在发作时，只要有肾虚而气不归根之象，投补肾纳气之品，可获良效。肾虚辨证时当根据小儿之特点，凡早产羸弱，久病不愈，神萎面皖，发稀齿迟，目眶暗黑，鸡胸龟背，立迟行迟，肢冷遗尿，自汗盗汗，指纹淡而不显，脉沉无力，均为肾虚之征。用药时通常寒热并用，不可纯温以助热，亦不可纯清而增寒，当斟酌病机，寒热并行。黎老特别指出应注意"寒则收引"，寒胜则肺系收引，气化凝滞，最易诱发哮喘或加重病情，久喘者，最忌寒凝之品。治疗哮喘的用药经验：①麻黄辛温入肺，善于宣肺平喘，为定喘要药。临床上常畏忌其发汗、加快心率的作用，以及"夏月畏用麻黄"而不敢多用。黎老认为哮喘属实喘而多汗者，是肺气闭塞，表卫空虚，津液不摄而外泄为汗，此时可以大胆使用麻黄，令肺气宣通，卫阳恢复，则汗自止。对平素表虚多汗者，可配用白术、五味子以固表止汗，收散并用，则喘可平而其汗亦止。对于气喘者多有心悸，黎老认为是喘作时肺气不宣、心血瘀阻所致，予麻黄配合化痰通络之品，令其气顺血和，则其喘自平，心悸自息，而不会出现用麻黄加快心率的问题。前人有"夏月畏用麻黄"之说，黎老认为对于一般外感表证是可取的，但对于哮喘则不然，麻黄宣肺力宏，无药取代。②细辛性味辛温，入肺、心、肾，功能发表散寒，温肺化饮。对于外感风寒之哮喘发作，配合麻黄常有卓效，但要注意药量适当，古有"细辛不过钱"之说，实指用于散剂时之用量，若用于汤剂，可用6～8g，小儿2～4g（1岁以下用1g），中病即止。③桂枝性温，味辛、甘，入肺。黎老在用桂枝治疗寒喘时，用量偏重。因哮喘者肺气郁闭，最忌寒凝，而桂枝温通经脉，效用卓著。寒象明显者，桂枝非重用而不能奏效，且今之桂枝，质量常非上乘之品，故量轻则不能为功，幼儿可用6～10g，年长儿可用至15g，成人常需15～30g，多汗者可配等量白芍同用，以制约其辛散之性。

（3）江育仁经验：江育仁指出，发作期小儿哮喘与成人不同，以热证多、实证多，重点在肺。江育仁非常赞同《丹溪心法》"哮喘其症有二，不离痰火，卒感风寒而得"。为提高哮喘发作期缓解率，指出除认真辨证外，治疗还应抓住：①祛风解痉，哮喘的发作，风邪引动伏痰为关键，故在辨证的基础上使用祛风解痉之品，属寒性者选用防风、苍耳子；热性者选用僵蚕、蝉蜕、地龙；肺气不足者选用五味子、乌梅。②化痰定喘，治喘不治痰，非其治也，针对寒痰和热痰不同，江育仁总结研制出两种散剂：化痰散，法半夏、陈皮、胆南星、青礞石等份研末，有燥湿化痰，降气平喘的功效，用于寒痰；定喘散，青礞石、沉香等份研末，有清热涤痰，降气平喘的功效。此外，对于气喘已平，但咳嗽痰多者，用单味郁金粉加枇杷膏冲服，以化痰止咳。③活血化瘀，痰邪壅塞，气滞血瘀，肺气不降，则哮喘发作。活血化瘀能从根本上切断哮喘发作的主要环节，多用丹参、红花、桃仁、川芎、虎杖、莪术、当归、郁金。④泻肺降气，痰阻肺络，肺气壅塞，气道不利，肺气上逆是哮喘发病的主要病机，泻肺降气为主要治疗大法。泻肺多选桑白皮、葶苈子、苏子、莱菔子、厚朴等。非重镇之品无以降肺气，选用代赭石、沉香、磁石。

（4）王烈经验：王烈采用总治法与分治法治疗小儿哮喘取得显著疗效。总治法：立足于整体，常用方法为：①清热法。小儿哮喘大都有热，此热又有内热与外热之分，临证具有体温升高或不升高而有热象者，如面红、口干等，均属内热范围，这类热已超出肺经哮喘之外，所以治法必清。临床治外热多选柴胡、石膏；内热用黄芩、青蒿。清热法与其他法合用。②解毒法。有热必有毒，热因毒而起，无毒不生热。小儿哮喘之热与毒有关，外邪所犯皆可化毒为病，尤其哮喘发作时，其治多选重楼、苦参、射干、白鲜皮、白花蛇舌草、鱼腥草等。③温寒法。小儿哮喘因寒而致者居多，而就诊时又多属热，但在病初常有寒象，日久发作亦有阳伤而寒者，用药时宜选用细辛、艾叶；若哮喘病甚阳大伤而寒者，当用附子、肉桂。④活血法。哮喘病气机失调，随之血瘀而加重气喘，故哮喘发作、寒热未明均可活血，宜选用地龙、川芎、桃仁、降香；病久而瘀者，选用丹参、刘寄奴为宜。⑤调气法。哮喘病于肺，日久伤气致虚，应理顺肺之失调的气机而选药，如病初肺失宣降者以麻黄、杏仁为首选；病作气逆失调时用苏子、前胡、沉香、枳实。⑥补益法。属于气的范围，但与调气不同，调理去蕴除余，而补益则疗其虚、治其伤。本法多用于哮喘后期，若虚体实证之例亦可兼顾。用时要视证而施，如气不足用黄芪、五味子、太子参等；阴不足用玉竹、百合；肺不足用山药、阿胶、蛤蚧；脾不足用黄精、何首乌、芡实；肾不足用海螵蛸、牡蛎、补骨脂、女贞子、核桃粉、白石英；血不足用熟地黄、当归、大枣。⑦祛风法。哮喘发作之急，与风有关，所选药物以僵蚕、蝉蜕、赭石为多。

分治法：重在解决症状，缓解标候，从根本方面看与总治法极为相关，所以总治与分治说是标本兼顾也可，但分治法重在解除证候之苦，如忽视随证用药则易影响总治法的发挥，所以分治法用药在于精选其药。常用方法为：①止咳法。咳嗽是哮喘过程中始终存在的症状，因此本法应用甚广，若重咳用白屈菜或罂粟壳；中咳用川贝母；轻咳用枇杷叶；久咳用百部；实咳用锦灯笼。若难分咳嗽之性者，亦可诸药相混合用，虽然耗药，但疗效可靠。②平哮法。哮为哮喘的主要证候，总治法中各药均指向平哮之证，如苏子、麻黄、地龙等药。临床结合哮喘之性辨证选用药物，可增强其平喘作用，如一般哮喘用马兜铃；鼻性哮喘用苍耳子；咽性哮喘用锦灯笼；胃性哮喘用莱菔子；顽固性哮喘用桃仁。③定喘法。哮者必喘，平喘哮亦缓，但邪实与气虚之喘，尚应佐加定喘之剂，邪实者用白果；气虚者用椒目。④化痰法。哮喘的病理是痰，痰又以实、虚、寒、热为多见，如痰实者用葶苈子、天竺黄；虚者用川贝母、党参；寒者用半夏、草果；热者用竹茹、瓜蒌。⑤消积法。积以食为多，食积起于哮喘前、后均对哮喘的转归产生影响，因此，治疗哮喘佐用消积法，不仅可增进食欲还可促进哮喘的康复，如食积偏实用山楂；偏虚用麦芽。⑥通腑法。上壅下实指肺机不调，大肠失节，常有大便干燥的表现，故用通腑法节下开上，对哮喘治疗有利，症见实者用大黄、番泻叶；虚者用槟榔、莱菔子。⑦开窍法。婴幼儿哮喘多发生痰闭清窍之变证，所以开窍法应用不宜太迟，常用药物有麝香、冰片、石菖蒲。

**3. 针灸**

发作期：取定喘、天突、内关。咳嗽痰多者，加膻中、丰隆。缓解期：取大椎、肺俞、足三里、肾俞、关元、脾俞。每次取 3 ~ 4 个穴，轻刺加灸，隔日 1 次。在好发季节前作预防治疗。

**4. 推拿**

发作期基本处方：推肺经，按天突，揉擅中、乳根、乳房，按揉肺俞各 300 次。寒哮者加推攒竹、按风池各 200 次，清肺经、推上三关各 300 次，拿肩井 5 ~ 8 次；热哮者加分推坎宫、推太阳各 200 次，清肺经、清大肠、推六腑各 300 次，揉丰隆 100 次，掐总筋 10 次，揉膻中改为分推膻中；肺虚者加补肾经、补脾经各 300 次，捏脊 5 遍，脾虚者加补脾经 300 次，捏脾俞、揉中脘、运内八卦各 100 次，摩腹 3min，捏脊 5 遍，揉足三里 200 次；肾虚者加补肾经 300 次，揉肾俞、丹田、外劳宫各 100 次，捏脊 5 遍，揉足三里 200 次。

**5. 外治**

（1）咳喘贴：麻黄、细辛、苏子、白芥子、百部等共研末，每次在定喘、肺俞、心俞、膻中等穴位中任选 4 穴交替贴，用于哮喘发作期。

（2）白芥子 21g，延胡索 21g，甘遂 12g，细辛 12g。共研细末，分成 3 份，每隔 10 日使用 1 份。用时取药末 1 份，加生姜汁调稠如 1 分硬币大，分别贴在肺俞、心俞、膈俞、膻中穴，贴 2 ~ 4h 揭去。若贴后皮肤发红，局部出现小疱疹，可提前揭去。贴药时间为每年夏天的初伏、中伏、末伏共 3 次，连用 3 年。

**6. 食疗**

（1）蛤蚧胎盘汤：蛤蚧 1 个，鱼腥草 50g，杏仁 5 粒，瘦猪肉少许。将上诸味洗净，切碎，以小火慢煲汤，加盐调味。分数次服。功效：补肾纳气，化痰定喘。辅助治疗小儿哮喘，体质虚弱，面色不华，气短无力，汗多食少者。

（2）茯苓大枣粥：茯苓粉 45g，红枣 5 枚，粳米 60g。共入锅中，加水煮粥服食。功效：健脾化痰。适用于平素痰多，喉间时哮鸣，面色暗黄，食少便溏，倦怠乏力，或四肢浮肿，舌苔白滑或腻，脉缓无力。

（3）橘红炖鸡：雏母鸡 1 只，橘红 15g，油菜心 100g。母鸡常法整好，投进注满清水的砂锅内，烧沸打去血沫，再下橘红、葱、姜，改用小火炖 3h，鸡肉烂时加入其他调味品与烫过的油菜心，待再次烧沸即可上桌。当佐餐食用。功效：止咳化痰，清肺抑火。适用于小儿久哮，痰多而稠，体质偏弱者。

## 六、西医治疗

### （一）治疗的目标

①达到并维持症状的控制；②维持正常活动，包括运动能力；③使肺功能水

平尽量接近正常；④预防哮喘急性发作；⑤避免因哮喘药物治疗导致的不良反应；⑥预防哮喘导致的死亡。

## （二）防治原则

哮喘控制治疗应越早越好。要坚持长期、持续、规范、个体化治疗原则。治疗包括：①急性发作期，快速缓解症状，如平喘、抗炎治疗；②慢性持续期和临床缓解期，防止症状加重和预防复发，如避免触发因素、抗炎、降低气道高反应性、防止气道重塑，并做好自我管理。注重药物治疗和非药物治疗相结合，不可忽视非药物治疗如哮喘防治教育、变应原回避、患儿心理问题的处理、生命质量的提高、药物经济学等诸方面在哮喘长期管理中的作用。

## （三）药物治疗

**1. 急性发作期治疗**

主要根据急性发作的严重程度及对初始治疗措施的反应，在原基础上进行个体化治疗。对任何危重哮喘患儿应收住院或收入重症监护室。

（1）氧疗：有低氧血症者，采用鼻导管或面罩吸氧，以维持血氧饱和度 > 94%，进行心肺监护，监测血气分析和通气功能，对未做气管插管者，禁用镇静剂。

（2）吸入速效 $\beta_2$ 受体激动剂：是治疗儿童哮喘急性发作的一线药物。如具备雾化给药条件，雾化吸入应为首选，可使用氧驱动（氧气流量 6 ~ 8 L/min）或空气压缩泵雾化吸入，药物及剂量：雾化吸入沙丁胺醇或特布他林，体重≤ 20 kg，每次 2.5 mg；体重 >20 kg，每次 5 mg；第 1h 可每 20min 1 次，以后根据治疗反应逐渐延长给药间隔，根据病情每 1 ~ 4h 重复吸入治疗。如不具备雾化吸入条件时，可使用压力型定量气雾剂（pMDI）经储雾罐吸药，每次单剂喷药，连用 4 ~ 10 喷（<6 岁 3 ~ 6 喷），用药间隔与雾化吸入方法相同。快速起效的 LABA（如福莫特罗）也可在≥ 6 岁哮喘儿童作为缓解药物使用，但需要和 ICS 联合使用。经吸入速效 β 受体激动剂及其他治疗无效的哮喘重度发作患儿，可静脉应用 β 受体激动剂。药物剂量：沙丁胺醇 15 μg/kg 缓慢静脉注射，持续 10 min 以上；病情严重需静脉维持时剂量为 1 ~ 2 μg/（kg・min）[ ≤ 5μg/（kg・min）]。静脉应用 β 受体激动剂时容易出现心律失常和低钾血症等严重不良反应，使用时要严格掌握指征及剂量，并做必要的心电图、血气及电解质等监护。

（3）糖皮质激素：全身应用糖皮质激素是治疗儿童哮喘重度发作的一线药物，早期使用可以减轻疾病的严重度，给药后 3 ~ 4 h 即可显示明显的疗效。可根据病情选择口服或静脉途径给药。药物及剂量：①口服，泼尼松或泼尼松龙 1 ~ 2 mg/（kg・d），疗程 3 ~ 5 日。口服给药效果良好，不良反应较小，但对于依从性差、不能口服给药或危重患儿，可采用静脉途径给药。②静脉，注射甲泼尼龙每次 1 ~ 2mg/kg 或琥珀酸氢化可的松每次 5 ~ 10 mg/kg，根据病情可间隔 4 ~ 8h 重复使用。若疗程不超过10日，可无需减量直接停药。③吸入，早期应用大剂量ICS可能有助于哮喘急性发作的控制，可选用雾化吸入布地奈德悬液每次1 mg，或丙酸倍氯米松混悬液每次0.8 mg，每6～8h 1次。但病情严重时不能以吸入治疗替代全身糖皮质激素治疗，以免延误病情。

（4）抗胆碱能药物：短效抗胆碱能药物（SAMA）是儿童哮喘急性发作联合治疗的组成部分，可以增加支气管舒张效应，其临床安全性和有效性已确立，尤其是对β受体激动剂治疗反应不佳的中重度患儿应尽早联合使用。药物剂量：体重≤20 kg，异丙托溴铵每次250 μg；体重>20kg，异丙托溴铵每次500 μg，加入β受体激动剂溶液作雾化吸入，间隔时间同吸入β受体激动剂。如果无雾化条件，也可给予SAMA气雾剂吸入治疗。

（5）硫酸镁：有助于危重哮喘症状的缓解，安全性良好。药物及剂量：硫酸镁25～40 mg/（kg·d）（≤2g/d），分1～2次，加入10%葡萄糖溶液20ml内缓慢静脉滴注（20 min以上），酌情使用1～3日。不良反应包括一过性面色潮红、恶心等，通常在药物输注时发生。如过量可静脉注射10%葡萄糖酸钙拮抗。

（6）茶碱：由于氨茶碱平喘效应弱于SAMA，而且治疗窗窄，从有效性和安全性角度考虑，在哮喘急性发作的治疗中，一般不推荐静脉使用茶碱。如哮喘发作经上述药物治疗后仍不能有效控制时，可酌情考虑使用，但治疗时需密切观察，并监测心电图、血药浓度。药物及剂量：氨茶碱负荷量4～6 mg/kg（≤250mg），缓慢静脉滴注20～30 min，继之根据年龄持续滴注维持剂量0.7～1 mg/（kg·h），如已用口服氨茶碱者，可直接使用维持剂量持续静脉滴注。亦可采用间歇给药方法，每6～8h缓慢静脉滴注4～6 mg/kg。

（7）经合理联合治疗，但症状持续加重，出现呼吸衰竭征象时，应及时给予辅助机械通气治疗。在应用辅助机械通气治疗前禁用镇静剂。

**2. 哮喘持续状态的治疗**

哮喘发作时出现严重的呼吸困难，合理应用拟交感神经药物和茶碱类药物仍不见缓解时，应诊断为哮喘持续状态。治疗措施如下：

（1）吸氧：氧气浓度以40%为宜，相当于4～5L/min，用面罩雾化吸入法较鼻塞法更为合适，使$PaO_2$保持在9.3～12kPa（70～90mmHg）为理想。

（2）支气管扩张剂的应用：①舒喘灵溶液雾化吸入，将药液放入塑料小雾化器中，用氧或空气压缩泵作动力，面罩吸入，常用药品浓度为5%。开始根据病情可每隔20min或1～2h吸入1次，同时须监护心率和呼吸情况，待病情好转，可每隔6h吸入1次。②氨茶碱，每次4～5mg/kg，20～30min内静脉滴注，继用维持量，每小时0.9～1.0mg/kg静脉滴注，3h为度。如不用维持量，则可于6h后按开始剂量重复静脉滴注1次，如在6h内曾用过氨茶碱，其开始剂量应减半，若有条件，应在使用氨茶碱过程中进行药物浓度监测，其有效浓度以10～20μg/ml为宜。③舒喘灵静脉注射，如雾化吸入舒喘灵及静脉滴注氨茶碱后病情未见好转，可用沙丁胺醇静脉注射，学龄儿童每次 5μg/kg，如病情十分严重，亦可将舒喘灵 2mg 加入 10% 葡萄糖溶液 250ml 内静脉滴注，速度为 1ml/min，即速率保持在 8μg/min 左右，静脉滴注 20 ~ 30min，起效时间为 20 ~ 30min，严密观察病情，若病情好转，速度减慢，维持时间在 4 ~ 6h，故 6 ~ 8h 可重复用药。对学龄前儿童沙丁胺醇剂量应减半。

（3）肾上腺皮质激素类药物：应早期、较大剂量应用。①甲基强的松龙：每次 1 ~ 2mg/kg，每 6 ~ 8h 静脉滴注 1 次；②氢化可的松或琥珀酸氢化可的松：每次 5 ~ 10mg/kg，每 6 ~ 8h 静脉滴注 1 次；③地塞米松：每次 0.25 ~ 0.5mg/kg，因其须经体内代谢方起作用，故奏效较前者慢。三种激素制剂应视病情及需要任选一种。

（4）异丙肾上腺素：经以上治疗无效时，可用异丙肾上腺素，最初以每 min0.1μg/kg 缓慢静脉滴注，在心电图及血气监护下，可每 10 ~ 15min 增加剂量，按每分钟 0.1μg/kg 的速度增加直至 $PaO_2$ 及通气功能改善或心率达到 180 次 / 分时停用。症状好转后可维持用药 24h 左右。此药因不良反应发生率高，应慎用。

（5）维持液体及酸碱平衡：哮喘持续状态常伴有轻度脱水需补液治疗，开始可给 1/3 张含钠液，最初 2h 内给 5 ~ 10ml/（kg·d），以后用 1/4 ~ 1/5 张含钠溶液维持，见尿后补钾，根据年龄及脱水情况，一般每日补液量为 50 ~ 120ml/kg。哮喘持续状态时的呼吸性酸中毒应以改善通气来纠正，代谢性酸中毒常可用吸氧及补液来纠正，明显的代谢性酸中毒可使用碳酸氢钠，其公式为：mEq=0.15×体重（kg）×BE（碱缺乏），稀释至等张液（碳酸氢钠为 1.4%）滴注，未能纠正时可重复同量 1 次。

（6）机械呼吸的指征：严重的持续性呼吸困难；呼吸音减弱，随之哮鸣音消失或听不到呼吸音；因过度通气和呼吸肌疲劳而使胸廓运动受限；意识障碍，烦躁或抑制甚至昏迷；吸入 40% 氧气，而紫绀仍无改善；$PaCO_2 \geq 8.6kPa$（≥ 65mmHg）。呼吸器以定容型为好。

（7）镇静：患儿烦躁不安可用水合氯醛，其他镇静剂应慎用或禁用。有气管插管条件时，也可用地西泮肌内注射，剂量为每次 0.3 ~ 0.5mg/kg。

（8）祛痰剂：可予盐酸氨溴索 15 ~ 30mg 静脉滴注，或糜蛋白酶 5mg 雾化吸入。

（9）强心剂：如确有心力衰竭，可用洋地黄制剂，否则少用或不用 α 受体阻滞剂。

**3. 长期治疗方案**

（1）≥ 6 岁儿童哮喘的长期治疗方案见图 9-1。

儿童哮喘的长期治疗方案包括非药物干预和药物干预两部分，后者包括以 β 受体激动剂为代表的缓解药物和以 ICS 及白三烯调节剂为代表的抗炎药物。缓解药物依据症状按需使用，抗炎药物作为控制治疗需持续使用，并适时调整剂量。ICS/LABA 联合治疗是该年龄儿童哮喘控制不佳时的优选升级方案。

（2）<6 岁儿童哮喘的长期治疗方案见图 9-2。

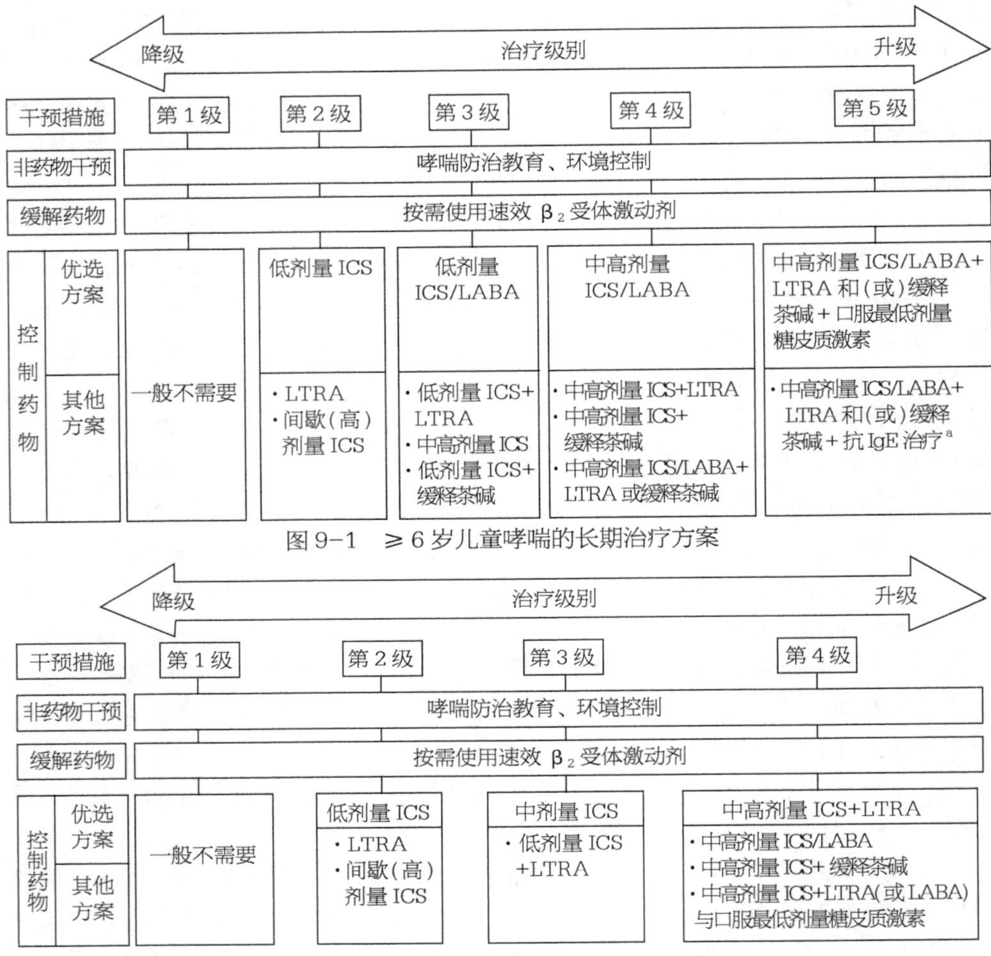


图 9-1 ≥6 岁儿童哮喘的长期治疗方案



图 9-2 <6 岁儿童哮喘的长期治疗方案

对于 <6 岁儿童哮喘的长期治疗，最有效的治疗药物是 ICS，对大多数患儿推荐使用低剂量 ICS（第 2 级）作为初始控制治疗。如果低剂量 ICS 不能控制症状，优选考虑增加 ICS 剂量（双倍低剂量 ICS）。无法应用或不愿使用 ICS，或伴变应性鼻炎的患儿可选用白三烯受体拮抗剂（LTRA）。吸入型长效 β 受体激动剂（LABA）或联合制剂尚未在 5 岁及以下儿童中进行充分的研究。对于 <6 岁儿童哮喘长期治疗，除了长期使用 ICS 和（或）LTRA，结合依从性和安全性因素，部分间歇发作或轻度持续哮喘患儿可按需间歇使用高剂量 ICS/SABA。

## 七、预防调护

（1）避免接触过敏原，如花粉、尘螨、应用阿司匹林药物及食用含添加剂的食物等；避免各种诱发因素，如被动吸烟、漆味，饮用冰冷饮料等。

（2）注意预防呼吸道感染，尤其是呼吸道合胞病毒感染与小儿哮喘密切相关。积极治疗和清除感染病灶，如及时治疗鼻窦炎、鼻息肉、扁桃体炎、龋齿等。

（3）避免过劳、淋雨、剧烈运动及精神方面的刺激。注意气候变化，居室宜空气流通，保证适宜湿度，阳光充足。冬季要保暖，夏季要凉爽通风。

（4）饮食宜清淡而富有营养，忌食生冷、油腻、辛辣酸甜及鱼虾等海鲜食物。

### 八、疗效判定

根据中华人民共和国中医药行业标准《中医病证诊断疗效标准》提出的疗效标准进行评定。①临床痊愈：哮喘症状完全缓解，平时基本不发作，即使偶有轻度发作也不需用药即可缓解，两肺听诊无喘鸣音。②显效：哮喘发作次数明显减少，发作时症状较前明显减轻，两肺听诊偶闻及喘鸣音。③有效：哮喘发作次数有所减少，发作时症状较前有所减轻，两肺听诊可闻及少许喘鸣音。④无效：哮喘发作次数及发作时症状均无改善，两肺听诊时闻及喘鸣音。评价方法：小儿哮喘是一种反复发作性疾病，临床疗效的评价主要以发作次数、病情程度等为依据，相关的实验室检查和辅助检查作为参考。

## 第六节　反复呼吸道感染

### 一、概述

小儿反复呼吸道感染是儿科临床常见病之一。反复呼吸道感染是指一年中反复患上呼吸道感染 6 ～ 7 次以上或患支气管炎、肺炎等下呼吸道感染 3 次以上，多见于 6 个月 ~ 6 岁的小儿，1 ～ 3 岁的幼儿更为常见。以冬春气候变化剧烈时尤易反复不已，夏天有自然缓解的趋势，一般到学龄期前后明显好转。由于本病反复发作，治疗不当，迁延难愈，容易导致哮喘、心肌炎、肾炎等疾病，甚至影响患儿的生长发育。小儿呼吸道感染，在中医学属于“体虚感冒”“久咳”“虚证”“汗证”等范畴。

### 二、病因病机

本病多由肺、脾、肾三脏不足，营卫失调所致。小儿脏腑娇嫩，肌肤薄弱，腠理疏松，卫外功能不固，肺脾不足，肾常虚等生理特点，加之养护不当，感受外邪致肺气失宣，卫气亦不得宣发，卫气不能固表，营阴不能内守，营卫不和，防御功能下降，易被外邪侵袭而致病，临床上出现怕冷、出汗、容易感冒等症状，病后反复难愈。

## 三、辨病

**1. 症状**

（1）具有咳痰、气喘、咳嗽、发热及咽痛等症状。

（2）0 ~ 2岁的患者下每年呼吸道感染3次，上呼吸道7次；3 ~ 6岁的患者每年下呼吸道感染2次，上呼吸道6次；7 ~ 14岁的患者每年下呼吸道感染2次，上呼吸道5次。

**2. 体征**

扁桃体肿大，鼻黏膜和咽部充血，肺部有异常呼吸音。

**3. 辅助检查**

（1）血常规检查：发现中性粒细胞和白细胞有不同程度的上升，红细胞有中度或轻度降低。

（2）病原微生物检测和免疫功能测定：以了解致病微生物。免疫功能测定：有助于发现原发病、继发免疫缺陷病，包括体液免疫、细胞免疫、补体、吞噬功能检测。

（3）肺功能测定：通气功能测定和必要时进行的支气管激发试验、支气管舒张试验，有助于鉴别变态反应、下呼吸道疾病。

（4）X线胸片检查：显示肺部有炎性变化，或双肺纹理紊乱或增粗，有片状和点状的阴影。

（5）肺部CT和气道、血管重建显影：可提示支气管扩张、气道狭窄、气道发育畸形、肺发育异常。

## 四、类病辨别

（1）原发性免疫缺陷病：由于病因不同而极为复杂，但其共同的表现却非常一致，即反复感染、易患肿瘤及自身免疫性疾病。多数原发性免疫缺陷病有明显家族史。其表现为反复和慢性感染，病程较长，治疗效果欠佳，尤其是抑菌剂疗效更差。

（2）过敏性鼻炎：某些学龄前或学龄儿童“感冒”症状如流涕、打喷嚏持续超过2周或反复发作，而全身症状较轻，则应考虑过敏性鼻炎的可能，鼻拭子涂片嗜酸粒细胞增多有助于诊断。

（3）肺结核：鉴别时应重视家庭结核病史、结核菌素试验及长期的临床观察。肺结核X线大多见肺部病变明显而临床症状较少，两者往往不成比例。

## 五、中医论治

### （一）论治原则

感染发作期间，以祛邪为主，兼顾小儿正虚的体质特点；迁延期以扶正为主，兼以祛邪，正复邪自退。恢复期当固本为要，此时要抓住补益的时机，使“正气存内，邪不可干”，以达到减轻、减少发作的效果。

## （二）分证论治

**1. 营卫失和，邪毒留恋证**

证候：反复感冒，恶寒怕热，平时汗多，肌肉松弛；或伴有低热，咽红不消退，扁桃体肿大；或肺炎喘嗽后久不康复；脉浮数无力，舌淡红，苔薄白，或花剥，指纹紫滞。

治法：扶正固表，调和营卫。

处方：黄芪桂枝五物汤（《金匮要略》）加减。组成：黄芪、桂枝、白芍、生姜、大枣等。汗多者可加生龙骨、炙麻根固表止汗；咳嗽者可加杏仁、炙冬花宣肺止咳；身热未清者加青蒿、银柴胡清宣肺热；咽红者加板蓝根、玄参、浙贝母利咽消肿；便秘者加瓜蒌仁、枳壳化痰解毒通腑。

**2. 肺脾两虚，气血不足证**

证候：屡受外邪，咳喘迁延不已，或愈后又作，面黄少华，厌食，或恣食肥甘生冷，肌肉松弛，或大便溏薄，咳嗽多汗，唇口色淡，舌质淡红，脉数无力，指纹淡。

治法：健脾益气，补肺固表。

处方：玉屏风散（《医方类聚》）加味。组成：黄芪、白术、党参、山药、牡蛎、陈皮、防风等。余邪未清者可加黄芩、连翘清其余热；汗多者加五味子固表止汗；纳少厌食者加鸡内金、炒谷芽、生山楂开胃消食：便溏者加炒苡仁、茯苓健脾化湿；便秘积滞者加生大黄、枳壳导滞消积。

**3. 肾虚骨弱，精血失充证**

证候：反复感冒，甚则咳喘，面白无华，肌肉松弛，动则自汗，寐则盗汗，睡不安宁，五心烦热，立、行、齿、发、语迟，或鸡胸龟背，脉数无力，舌苔薄白。

治法：补肾壮骨，填阴温阳。

处方：补肾地黄丸（《活幼心书》）加味。组成：熟地、山药、山茱萸、五味子、麦冬、菟丝子、泽泻、茯苓、丹皮等。五迟者可加鹿角霜、炙黄精、补骨脂补肾壮骨；汗多者加黄芪、煅龙骨益气固表；低热者加鳖甲、地骨皮清其虚热；阳虚者加鹿茸、肉苁蓉温阳固本。

## （三）特色治疗

**1. 专方专药**

（1）玉屏风散：现代药理研究证明玉屏风散有免疫增强功能，对病毒有抑制作用，对免疫具有双向调节作用，能增加免疫球蛋白 IgA 含量，抑制 IgE 的产生，还有提高巨噬细胞吞噬能力和淋巴细胞转化百分率、促进细胞免疫的能力。该方能有效预防风寒刺激导致的巨噬细胞吞噬和杀菌功能的抑制，对巨噬细胞功能有明显的促进作用，能调节上、下呼吸道病理改变和免疫反应，改善呼吸道的炎症状态。研究发现玉屏风散水煎剂能有效促进液体培养基甲型链球菌的生长．同时能够抑制大肠杆菌、肺炎链球菌和乙型溶血性链球菌的生长，体现了玉屏风散扶正祛邪、防治反复上呼吸道感染发生的作用机制，使中医药在调整人体免疫状态和微生态平衡方面发挥更大作用，为预防和治疗反复上呼吸道感染提供新思路。

（2）槐杞黄颗粒：现代药理研究证明槐杞黄颗粒中的君药槐耳菌质的主要成分是多糖蛋白，含有多种氨基酸和微量元素，有较强的免疫活性，能激活机体免疫。针对反复呼吸道感染槐杞黄颗粒具有改善微循环、抗炎抗过敏、增强免疫力的作用。其作用机制包括如下几点：①激活巨噬细胞、中性粒细胞、天然杀伤细胞；②通过某些细胞激活因子，如IL-22、NK细胞激活因子起到细胞免疫作用；③提高体液免疫。

**2. 名老中医经验**

（1）刘以敏经验：刘以敏多采取健脾补肺、益气固表的基础上补肾、调节营卫法。肺脾气虚型，予健脾益肺，培土生金，临证多选用玉屏风散、白术散等方剂，在此基础上擅长使用浮小麦和小枣、龙骨和牡蛎等药，以调和营卫、固表止汗。因具有肾虚，肺脾更虚，邪盛正衰，疾病经久不愈的特点，故在健脾补肺的基础上注重补肾，才会取得可靠长久的疗效，常用山药、白术等药来补脾益气、生津益肺、补肾固本，同时可配合使用其经验方健脾益肾合剂、健脾养肝合剂以补肾益气、调和营卫、扶正祛邪，使“正气存内，邪不可干”，以达到减轻、减少发作的效果。

（2）虞坚尔经验：虞坚尔主张分期论治，分为感染期和缓解期，认为感染期病机是邪盛正虚，病位在少阳，以和法为主，扶正祛邪，运用和解少阳、芳化清热运脾之法，创制和解方（柴胡、黄芩、姜半夏、太子参、炙甘草、广藿香、川厚朴、白茯苓）；缓解期病机是正气不足，余邪留恋，宜补虚固表和营卫，祛余邪，创制补肾固表方（菟丝子、生黄芪、焦白术、关防风、黄芩、柴胡、乌梅肉、麻黄根）。初期之治，虽疗程不长，却起到关键作用。缓解期补虚固表和营卫，兼顾肺、脾、肾三脏，不忘余邪和新感微邪，在调补过程中，时时顾及于此，有则去之。

（3）宋康经验：宋康根据“肾为先天之本”的理论，认为易感儿本身就存在先天不足或后天失养，加之疾病反复发作，耗伤正气，久病必虚或虚则更虚，故虚证贯穿疾病始终。治疗上，采用扶正祛邪，调和营卫，健运脾胃；补益肺气，补肾填精；祛风脱敏的组方用药原则，常用生地、山萸肉、菟丝子、补骨脂、益智仁等补肾益精；用藿香、白芷、苍耳子、辛夷等芳香开窍；予蝉衣、钩藤、地龙、紫草、茜草、地肤子、苦参、白鲜皮等凉血祛风止痒。

**3. 穴位贴敷**

方法：白芥子3g，甘遂5g，细辛3g，白芷3g等，共研末过筛，加醋调拌成糊状，用胶布敷贴在天突、大椎、肺俞、定喘等穴。于每年三伏三九天进行敷贴治疗，敷贴时间为每次2～6h，一般至局部皮肤发红为止，每次敷贴间隔3日，治疗8次为

1 个疗程。此时腠理疏松，毛孔张开，药性易于渗透皮肤，深入脏腑，从而达到疏通经络、调节脏腑功能、显著提高机体抗病能力；预防感冒、防止气管炎发作的目的。

**4. 耳穴压籽**

取穴：咽喉、气管、肾、肺、脾、神门、对屏尖、肾上腺。操作：取常用穴 3 ~ 4 个，耳郭局部乙醇消毒，将王不留行籽用小方胶布贴在所选耳穴，用拇指与示指在贴压的胶布处按压 1min。嘱患儿或家长每日自行按压 3 次，每周贴换 2 次，上述耳穴交替使用，6 次为 1 个疗程。

**5. 推拿穴位**

方法：搓掌（以双手掌对搓发热为度），趁掌热擦面 80 次（或面颊发热即止）。指揉迎香穴 30 次。推擦胸背各 3 ~ 5 次。按揉合谷穴 30 次。揉太阳穴。介质：凡士林。有宣肺利窍，通阳固表，预防感冒、支气管炎等作用。长期按摩，可提高抗感冒能力。

**6. 儿科疾病调理膏方**

北沙参 150g，茯苓 100g，苍白术各 100g，防风 60g，山药 100g，生黄芪 200g，陈皮 50g，女贞子 100g，功劳叶 100g，鸡内金 60g，大枣 200g，阿胶 200g。上药加水文火煎收膏至 600ml。适用于营卫失和、肺脾两虚证、脾肾阳虚证。每日早晚各 1 次，每次根据年龄大小服 10 ~ 20ml，用温开水冲服，每疗程为 1 个月，每年逢冬至以后开始服药为宜。此外，根据具体症状不同可随症适当增减，若外感症状严重者，应先驱邪，待表证缓解之后，再服此药。

**7. 食疗**

（1）参芪山药鱼：党参、黄芪各 5g，山药 50g，鳝鱼 150g，五花肉 100g，调味品适量。参、芪切片；鳝鱼去骨杂，洗净，切段；猪肉洗净，切片，同放碗中，加调味品拌匀，放清汤少许，置笼中蒸熟服食，每周 3 剂，连续 7 ~ 10 周。功效：补益脾肺。适用于小儿反复呼吸道感染时低热咳嗽、动则汗出、面色苍白等。

（2）辛夷煲鸡蛋：辛夷花 9g，鸡蛋 2 只。先将蛋整枚打入沸水中略煮片刻，然后再加入辛夷花同煮 2 ~ 3min 即成。吃蛋及汤，咸甜任意，可连续食用 1 周，对反复上呼吸道感染、过敏性鼻炎有缓解作用。

## 六、西医治疗

**1. 治疗原则**

去除诱因，强调综合防治。不仅要抗感染，更应注重病因治疗，注重机体自身免疫功能的增强与改善。

**2. 常用方法**

（1）一般治疗：包括去除诱发及影响因素，积极进行体育锻炼以增强体质等。

（2）抗感染治疗：抗感染对症治疗，而机体免疫功能的增强与改善才是最根本的治疗。

（3）并发症的治疗：强调及早治疗，为反复呼吸道感染患儿的康复创造条件。

（4）免疫功能的增强与改善：增强和改善机体免疫功能在反复呼吸道感染的治疗中占有重要地位。目前常用的以增强细胞免疫功能及体液免疫功能为主的药物有胸腺素类、干扰素与免疫核糖核酸（IRNA）、转移因子及丙种球蛋白等，同时作用于细胞及体液免疫系统的药物有卡慢舒等，主要作用于非特异性免疫系统的药物如多抗甲素、卡介苗及卡介苗素、维生素A与锌等。

### 七、预防调护

（1）注意环境卫生，避免空气污染，适当户外活动，多晒太阳，按时预防接种疫苗。

（2）感冒流行期间不去公共场所。家中有人感冒时可用食醋熏蒸室内：每立方米空间用食醋2～5ml，加水1～2倍，置容器内，加热至全部气化。每日1次，连续3～5日。

（3）避免接触过敏物质，如尘螨、花粉、油漆等。

（4）饮食调匀而富于营养，不偏嗜冷饮。

（5）汗出较多时，用干毛巾擦干，勿吹风着凉，洗澡时尤应注意。

（6）经常用生理盐水漱口，每日2～3次，至病情基本稳定。

### 八、疗效判定标准

根据《中医儿科临床研究·反复呼吸道感染》提出的疗效判断标准。①痊愈：1年内发病显著减少，已不符合儿童反复呼吸道感染的诊断条件。②显效：患者的临床症状明显缓解，呼吸道感染发作次数明显降低，病程缩短。③有效：患者的临床症状有所缓解，呼吸道感染发作次数无明显变化，但病程缩短。④无效：患者的临床症状、呼吸道感染发作次数及病程无明显变化或加重。

## 第七节　过敏性鼻炎

### 一、概述

小儿过敏性鼻炎，又称变态反应性鼻炎，为机体对某些变应原（亦称过敏原）敏感性增高而发生在鼻腔黏膜的变态反应性疾病，以突然和反复的鼻痒、鼻塞、喷嚏、流清涕、鼻腔黏膜苍白肿胀为特征。本病可分为长年性发作、季节性发作（即花粉症），或在气候突然变化、吸入异样刺激物时发作。儿童是变应性鼻炎的高发人群，学龄前儿童变应性鼻炎发病率随年龄增加而逐渐升高。过敏性鼻炎的患病与遗传、社会环境、生活方式有密切的关系，常为儿童哮喘的前驱疾病，并可造成临近器官眼、耳、咽、鼻旁窦及下气道等损害，发病日久将严重影响儿童的身心健康。

过敏性鼻炎属于祖国医学“鼻鼽”范畴，又名“鼽嚏”“嚏”。

## 二、病因病机

过敏性鼻炎的发病分外因和内因，外因与风、寒、燥、火关系密切，内因与肺、脾、肾的失健有关，中医理论认为，鼻为肺之外窍，肺气的充实有赖于脾气的输布，若患者体质不强，肺脾气虚，脾气虚，不能健运，气不化津，痰饮内生，伏饮内停于肺，肺气虚则卫气不固，腠理疏松，若再度受风寒之邪，引动伏饮，壅塞气道，肺窍不利则为喷嚏、流清涕。《内外伤辨》说：“元阳本虚弱，更以冬月助其会，故病者善嚏，鼻流清涕，塞甚出浊涕，嚏不止。”《古今医统》谓：“流清涕，或痒而嚏者。”

## 三、辨病

### 1. 症状

（1）清水样涕、鼻痒、鼻塞、喷嚏等症状出现 2 项以上（含 2 项），每日症状持续或累计约 1h 以上，可伴有眼痒、结膜充血等眼部症状。症状严重的患儿可有所谓的“变应性敬礼”（allergic salute）动作，即为减轻鼻痒和使鼻腔通畅而用手掌或手指向上揉鼻。

（2）起病迅速，症状一般持续数分钟至数十分钟。间歇期无喷嚏及鼻塞，可并发荨麻疹、哮喘等病。

（3）常因接触花粉、烟尘、化学气体等致敏物质而发病，有时环境温度变化亦可诱发。

### 2. 体征

常见鼻黏膜苍白、水肿，鼻腔水样分泌物。症状严重的患儿可出现：①变应性黑眼圈（allergic shiner），由于下眼睑肿胀而出现下睑暗影；②变应性皱褶（allergic crease），由于经常向上揉搓鼻尖而在鼻部皮肤表面出现横行皱。

### 3. 辅助检查

（1）皮肤点刺试验（skin prick test，SPT）：在停用抗组胺药物至少 7 日后进行。使用标准化变应原试剂，在前臂掌侧皮肤点刺，20min 后观察结果。每次试验均应进行阳性和阴性对照，阳性对照采用组胺，阴性对照采用变应原溶媒。按相应的标准化变应原试剂说明书判定结果。

（2）血清特异性 IgE 检测：适用于任何年龄，是诊断儿童变应性鼻炎重要的实验室指标之一。

## 四、类病鉴别

（1）鼻窦炎：一个或多个鼻窦发生炎症称为鼻窦炎，累及的鼻窦包括上颌窦、筛窦、额窦和蝶窦，可分为急性、慢性鼻窦炎。急性鼻窦炎除患侧鼻塞、脓涕外，可有发热、脱水、精神委靡或烦躁不安、呼吸急促、拒食，甚至抽搐等表现，较大儿童可能主诉头痛或一侧面颊疼痛。慢性鼻窦炎主要表现为间歇性或持续性鼻塞、流脓涕，常频发鼻出血。前鼻镜检查鼻腔内有多量脓性鼻涕，收缩鼻黏膜和清除鼻腔内脓涕后可见鼻黏膜呈急性或慢性充血、肿胀，中鼻道或嗅裂可见脓性分泌物。鼻窦 CT 扫描和 X 线检查对本病有诊断意义。

（2）急性鼻炎：是病毒感染引起的鼻腔黏膜急性炎症性疾病，有传染性，四季均可发病，但冬春更多见。初期表现为鼻内干燥、灼热感或痒感和喷嚏，继而出现鼻塞、水样鼻涕、嗅觉减退和闭塞性鼻音。继发细菌性感染后鼻涕变为黏液性、脓性。鼻腔检查：鼻黏膜充血、肿胀，下鼻甲充血、肿大，总鼻道或鼻底有较多分泌物，初期为水样，以后逐渐变为黏液性、黏脓性或脓性。

（3）慢性鼻炎：是鼻腔黏膜和黏膜下层的慢性炎症性疾病。临床表现以鼻腔黏膜肿胀、分泌物增多、无明确致病性微生物感染、病程持续数月以上或反复发作为特点。鼻腔检查：鼻腔黏膜充血，下鼻甲肿胀，表面光滑、柔软、富于弹性，探针轻压之凹陷，探针移开后立即复原，对减充血剂敏感；分泌物较黏稠，主要位于鼻腔底、下鼻道或总鼻道。

## 五、中医论治

### （一）论治原则

本病的治疗需疏风以散寒，辛温以通窍，辛凉以疏宣。由于本病往往病程较长，受风寒后易加重，故又需补气固表、养阴生津，方能减少发作；其病性寒热虚实夹杂，处方时需寒温兼顾，才能寒祛不热，热清不寒，补虚而不留邪，攻邪而不伤正。在辨证的基础上，三因治宜，灵活地以内治法、外治法相结合调理气血，恢复脏腑功能，可有效降低机体过敏状态。

### （二）分证论治

#### 1. 肺热熏蒸证

证候：鼻塞，鼻痒，喷嚏，清涕或淡黄涕，面色红赤，烦热口干（渴），咳嗽，咳黄痰，气喘，发热，咽痛，鼻干（鼻易出血），闷热天气发作，小便短赤，大便干。检查：鼻黏膜色红，鼻甲肿胀。舌红苔黄，脉数。

治法：清宣肺气，通利鼻窍。

处方：辛夷清肺汤（《外科正宗》）加减。组成：辛夷、黄芩、山栀、麦门冬、百合、石膏、知母、甘草、枇杷叶、升麻等。清肺热用黄芩、鹅不食草、天花粉、淡竹叶、牛蒡子等；若大便干结，加瓜蒌润肠通便。

**2. 肺虚感寒证**

证候：鼻塞，鼻痒，喷嚏，流清涕，面色㿠白，乏力，语声低怯，易感冒，久咳不愈，咳白痰，气短，自汗，恶风寒，受风发作。检查：鼻黏膜色淡白。舌淡苔薄白，脉浮。

治法：益肺散寒，宣通鼻窍。处方：温肺止流丹（《辨证录》）或玉屏风散（《医方类聚》）合苍耳子散（《济生方》）加减。温肺止流丹药用诃子、桔梗、石首鱼脑骨、荆芥、细辛、太子参、甘草等；玉屏风散合苍耳子散加减药用太子参、炙黄芪、防风、僵蚕、蝉衣、五味子、忍冬藤、丹皮、苍耳子、白芷、炙麻黄、广藿香、生甘草等。风寒表证明显者可加炙麻黄以开宣肺气散寒；流清涕多者可加入乌梅、诃子、五味子等药，具有酸敛止涕之效。

**3. 湿热内生证**

证候：鼻塞，鼻痒，喷嚏，清涕，量多，恶心，腹胀，食欲不振，口干（渴），渴不欲饮，皮肤痒，小便短赤，大便不爽。检查：鼻黏膜色淡红。舌红苔黄厚，脉滑数。

治法：宣通鼻窍，清热化湿解毒。

处方：苍耳子散（《济生方》）合川芎茶调散（《太平惠民和剂局方》）加减。组成：苍耳子、荆芥、防风、川芎、炒栀子、桔梗、黄芩、连翘、菊花、甘草等。热毒或湿热较重者加蒲公英、夏枯草、苦参、白花蛇舌草以加强清热解毒之用；地龙、豨莶草、紫草、茜草、旱莲草、徐长卿、蝉蜕、柴胡、银柴胡等药，有较好的控制鼻痒、打喷嚏作用，可酌情加减。

**4. 肺脾气虚证**

证候：鼻塞，鼻痒，喷嚏，清涕，量多，易感冒，久咳不愈，咳白痰，乏力，自汗，语声低怯，面色无华，食欲不振，腹胀便溏。检查：鼻黏膜色淡白。舌淡苔白（厚），脉细弱。

治法：益肺散寒，温肺健脾。

处方：玉屏风散（《医方类聚》）合四君子汤（《太平惠民和剂局方》）加减。组成：太子参、防风、炙黄芪、白术、茯苓、炙甘草、苍耳子等。喷嚏频繁时，可以加入僵蚕、白蒺藜、蝉衣、全蝎、地龙等通窍止嚏；如夜尿频多，尿床、盗汗，多为先天精气不足，可加入金樱子、菟丝子、乌梅、五味子等收敛固涩以温阳。

**5. 痰湿内停证**

证候：鼻塞，鼻痒，喷嚏，流白黏涕，形体肥胖，头晕，咳嗽，咳白痰，气喘，胸闷，头身困重，食欲不振。检查：鼻黏膜色淡白。舌淡苔白（厚），脉滑。

治法：温化痰饮，宣肺肃降。

处方：苓桂术甘汤（《金匮要略》）合苏子降气汤（《太平惠民和剂局方》）

加减。组成：茯苓、白术、桂枝、苏子、厚朴、姜半夏、陈皮、沉香、当归、甘草等。清涕较多，鼻黏膜色苍白，鼻甲肥大者，可用生薏苡仁、白芷、蝉衣、瓜蒌、姜半夏、桔梗等利湿排浊通窍；小儿食少，大便稀溏者可加陈皮、党参、白术等以健脾益气。

**6. 气滞血瘀证**

证候：持续性鼻塞，打喷嚏反而少，鼻涕黏稠色白，偶有血丝，嗅觉迟钝，表情呆滞，头昏耳鸣，记忆力减退。检查：双下鼻甲肿大呈紫暗色。舌暗有瘀斑瘀点，苔厚，脉弦。

治法：活血化瘀，通络利窍。

处方：通窍活血汤（《医林改错》）合苍耳子散（《济生方》）加减。组成：当归、川芎、桃仁、红花、苍耳子、辛夷、白芷、桂枝、细辛、炙甘草等。清涕多或鼻腔黏膜肿胀明显者，可加煅牡蛎（牡蛎咸，微寒，具有收敛固涩，软坚散结之功），以涩涕止津或消肿散结。

## （三）特色治疗

**1. 专方专药**

（1）玉屏风颗粒：处方出自元朱丹溪《丹溪心法》，由黄芪、白术、防风组成，有扶正祛邪、益气固卫、增强免疫功能及抗感染、抗过敏之功效。方中黄芪益气固表，白术健脾益气，助黄芪以加强益气固表之功，两者合用使气旺表实，邪不易内侵；防风走表祛风并御风邪，且黄芪得防风固表而不留邪，防风得黄芪祛邪而不伤正，以达固表御邪之目的。现代药理研究表明，黄芪有提高机体免疫调节功能、增强体液免疫的作用；白术具有抗菌、提高淋巴细胞转化率、促进细胞免疫功能、增强机体抗病能力及强壮作用；防风具有抗菌、抗过敏、抗氧化及提高机体免疫功能的作用。三药合用，可使卫表固，邪气去而鼻窍通。

（2）通窍鼻炎颗粒：主要成分为苍耳子、防风、黄芪、白芷、辛夷、白术、薄荷等，对过敏反应有较强的抑制作用，对变态反应中的几个具体环节，如肥大细胞脱颗粒、过敏介质直接对效应器官的作用也显示出较明显的抑制作用，其中苍耳子、辛夷、薄荷、白芷脱胎于古方苍耳散，《成方切用》认为此方能治“鼻流浊涕不止”。以上几药相配可清热通窍、化浊止痛，从而能有效改善患者鼻涕多、鼻黏膜水肿的症状。黄芪中的有效成分黄芪多糖具有调节体液免疫，促使环磷酸腺苷上升、环磷酸鸟苷下降，从而抑制组胺等介质的释放；它也用于自稳调节系统，恢复患者体内自稳平衡状态，改变过敏体质。白术具有祛风解表的作用，可以调节 T 淋巴细胞的功能，上调 Th 通道的细胞因子、白介素 -2，从而抑制过敏性炎症反应，还可增强网状内皮系统的吞噬功能、提高淋巴细胞转化率及机体适应性，白术还能促进电解质，特别是钠的排泄，可减轻鼻黏膜组织水肿。防风有玉屏风之功效，可益气固表、疏风除邪，对过敏性鼻炎的治疗有长期疗效。上述各种成分的合理有效搭配，起到了理想的清热通窍、疏风化浊功能。

（3）辛芩颗粒：对早期风寒感冒和过敏性鼻炎所致的发作性鼻痒、鼻塞、喷嚏、流清水样涕等有显著疗效。其组方针对上症，以细辛芳香通窍，黄芩苦寒清热为主，两药相配，清热通窍，化浊止痛，为本方之君药；荆芥、白芷芳香通窍，疏风止痛；麻黄、苍耳子、石菖蒲辛窜通窍，散风止痛，透脑化浊，为臣药；黄芪、白术健脾益气，配辛夷能引黄芪走表面祛风邪，又无恋邪之敝，三药合用有玉屏风之意，既能益气固表，又能疏风除邪，故诸药合用有清热、通窍止浊之功；桂枝辛散温通，能发汗解表，温经止痛，助阳化气，可抑制 IgE 所致的肥大细胞脱颗粒释放介质，具抗过敏作用；白芍苦酸微寒，主入肝经，具有养血敛阴、平肝潜阳、疏肝止痛之功效，白芍总苷对人体网状内皮系统吞噬功能和巨噬细胞吞噬功能有显著增强作用，从而调节免疫应答，抑制组胺及五羟色胺引起的炎症反应；生姜辛温解表，发汗散寒，温中止呕，润肺止咳，具有良好的抗炎抗过敏作用；甘草具有皮质激素样抗炎作用，其抗炎作用为氢化可的松的 1/10；麻黄温辛散寒，解表通窍，对鼻黏膜血管有显著的收缩作用，从而改善鼻腔通气，促进分泌物引流。以上诸药合理配伍，总起解肌发表、调和营卫、抗过敏之效，对过敏性鼻炎、风寒性感冒、支气管哮喘、荨麻疹等过敏性疾病具有快速改善症状、疗程短、效果好的特点。

**2. 名老中医经验**

（1）俞景茂经验：俞景茂认为，小儿过敏性鼻炎的发病是内外因共同作用的结果。内因责之于小儿肺、脾、肾三脏功能之不足，其中又以肺脏虚弱为致病根本，而致卫外不固；外因责之于六淫，其中以风邪为要。俞景茂在上述认识的基础上且认为，病久则壅阻脉络，气血运行不畅而成瘀。本病以肺、脾、肾亏虚为本，痰瘀留于鼻为标。俞氏并提出本病除虚、寒病因之外，常有肺金伏热。小儿为稚阴稚阳、易寒易热纯阳之体，患病易从阳而化热，故常见本病患儿鼻涕时清时浊，此乃寒热夹杂之故也。俞老治疗小儿变应性鼻炎常投以辛温辛凉合剂，辛温以通窍，辛凉以疏宣，消补兼施，既清湿热，又补肺脾。由于本病往往病程较长，受风寒后易加重，故又需补气固表、养阴生津，方能减少发作；其病性寒热虚实夹杂，处方时需寒温兼顾，才能寒祛不热，热清不寒，补虚而不留邪，攻邪而不伤正。基本方由炙麻黄、北细辛、辛夷花、白芷、生地黄、乌玄参、铁皮石斛、炒赤芍药、黄芩、金银花、蝉衣、怀牛膝、黄芪、炒麦芽、炙甘草等组成。方中炙麻黄、北细辛、辛夷花、白芷等辛温以散风寒，通鼻窍，化痰饮，为辛温通窍之要药。其中麻黄、细辛两药的使用，需掌握合适剂量，取其利而无害，剂量均以 3g 为宜。辛夷花、白芷辛散温通，芳香走窜，上行头面，善通鼻窍，适当配伍，偏寒偏热均可应用。生地黄、乌玄参、石斛等养阴生津，炒麦芽健脾，炒赤芍药活血，黄芩清热，金银花、蝉衣辛凉疏宣，怀牛膝利湿热，黄芪补气，炙甘草调和诸药。此外本病发病迅速，时作时止，季节更替尤多复发，发时鼻痒、喷嚏频频等症状，都与风邪“善行数变、易袭阳位”等特性相符。因此，治疗本病尤应重视治风，治当疏风散邪，俞师常选用麻黄、蝉蜕、地龙、防风、僵蚕等药。

（2）汪受传经验：汪受传教授认为“伏风”在小儿鼻鼽的发生、发展过程中具有重要地位，提出外风屡犯、禀赋有异，两者相合而形成的“伏风”在小儿过敏性疾病包括鼻鼽发病中占有重要地位。病机以风痰内着者居多，其风为伏风，其痰在发作时可表现为有形之痰，而未发时则表现为无形内伏之痰，风与痰相合内蕴，一俟外风再犯，则鼻鼽作矣。汪受传教授强调治疗鼻鼽应当紧扣病机，急则治其标，缓则治其本，补其不足，清其有余，合理选方用药，随症加减，方能显效。《素问·至真要大论》指出“风淫于内，治以辛凉，佐以苦，以甘缓之，以辛散之”。临证从消风论治本病时，发作期治以疏风宣肺通窍，根据所兼夹寒、热、痰等邪之不同，或以辛散温通、辛凉宣通、豁痰利窍；缓解期宜扶正消风治本，或益气固表防风、或养阴润肺御风。汪受传教授临床常用中药复处方对治疗小儿鼻鼽，相伍相合，有理有据：①对发作期患儿用药常喜用麻黄、桂枝药对。两药相伍，一发卫气之郁以宣通肺气，一透营分之郁以温卫通阳，相须为用，可解表宣肺，调和营卫，开郁启闭，使鼻塞通，喷嚏止，清涕少。但因麻黄配伍桂枝疏风解表发汗力强，故对于多汗患儿一般不联合使用。②辛夷、苍耳子药对，既有宣肺利窍又有抗过敏的作用，两药合用共奏通窍止涕之功，兼为引经之药。此药对尤适于鼻痒流涕、不闻香臭、喷嚏频作等过敏症状明显者。③胆南星、广地龙配对使用，一为植物类药，一为虫类药，但功效有相通之处，两药合用，相使为用，相辅相成，共奏消风化痰、通络宣肺平喘之功。此药对尤适于过敏性鼻炎小儿伴发支气管哮喘者，症见咳嗽气喘，喉中痰鸣，鼻窍不通，喷嚏流涕等。④乌梅、五味子配对使用，两药均能敛肺、涩肠、固肾，相须为用，收敛耗散之肺气，促使鼻黏膜炎症吸收，正气得以扶补、机体免疫力增强、有效提高抗过敏能力，防止或减少本病的复发。但需要注意的是，若患儿痰涎壅盛者，则不宜早用收敛之品。

（3）韩新民经验：风邪是小儿鼻鼽发作期的主要病因，治当祛风宣肺。韩教授自拟抗敏宣肺汤，处方：蝉蜕、辛夷、薄荷（后下）各6g，钩藤（后下）、徐长卿、桑叶、紫苏子、鹅不食草各10g。煎煮好药液后，先让药液蒸汽熏蒸鼻窍5min（经鼻局部给药因其更直接针对病变局部，通过鼻黏膜吸收药物有效成分，所以疗效显著），再温服药液，每日1剂，早晚各煎服1次。“未发时扶正为主”，故鼻鼽缓解期治疗常补虚扶正，以增强体质，控制病情，防止复发。临证常用玉屏风散加减，处方：炙黄芪15g，白术、白芍、太子参、苍耳子、钩藤（后下）、荆芥、连翘各10g，防风3g，辛夷6g。

**3. 针灸**

针灸处方：主穴取印堂、上星、头维、迎香、合谷。配穴：肺虚寒客型配风池、肺俞、风门；肺脾气虚型配肺俞、脾俞、足三里；脾肾阳虚型配肾俞、脾俞、太溪；肺经蕴热型加尺泽、少商、曲池、大椎；湿热阻窍型加曲池、阴陵泉。久治不愈者加刺蝶腭神经节。

**4. 推拿**

开天门200次，推坎宫200次，揉迎香200次，揉印堂200次，揉太阳200次，揉肺俞 200 次，推三关 200 次，揉合谷 1min，揉足三里 1min，2 日 1 次，6 日为 1 个疗程，共计治疗 4 周。

**5. 外治**

（1）“三九、三伏”贴：取穴用大椎、肺俞（双）、脾俞（双）、合谷（双）。药物有黄芪、辛夷花、猪牙皂、白芥子、细辛、延胡索，按照一定比例以新鲜的生姜汁调制成膏状或糊状。具体操作为将药膏贴于相应穴位上，然后用特定敷料固定，贴 2 ~ 4h（以小孩皮肤的忍受程度为准），嘱敷贴当天不要洗澡，在每年的“三伏”和“三九”敷贴，每年 6 次，连续 3 年为 1 个疗程。

（2）穴位贴敷：辛夷、麻黄、徐长卿、白芥子、细辛等药研粉过 10 目筛后，以鲜姜汁调为膏状贴敷于大椎、风门（双）、肺俞（双）、膏肓（双）、神堂、迎香（双）、脾俞（双）、胃俞（双），每次敷贴 1h。

（3）局部外用中药制剂：鼻窦康喷剂 B 型（主要成分为附子、细辛、辛夷等中药提取物）鼻腔给药治疗，每日每侧鼻腔喷 2 ~ 3 下，每日 2 次，并同时配合鼻腔清洗介入疗法。

**6. 食疗**

（1）辛夷花煲鸡蛋：辛夷花 10 个，大枣 4 个，熟鸡蛋 2 只。先用水煮大枣和鸡蛋约 30min，后下辛夷花，再煲 10 ~ 15min。喝汤吃鸡蛋。辛夷花辛，温。归肺、胃经。祛风寒，通鼻窍。用于风寒头痛，鼻塞，鼻渊，鼻流浊涕。

（2）葱白红枣鸡肉粥：红枣 10 枚（去核），葱白 5 茎，鸡肉连骨 100g，芫荽 10 克，生姜 10g，粳米 100g。将粳米、鸡肉、生姜、红枣先煮粥，粥成再加入葱白、芫荽，调味食用，每日 1 次。功效：疏风散寒，宣通鼻窍。主要治疗过敏性鼻炎风寒型：鼻塞，喷嚏，流清涕，咳嗽、咽痛，恶风寒，身痛，舌质淡红，苔薄白，脉浮紧。

（3）扁豆山药粥：炒扁豆 60g，山药 60g，加米煮成粥，适合过敏性鼻炎患儿食用。功效：健脾益胃。主要治疗过敏性鼻炎肺脾气虚型：鼻塞，鼻痒，喷嚏，清涕，量多，易感冒，久咳不愈，咳白痰，乏力，自汗，语声低怯，面色无华，食欲不振，腹胀便溏，舌淡苔白（厚），脉细弱。

## 六、西医治疗

**1. 治疗原则**

根据过敏性鼻炎的分类和程度，采用阶梯式治疗方法，主要治疗原则：①避免接触过敏原；②药物治疗（非特异性治疗）；③免疫治疗（特异性治疗）。从疗效和安全性角度考虑，上下呼吸道联合治疗是重要的治疗策略，有时可联合用药。

**2. 药物治疗**

（1）抗组胺药物：推荐口服或鼻用第二代或新型 H1 抗组胺药，可有效缓解鼻痒、喷嚏和流涕等症状，是轻度间歇性和轻度持续性变应性鼻炎的首选治疗药物。

口服 H1 抗组胺药对缓解眼部症状也有效。疗程一般不少于 2 周，5 岁以下推荐使用糖浆制剂，5 岁以上可口服片剂，剂量按年龄和体重计算。

（2）鼻用糖皮质激素：是治疗中、重度持续性变应性鼻炎的首选药物，也可应用于轻度患者，对改善鼻塞、流涕、喷嚏及鼻痒等症状均有作用，疗程至少 4 周。对不同年龄段的儿童应按照各类药物说明书推荐的方法使用。

（3）抗白三烯药物：是中、重度变应性鼻炎治疗的重要药物，特别适用于伴有下呼吸道症状的患儿（如同时合并气道高反应性、支气管哮喘等），常与鼻喷或吸入糖皮质激素联合使用。如合并支气管哮喘，应与儿科医师协同治疗。

（4）色酮类药物：对缓解鼻部症状有一定效果，但起效较慢，也可用于对花粉过敏者的花粉播散季节前预防用药。滴眼液对缓解眼部症状有效。

上述各类药物在足够疗程、症状得到基本控制后，可根据病情程度减少剂量或使用次数。

（5）减充血剂：鼻塞严重时可适当应用低浓度的鼻用减充血剂，连续应用不超过 7 日。推荐使用羟甲唑啉类、赛洛唑啉类儿童制剂，禁用含有萘甲唑啉的制剂。

（6）鼻腔盐水冲洗：是改善症状、清洁鼻腔、恢复鼻黏膜功能的辅助治疗方法，推荐使用生理盐水或1% ~ 2%高渗盐水。

**3. 免疫治疗**

通过应用逐渐增加剂量的特异性变应原疫苗，减轻由于变应原暴露引发的症状，使患儿实现临床和免疫耐受，具备远期疗效，可提高患儿的生活质量，阻止变应性疾病的进展，是目前唯一有可能通过免疫调节机制改变疾病自然进程的治疗方式。应采用标准化变应原疫苗。

（1）适应证：5 岁以上、对常规药物治疗尤效、主要由尘螨过敏导致的变应性鼻炎。诊断明确，合并其他变应原数量少（1 ~ 2 个），患儿家长应理解治疗的风险性和局限性。

（2）禁忌证：①变应性鼻炎合并持续性支气管哮喘同时发作；②正在使用 β 受体阻断剂；③合并有其他免疫性疾病；④ 5 岁以下儿童；⑤患儿家长无法理解治疗的风险性和局限性，或无法接受治疗方案。

（3）不良反应：免疫治疗的不良反应可分为局部反应和全身反应。全身反应分为速发性全身反应（注射后 30min 内发生）和迟发性全身反应（注射后 30min 后发生）。全身不良反应的分级和处理原则参照《变应性鼻炎诊断和治疗指南》（2009 年，武夷山）。

## 七、预防调护

（1）做好与患儿及家长的沟通，让家长了解该病的慢性和反复发作的特点，以及对生活质量、学习能力和下呼吸道的影响（尤其是可诱发支气管哮喘），以提高治疗的依从性。

（2）尽量避免接触已知的变应原，如宠物、羽毛、花粉等；做好室内环境控制，如经常通风、被褥用物保持干燥、不使用地毯等。

（3）对季节性发病的患儿，需提示家长在季节前 2 ~ 3 周预防性用药。中药可预先进服益气聪明丸或补中益气丸以预防。

（4）加强体育锻炼，做鼻部按摩。

（5）不能在极短的时间内出入于冷热悬殊的环境。

## 八、疗效判定标准

根据中华人民共和国中医药行业标准《中医儿科病证诊断疗效标准》提出的疗效标准进行评定。①治愈：症状、体征消失，3 个月以上无复发。②好转：发作时症状、体征减轻，发作次数减少。③无效：症状、体征无明显改善。

# 第十章

# 脾胃系病证

## 第一节　口疮

### 一、概述

小儿口疮，以齿龈、舌体、两颊、上颚等处出现黄白色溃疡，疼痛流涎，或伴发热为特征。若满口糜烂，色红作痛者，称为口糜；溃疡只发生在口唇两侧，称燕口疮。

西医学中的疱疹性口炎、球菌性口炎、复发性口疮、创伤性口腔黏膜溃疡、口腔黏膜结核性溃疡、白塞综合征等均属于中医“口疮”范畴。小儿常见为疱疹性口炎和球菌感染性口炎。

口疮为小儿常见的口腔疾患，任何年龄均可发病，以 2 ～ 4 岁为多。本病可单独发生，或因其他疾患致机体抵抗力降低时伴发。本病无明显季节性，一年四季均可发病。

### 二、病因病机

小儿口疮发生的原因，以外感风热乘脾、心脾积热上熏、阴虚虚火上浮为多见。其主要病变在心脾胃肾。因脾开窍于口、心开窍于舌、肾脉连舌本、胃经络齿龈，若感受风热之邪，或心脾积热，或虚火上炎，均可熏蒸口舌而致口疮。《圣济总录·小儿口疮》说：“口疮者，由血气盛实，心脾蕴热，熏发上焦，故口生疮。”《幼科释谜·口病原由症治》“小儿口内白烂于舌上，口外糜溃于唇弦，疮少而大，不甚痛，常流清水，此脾胃虚热上蒸，内已先发而后形于外也”“大抵此疾，不拘肥瘦，血气盛，又将养过温，或心脾有热，或客热在胃，熏逼上焦而成，此为实证”。

## 三、辨病

### 1. 症状

齿龈、舌体、两颊、上颚等处出现黄白色溃疡点，大小不等，甚则满口糜腐，疼痛流涎，可伴发热或颌下淋巴结肿大、疼痛。

### 2. 体征

齿龈、舌体、两颊、上颚等处可见疱疹或黄白色溃疡点，颌下淋巴结肿大、压痛。

### 3. 辅助检查

血常规检查：白细胞总数及中性粒细胞偏高或正常。

## 四、类病辨别

（1）牙疳：多见于儿童及青壮年，发病急骤，好发于前牙牙龈，主要特征为牙龈缘及龈乳头形成穿掘性坏死溃疡，可波及多个牙齿，溃疡边缘不齐，互相融合成大片溃疡面，并向周围及深层侵犯，可波及唇颊、舌、腭、咽、口底等处黏膜，局部形成不规则形状的坏死性深溃疡，上覆灰黄或灰黑色假膜，周围黏膜有明显的充血水肿，触之易出血，有特殊腐败臭味。

（2）手足口病：多见于4岁以下小儿。口腔黏膜溃疡，伴手、足、臀部皮肤疱疹，春夏流行。口疮为散发，一年四季均可发病，不伴有皮肤疱疹。

（3）鹅口疮：多发生于初生儿或体弱多病婴幼儿。口腔及舌上满布白屑，周围有红晕，其疼痛、流涎一般较轻。

## 五、中医论治

### （一）论治原则

治疗口疮，以清热泻火为基本法则，内治外治相结合。《幼科类萃·耳目口鼻门》说：“口疮者，乃小儿将养过温，心脏积热，熏蒸于上，故成口疮也。宜南星末醋调贴两脚心，乳母宜服洗心散，以泻心汤主之。”口疮是心脾胃肾脏腑功能失调的局部表现，而口疮的局部刺激，又可进一步促使内脏失调。内治是治其本而撤其源，外治是祛腐生肌，直接作用于溃疡病灶。要注意的是实热证虽宜清热泻火，但不能一清到底，后期应以调理为主；虚热以补虚为要，但急性发作时，应清补结合，甚则以清热为主，病情控制后，再用补养之法，调治其本。《幼幼集成·口疮证治》说：“口疮服凉药不效，乃肝脾之气不足，虚火泛上而无制，宜理中汤收其浮游之火，外以上桂末吹之。若吐泻后口中生疮，亦是虚火，理中汤。昧者以为口疮患为实热，概用寒凉，必不效。”具体用药时，针对火热炎上，病变在口腔的特点，在辨证用药的基础上，适当选用一些引热下行之品，能提高疗效。外治同样要遵循辨证论治的原则。敷脐、推拿、针灸等疗法也可应用。重症患儿还应中西药配合治疗以提高疗效。

### （二）分证论治

#### 1. 风热乘脾证

证候：以口颊、上颚、齿龈、口角溃烂为主，甚则满口糜烂，周围焮红，疼痛拒食，烦躁不安，口臭，涎多，小便短赤，大便秘结，或伴发热，舌红，苔薄黄，指纹紫，脉浮数。

治法：疏风散火，清热解毒。

处方：银翘散（《温病条辨》）加减。组成：金银花、连翘、薄荷、荆芥、牛蒡子、淡豆豉、竹叶、桔梗、芦根、甘草等。

发热不退者，加柴胡、黄芩、生石膏清肺胃之火；大便秘结者，加生大黄、玄明粉通腑泻火；疮面色黄糜烂者，加黄连、薏苡仁清热利湿。

本证在内服药的同时，应加用外治法，如冰硼散敷患处，每日 4 ~ 6 次。

#### 2. 脾胃积热证

证候：口腔溃疡较多，或满口糜烂，周围红赤，疼痛拒食，烦躁多啼，口臭涎多，牙龈红肿，小便黄，大便干结，或发热面赤，舌质红，苔黄或黄腻，指纹紫滞，脉滑数。

治法：散火解毒，通腑泻热。

处方：泻黄散（《小儿药证直诀》）加减。组成：藿香、山栀仁、石膏、甘草、防风等。壮热、口渴烦躁者重用生石膏，加知母；小便短赤者加生地黄、通草；溃烂不收口者加人中白、五倍子。本证常有大便干结，但只要无大便泄泻者，均可用生大黄，取其通腑泄热之功。生大黄一般用 3 ~ 6g，便秘者后下，大便正常者同煎，药后便泄次频者停用。肺胃热重，阴液已伤者可用沙参麦冬汤加减（沙参、麦冬、玉竹、天花粉、扁豆、冬桑皮、甘草、大青叶、人中白）清热解毒，清肺养胃阴，生津润燥。兼有湿热者，可选用甘露消毒丹治疗。

本证外治可用青黛散或绿袍散涂敷患处。

#### 3. 心火上炎证

证候：舌上、口腔糜烂或溃疡，色红疼痛，饮食困难，心烦不安，口干欲饮，小便短赤，舌尖红赤，苔薄黄，指纹紫滞，脉细数。

治法：清心泄热，引热下行。

处方：泻心导赤散（《医宗金鉴》）加减。组成：黄连、生地黄、竹叶、通草、白茅根、灯心草、甘草等。热毒盛者可加山栀、黄芩；口干欲饮，热伤津液者可加芦根、麦冬等。方中黄连苦寒，剂量不宜大，可用 1 ~ 2g。灯心草、通草，泻心火，引热下行，亦以 1 ~ 2g 为宜。

#### 4. 虚火上浮证

证候：口舌溃疡反复发作，稀疏色淡，不甚疼痛，神疲颧红，口干不渴，盗汗，手足心热，舌质淡红，苔少，指纹淡紫，脉细数。

治法：滋阴降火。

处方：知柏地黄汤（《医方考》）加减。组成；生地黄、黄柏、知母、山茱萸、茯苓、山药、牡丹皮、泽泻、肉桂等。肉桂以引火归元；心阴不足者，加麦冬、五味子以养心安神；脾阴不足者，加石斛、沙参以养脾生津。若久泻或吐泻之后患口疮，治宜气阴双补，可服七味白术散，重用葛根，加乌梅、儿茶。

本证外治，可用锡类散或养阴生肌散涂患处。

### （三）特色治疗

#### 1. 专方专药

（1）消炎散结散（云南省中医医院儿科验方）：由重楼、穿山甲、青黛、冰片等药组成，临床运用近 60 年，用该药外敷双下颌治疗口疮病疗效显著。

（2）小儿化毒散：功效为热解毒，活血消肿。组成为人工牛黄、珍珠、雄黄、大黄、黄连、天花粉、川贝母、赤芍、乳香（制）、没药（制）、冰片、甘草。主治热毒内蕴、毒邪未尽所致的口疮肿痛、疮疡溃烂、烦躁口渴、大便秘结。用法用量：口服，每次 0.6g，每日 1 ~ 2 次；3 岁以内小儿酌减；外用，敷于患处。

（3）小儿导赤片：功效为清热利便。组成为大黄、滑石、地黄、栀子、木通、茯苓、甘草。主治胃肠积热，口舌生疮，咽喉肿痛，牙根出血，腮颊肿痛，暴发火眼，大便不利，小便赤黄。用法用量：口服，每次 4 片，每日 2 次，周岁以内酌减。

#### 2. 名老中医经验

（1）刘以敏经验：刘以敏认为“手少阴，心之经也，心气通于舌；足太阴，脾之经也，脾气通于口”，以心脾火旺立论，清心泄热，升阳散火，以导赤泻黄散化裁（生地黄 3 ~ 10g，灯心 1 ~ 3g，生甘草梢 3 ~ 6g，竹叶 3 ~ 6g，藿香叶 3 ~ 10g，山栀仁 1 ~ 4g，石膏 10 ~ 20g，升麻 3 ~ 10g，柴胡 6 ~ 10g，大青叶 4 ~ 6g，神曲 6 ~ 10g）。不宜一味清热解毒，注意升阳散火，单纯清里，易引邪内行，邪传心包，发生心悸；清热不宜过于苦寒，小儿脾常不足，苦寒败胃，易伤及小儿脾胃，“脾胃内伤，百病由生”、“脾胃之气既伤，而元气亦不能充，而诸病之所由生也”，始终要顾护脾胃，“留得一分胃气，便有一分生机”。

（2）干祖望经验：干祖望主任把口疮分为七型。心脾积热型，治从清心凉脾，宜导赤散加味；胃火上蒸型，重在清泻阳明，宜白虎汤加味；湿邪困脾型，则宜醒脾化湿，用健脾丸加减；清阳不升型，法当益气升清，宜补中益气汤或益气聪明汤加减；中宫虚冷型，旨在温补脾阳，宜理中汤加减；阴虚火旺型，法取滋阴降火，宜知柏地黄丸加减；虚实夹杂型，务需标本兼顾。

（3）黄萃农经验：黄萃农主任医师认为，心脾蕴热上冲是口疮发病的基础，而疲劳或人体抵抗力下降是其诱发因素，口疮反复发作日久必致气血两亏。每当人体或过度劳累，或思虑日久，或月经来潮，正气虚弱时火热兼夹湿邪上冲口舌则发为口疮。治疗方面黄老主张外治为主，药用生肌散（药物组成：雄黄、石膏、青黛、甘草、冰片等），兼以内服中药治疗。外治注重溃疡创面的局部辨证，辨“四色、四脓液、三肿胀”，根据患者不同体质，辨证施治内治方面，实证多以导赤散加减，虚证多以八珍汤加减，而虚实夹杂之证则多两方相合加减治之。

**3. 针灸**

（1）体针：脾胃积热证取穴足三里、内庭、合谷；阴虚火旺证取穴肾俞、命门、三阴交、合谷。均留针 20min，每日 1 ~ 2 次。

（2）耳穴压籽：常用穴取口、肺、肾上腺、肾。备用穴取心、神门。贴压王不留行籽，每日按压 2 ~ 3 次，每次每穴按压 1min，隔日换贴 1 次。每次一侧耳，双耳交替，3 次为 1 个疗程。

**4. 推拿**

清脾胃，清天河水，清心经。清热泻火，用于实火证。加减法：发热者去天河水加六腑；流口水重者加揉小横纹，推四横纹；烦躁惊悸者加揉小天心；虚火上炎者加揉二人上马，推涌泉，推补肾经。

**5. 外治**

（1）野菊花、金银花、薄荷、连翘、板蓝根各 10g，玄参 15g，加水 1000ml 煎沸，待温后含漱，每次至少含漱 3min，每日 3 ~ 5 次。用于实火证。

（2）复方西瓜霜：西瓜霜、黄连、贝母、黄柏、黄芩、薄荷脑、冰片、朱砂等，撒布患处，每日 1 ~ 2 次。用于实火证。

（3）珠黄油：取 3 只稍大的鲜鸡蛋，煮熟取黄，文火煎出蛋黄油，外敷溃疡面上。用于实火证、虚火证均可，用于溃疡日久不敛者更佳。

（4）吴茱萸粉 2g，陈醋 2ml，蜂蜜 2g，调成糊剂，直接贴敷于两足涌泉穴，外用纱布、胶布固定，每日调换 1 次，3 次为 1 个疗程。用于虚火证。

（5）冰硼散：少许，涂敷患处，每日 3 次。用于风热乘脾证、心火上炎证。

（6）锡类散：少许，涂敷患处，每日 3 次。用于心火上炎证、虚火上浮证。

**6. 食疗**

（1）绿豆鸡蛋饮：绿豆适量，鸡蛋 1 个。鸡蛋打入碗中调匀，绿豆放入砂锅，冷水泡 10 ~ 20min 后煮沸，沸后 3 ~ 5min，将鸡蛋冲入沸绿豆水为蛋花饮用，每日早晚各 1 次。用于实火证。

（2）绿豆青茶汤：绿豆、青茶、冰糖适量煮至绿豆熟透，取汁频服。用于实火证。

（3）麦门冬粥：麦门冬 10g，温水浸泡片刻，大枣 2 枚，冰糖适量，粳米 50g，同入锅内，加水 500ml，煮麦门冬烂熟，米花粥稠即可。每日 2 次温服，3 ~ 5 日为 1 个疗程。用于虚火证。

### 六、西医治疗

局部可选涂碘苷滴眼液、2.5% ～ 5% 金霉素鱼肝油、1% 甲紫，较大儿童可用消毒防腐含片如克菌定（特快灵），或含漱剂 1 ∶ 5000 氯己定溶液，或呋喃西林浴液等。疼痛重者，给予磺胺或抗生素。出现脱水和酸中毒者应及时纠正。发热时给予退热。有报道用双八面体蒙脱石粉末，或加维生素 E 油搅成糊状，涂抹溃疡表面，每日 5 ～ 6 次，较大儿童可用双八面体蒙脱石 3g 加入生理盐水或凉开水 200ml 内摇匀，含漱，每日数次，治疗口腔炎及口腔溃疡。也有报道口服西咪替丁 10 ～ 20mg/（kg·d），治疗小儿疱疹性口腔炎，口服核黄素、葡萄糖酸锌有促进口腔黏膜修复的作用。

### 七、预防调护

（1）预防：①保持口腔清洁，注意饮食卫生，餐具应经常消毒。②食物宜新鲜、清洁，多食新鲜蔬菜和水果，不宜过食肥甘厚腻之食物。③给初生儿、小婴儿清洁口腔时，动作宜轻，避免损伤口腔黏膜。

（2）调护：①选用金银花、野菊花、板蓝根、大青叶、甘草煎汤，频频漱口。②注意口腔外周皮肤卫生，颈项处可围上清洁毛巾，口中涎水流出及时擦干。③饮食宜清淡，忌辛辣刺激、粗硬及过咸食品，忌饮食过烫。④补充水分，保持大便通畅。

### 八、疗效判定标准

根据中华人民共和国中医药行业标准《中医病证诊断疗效标准》提出的疗效标准进行评定。①治愈：口腔溃疡愈合，局部无不适感。②好转：口疮虽然时有复发，但数量减少，程度减轻。③未愈：口疮症状及溃疡无明显变化。

## 第二节　泄泻

### 一、概述

泄泻是以大便次数增多，大便性状改变（稀薄如水样，或夹不消化食物残渣，或夹黏液便）为特征的一种小儿常见病。本病一年四季均可发生，以夏秋季节发病率为高，不同季节发生的泄泻，证候表现有所不同。2 岁以下小儿发病率高。轻者治疗得当，预后良好；重者下泄过度，易见气阴两伤，甚至阴竭阳脱；久泻迁延不愈者，则易转为疳证。

西医学称本病为小儿腹泻，分为感染性腹泻和非感染性腹泻两类。病程中易并发脱水、电解质紊乱、酸碱失衡，以及烦躁、精神委靡、嗜睡、高热或体温不升等中毒症状。病毒感染（如轮状病毒、柯萨奇病毒等）引起的肠炎，还可并发心肌损害。长期慢性、迁延性腹泻可导致营养吸收障碍，并发营养不良、贫血，甚至影响患儿生长发育。

## 二、病因病机

小儿泄泻的发病主要为感受外邪、伤于饮食，损伤脾胃，脾胃运化失司，湿邪内阻；或因脾胃虚弱，运化失职，致清浊不分；或脾肾阳虚，阳气不足，脾失温煦，阴寒内盛，水谷不化。急性起病多以邪实为主。病程日久，多易并发脾气虚损，甚至伤及脾阳、肾阳，形成正虚或虚中夹实之候。暴泻过度，易于伤阴耗气，出现气阴两伤，甚至阴伤及阳，导致阴竭阳脱的危重变证。若久泻不止，脾气虚弱，肝旺而生内风，可成慢惊风；脾虚失运，生化乏源，气血不足以荣养脏腑肌肤，久则可致疳证。泄泻一病，“湿为主因”，主要病变在脾胃。

## 三、辨病

### 1. 症状

有乳食不节、饮食不洁，或冒风受寒、感受时邪病史。出现大便次数较平时明显增多，重者达 10 次以上。粪呈淡黄色或清水样；或夹奶块、不消化物，如同蛋花汤；或黄绿稀溏，或色褐而臭，夹少量黏液。可伴有恶心、呕吐、腹痛、发热、口渴等症。重症泄泻，可见小便短少、高热烦渴、神疲萎软、呼吸深长、腹胀等症状。

### 2. 体征

轻：精神稍差，神疲萎软，皮肤弹性好，囟门、眼眶稍凹陷，啼哭有泪，口唇稍干，四肢端暖等轻度脱水征。

中：精神委靡、烦躁不安，皮肤弹性差，囟门、眼眶明显凹陷，啼哭少泪，口唇干，四肢端稍凉等中度脱水征。

重：精神极度委靡、昏迷、昏睡，皮肤发花、弹性极差，囟门、眼眶极度凹陷，啼哭无泪，口唇干裂，四肢厥冷等重度脱水征。

### 3. 辅助检查

（1）大便镜检可有脂肪球或少量白细胞、红细胞。

（2）大便病原学检查：可有轮状病毒等病毒检测阳性，或致病性大肠杆菌等细菌培养阳性。

#### 4. 疾病分期

（1）急性期：病程 2 周以内。

（2）迁延期：病程 2 周 ~ 2 个月。

（3）慢性期：病程大于 2 个月。

## 四、类病辨别

（1）痢疾（细菌性痢疾）：急性起病，便次频多，大便稀，有黏冻脓血，腹痛明显，里急后重。大便常规检查见脓细胞、红细胞，可找到吞噬细胞；大便培养有痢疾杆菌生长。

（2）生理性腹泻：多见于 6 个月以内婴儿，外观虚胖，常有湿疹，生后不久即出现腹泻，除大便次数增多外，无其他症状，食欲好，不影响生长发育。近年来发现此类腹泻可能为乳糖不耐受的一种特殊类型，添加辅食后，大便逐渐转为正常。

（3）坏死性肠炎：大便中检出较多白细胞者需与坏死性肠炎鉴别。坏死性肠炎中毒症状较重，腹痛、腹胀、频繁呕吐、高热，大便呈暗红色糊状，渐出现典型的赤豆汤样血便，常伴休克。腹部立卧位 X 线摄片呈小肠局限性充气扩张，肠间隙增宽，肠壁积气等。

## 五、中医论治

### （一）论治原则

泄泻治疗，以运脾化湿为基本法则。实证以祛邪为主，湿热证治以清热利湿止泻，风寒泻治以疏风散寒止泻，伤食泻治以消食导滞止泻。虚证以扶正为主，脾虚泻治以健脾益气止泻，脾肾阳虚泻治以健脾益肾止泻。泄泻变证，总属正气大伤，气阴两伤治以益气养阴、酸甘敛阴，阴竭阳脱治以护阴回阳、救逆固脱。

### （二）分证论治

#### 1. 常证

1）湿热泻

证候：大便水样，或如蛋花汤样，泻下急迫，量多次频，气味秽臭，或见少许黏液，腹痛时作，食欲不振，或伴呕恶，神疲乏力，或发热烦闹，口渴，小便短黄，舌质红，苔黄腻，脉滑数，指纹紫。

治法：清热，利湿，止泻。

方药：葛根黄芩黄连汤（《伤寒论》）加减。组成：葛根、黄芩、黄连、甘草等。热重者加马齿苋、马鞭草；湿重者加芸香草、苍术；腹痛者加木香、槟榔；呕吐者加藿香、竹茹；纳差者加焦山楂、鸡内金。

2）风寒泻

证候：大便清稀，夹有泡沫，臭气不甚，肠鸣腹痛，或伴恶寒发热，鼻流清涕，咳嗽，舌质淡，苔薄白，脉浮紧，指纹淡红。

治法：疏风，散寒，止泻。

方药：藿香正气散（《太平惠民和剂局方》）加减。组成：藿香、苏叶、白芷、半夏、陈皮、白术、茯苓、厚朴、大腹皮、桔梗、甘草等。寒重者加干姜、砂仁、木香；呕吐者去桔梗，加竹茹、生姜；大便质稀色淡，泡沫多者，加防风炭；纳呆食滞者，加焦山楂、鸡内金；小便短少者加泽泻、车前子；恶寒鼻塞声重者加荆芥、防风；咳嗽者加仙鹤草。

3）伤食泻

证候：大便稀溏，夹有乳凝块或食物残渣，气味酸臭，或如败卵，脘腹胀满，便前腹痛，泻后痛减，腹痛拒按，嗳气酸馊，或有呕吐，不思乳食，夜卧不安，舌苔厚腻，或微黄，脉滑实，指纹滞。

治法：消食，导滞，止泻。

方药：保和丸（《丹溪心法》）加减。组成：神曲、茯苓、半夏、焦山楂、连翘、陈皮、炒莱菔子等。腹痛者加木香；腹胀者加厚朴；呕吐者加藿香。

4）脾虚泻

证候：大便稀溏，色淡不臭，多于食后作泻，时轻时重，面色萎黄，形体消瘦，神疲倦怠，舌淡苔白，脉缓弱，指纹淡。

治法：健脾，益气，止泻。

方药：七味白术散（《小儿药证直诀》）加减。组成：苏条参、藿香、葛根、木香、茯苓、白术、甘草等。久泻不止，内无积滞者，加诃子、石榴皮、赤石脂；胃纳呆滞，舌苔腻者，加猪苓、薏苡仁、苍术；腹胀不舒者加木香、乌药、砂仁；腹冷舌淡，大便夹不消化物者，加炮姜、肉桂。

5）脾肾阳虚泻

证候：久泻不止，大便清稀，澄澈清冷，完谷不化，或见脱肛，形寒肢冷，面色皖白，精神委靡，睡时露睛，舌淡苔白，脉细弱，指纹色淡。

治法：健脾，益肾，止泻。

方药：附子理中汤（《太平惠民和剂局方》）合四神丸（《内科摘要》）加减。组成：附子、人参、白术、干姜、炙甘草、肉豆蔻、补骨脂、五味子、吴茱萸等。脱肛者加炙黄芪、升麻；久泻滑脱不禁者加诃子、石榴皮、赤石脂、益智仁；纳呆神疲者加山药、扁豆。

**2. 变证**

1）气阴两伤证

证候：泻下过度，质稀如水，精神萎软或心烦不安，目眶及囟门凹陷，皮肤干燥或枯瘪，啼哭无泪，口渴引饮，小便短少，甚至无尿，唇红而干，舌红少津，苔少或无苔，脉细数。

治法：健脾益气，酸甘敛阴。

方药：人参乌梅汤（《温病条辨》）加减。组成：人参、炙甘草、乌梅、木瓜、莲子、山药等。泻下不止者加山楂炭、诃子、赤石脂、五味子；口渴引饮者加石斛、玉竹、天花粉、芦根；大便热臭者加黄连、辣蓼。

2）阴竭阳脱证

证候：泻下不止，次频量多，精神委靡，表情淡漠，面色青灰或苍白，哭声微弱，啼哭无泪，尿少或无，四肢厥冷，舌淡无津，脉沉细欲绝。

治法：挽阴回阳，救逆固脱。

方药：生脉散（《医学启源》）合参附龙牡救逆汤（《伤寒论》）加减。组成：人参、麦冬、五味子、白芍、炙甘草、附子、龙骨、牡蛎等。

## （三）特色治疗

### 1. 专方专药

（1）马蹄香：1985 年云南省小儿腹泻防治协作组研究发现马蹄香提取物对轮状病毒及非轮状病毒肠炎都有较好的疗效。2005 年云南中医学院附属医院的研究证实以马蹄香制成的秋泻灵合剂能明显缩短腹泻时间，提高对轮状病毒的清除率，缩短轮状病毒的清除时间。现代药理研究认为马蹄香的作用机制可能是：在轮状病毒初始感染中，$CD8^+$ 细胞在清除病毒感染中发挥重要作用，特别对初次感染轮状病毒的恢复起重要作用，并对预防再次感染发挥部分作用，而 $CD4^+$ 细胞则对于肠道 sIgA 的诱导是必需的。马蹄香提取物一方面通过激活 $CD3^+$ 、$CD4^+$ 细胞，提高抗体的分泌水平。同时，通过调节 $CD4^+/CD8^+$ 比值，抑制 $CD19^+$ 的升高，对一些细胞因子的释放起调节作用。另一方面，马蹄香可减弱病毒对靶细胞的吸附，降低细胞与病毒的亲和力，使吸附于细胞表面的轮状病毒与细胞解离，保护细胞的正常结构和功能，减轻或消除肠道靶细胞的损伤，减少肠道的分泌，达到清除病毒、加速病毒排泄及止泻的作用。

（2）地锦草：有清热解毒，凉血止血，利湿之功效，治疗泄泻时主要用于湿热证型。现代药理研究证实地锦草对金黄色葡萄球菌、白色葡萄球菌、溶血性链球菌、大肠杆菌、伤寒杆菌、副伤寒杆菌、多种痢疾杆菌、绿脓杆菌、肠炎杆菌等多种致病性球菌及杆菌有明显的抑菌作用。临床使用地锦草单方、复方制剂治疗感染性腹泻有明显控制感染的效果。

（3）黄芪注射液：病毒是引发小儿腹泻常见的病原。其中又以轮状病毒多见，轮状病毒性肠炎病程中易并发心肌损害。在治疗轮状病毒性肠炎时使用黄芪注射液，一方面黄芪可提高患儿血清 INF-α 、IL-6 水平，而 INF-α 、IL-6 可抵抗轮状病毒感染。其机制可能是：直接抑制病毒 RNA 的合成，对病毒感染细胞有细胞毒作用；

诱导感染病毒的小肠上皮细胞凋亡等。另一方面，黄芪中含的黄芪皂苷能清除过多的氧自由基，黄芪总黄酮可明显改善 BALB/c 小鼠病毒性心肌炎急性期心脏血流动力学，可以逆转病毒性心肌炎引起的泵功能损害，对轮状病毒感染并发的心肌损害有一定治疗作用。

（4）喜炎平注射液：主要成分是穿心莲内酯总酯磺化物，具有抗病毒、抗菌、利热等作用，可提高白细胞、中性粒细胞及巨噬细胞对细菌、病毒的吞噬能力，提高血清中溶菌酶含量，增强机体免疫功能。故临床可用于小儿急性细菌性肠炎、病毒性肠炎的治疗，利于缓解患儿临床症状，促使病原菌清除。

**2. 名老中医经验**

（1）刘以敏经验：刘以敏主任认为，泄泻一病，湿为主因，病在脾胃，治疗中主要要抓住“湿”“脾胃”，同时应重视脾肾、脾肺之间的关系。针对外感风寒，邪气犯肺，咳嗽、流涕，同时伴有腹泻的患儿，刘老以温肺散寒、燥湿止泻为治则，以天麻二陈汤加减（天麻、钩藤、茯苓、陈皮、京半夏），痰多色白清稀夹泡沫者加姜南星、桂枝、炮姜；小便少者加车前子。伤食泻以消食和中、燥湿运脾为治则，以胃苓汤加减（苍术、厚朴、陈皮、茯苓、猪苓、泽泻、白术、桂枝）。脾肾阳虚证以温补脾肾、固涩止泻为法，常用天生磺温补命门火；炮姜、官桂补火助阳；益智仁温脾暖肾；公丁香温中降腻，温肾助阳；鹿角霜益肾助阳，补而不腻，且有收敛作用；赤石脂、炙粟壳涩肠止泻，以存气阴；茯苓、猪苓、泽泻利水渗湿；砂仁、炒白术健脾醒脾除湿。针对轮状病毒性肠炎，刘以敏创立了仙鹤止泻灵（仙鹤草、葛根、车前子、马蹄香、母香、苍术、白芍），全方合用有健脾化湿止泻、解表清热之功。

（2）黎炳南经验：黎炳南主张湿热并见，清温共进宜慎苦寒：湿热泄泻，湿重者非温不化，常重用砂仁、藿香、木香等芳香温通之品，以化湿浊，薏苡仁、茯苓分离水湿；热重于湿，喜用火炭母、连翘、地榆之类；脾虚湿盛，除湿勿忘扶中运脾：久泄脾虚，健脾除湿并施；病症初起而中气已馁者，亦可除湿扶中运脾参合，处方四君子汤加化湿消导之品。纳呆亦多因湿困，一味过用消磨之品，反损胃气，治宜健脾除湿，胃纳自开。气虚不固，早用补涩不碍祛邪：泄泻气虚，早用补涩。脾虚欲陷者，重用党参、白术、黄芪，加葛根升阳举陷。肾气不固者，选用补骨脂、巴戟天、肉桂；泻下不止，当涩肠以存气阴，轻者用乌梅，重者用五味子加龙骨。酸收之品，一则涩肠，二则合甘药以酸甘化阴。

（3）董廷瑶经验：董廷瑶教授治疗热泻以清热止泻为法，方用益元散、葛根芩连汤，湿重者，加用甘露消毒丹。寒邪分风寒、虚寒，风寒者治宜疏解表邪，方有荆防败毒散、藿香正气散，小便短者加用五苓散；虚寒治当温肾健脾，轻者用益黄散或七味白术散，重者用附子理中汤，呕吐者加丁香、伏龙肝，最后以异功散收功。久泻脾虚肠滑，泻多滑利，稀薄不臭，有时自遗者，则用固涩法。应用止涩法时，必需具备四个条件：舌洁、腹软、溲通、身无热。泄泻迁延不愈，腹胀如鼓，扣之中空，呼吸短促，食入即吐，而大便不畅，次多量少，不宜仍予汤药治疗，治宜温脐散（肉桂、丁香、木香各 1.5g，麝香 0.15g），共研细末，敷于脐上。以温香诸药，借麝香的渗透之力，深入肠内，旋运气机，使其频转矢气而升降复常。

**3. 推拿**

（1）基本手法：补脾经、清大肠、揉板门、揉外劳、运内八卦、揉脐、摩腹、按揉足三里、捏脊。

（2）辨证使用手法：① 湿热泻：清脾经、补大肠、推下七节骨、清小肠、推箕门、按揉足三里、摩腹、揉脐、揉天枢。② 风寒泻：补大肠、补脾经、推三关、揉外劳宫、揉一窝风、揉龟尾、推上七节骨、拿肚角。③ 伤食泻：补脾经、清大肠、摩腹、揉板门、运内八卦。④ 脾虚泻：补脾经、补大肠、捏脊、摩腹、推三关、运内八卦、按揉足三里、推上七节骨。

**4. 灸法**

取足三里、中脘、神阙。隔姜灸或艾条温和灸。每日 1 ~ 2 次。用于脾虚泻、脾肾阳虚泻。

**5. 中药穴位贴敷**

丁香 2g，吴茱萸 30g，胡椒 30 粒，共研细末。每次 1 ~ 3g，醋调成糊状，敷贴神阙穴，每日 1 次。用于风寒泻、脾虚泻。

**6. 中药灌肠**

使用葛根 10g，黄芩 10g，黄连 6g，白头翁 10g，乌梅 6g，诃子 6g，石榴皮 10g，浓煎 100ml，药温 37℃，保留灌肠，1 ~ 3 岁每次 30ml、3 ~ 6 岁每次 60ml，6 岁以上每次 100ml。每日 1 次。用于湿热泻。

**7. 红外线治疗**

脾虚泻、脾肾阳虚泻、风寒泻可选用红外线腹部治疗，每次 10 ~ 15min，每日 1 ~ 2 次。

**8. 食疗**

食疗适用于已添加辅食的患儿。

（1）绿豆冬瓜粥：绿豆、冬瓜适量，加入粳米中熬粥，加盐调味服用，有助于清热除湿，用于湿热泻。

（2）红糖生姜水：红糖适量，生姜 2 ~ 3 片，加水煎煮 10min，取汁服用，有助于散寒除湿，用于风寒泻。

（3）山楂萝卜粥：山楂、萝卜适量，加入粳米中熬粥服用，有助于消食利湿，用于伤食泻。

（4）山药薏仁莲子粥：山药、薏苡仁、莲子适量，加入粳米中熬粥服用，可有助于健脾利湿，止泻。用于脾虚泻、脾肾阳虚泻。

（5）莲子芡实糯米羊肉粥：莲子、芡实、羊肉适量，加入糯米中熬粥，加盐调味服用，有助于健脾益肾，用于脾肾阳虚泻。

## 六、西医治疗

### （一）治疗原则

调节饮食，预防和纠正脱水，合理用药，加强护理，预防并发症。

### （二）常用方法

**1. 饮食疗法**

继续饮食，恢复母乳及原来已经熟悉的饮食，喂食与患儿年龄相适应的易消化饮食。病毒性肠炎疑似继发双糖酶（主要是乳糖酶）缺乏的患儿或慢性、迁延性腹泻患儿中怀疑双糖不耐受者改喂豆类、淀粉类食品，或喂食去乳糖配方奶粉。过敏性腹泻患儿可采用水解蛋白配方饮食。

**2. 抗生素使用**

诊断感染性腹泻、或伴有明显中毒症状不能用脱水解释者，可选用氨苄西林、阿莫西林舒巴坦、阿莫西林克拉维酸钾、头孢菌素等抗菌药物。再根据大便细菌培养和药物敏感试验结果调整。

**3. 肠道微生态疗法**

肠道微生态疗法常用双歧杆菌、酪酸梭菌、嗜乳酸杆菌、地衣芽胞杆菌、布拉酵母菌等制剂。

**4. 肠黏膜保护剂**

肠黏膜保护剂常用蒙脱石散。

**5. 补充微量元素和维生素**

急性腹泻患儿每日予元素锌 20mg（> 6 个月）、10mg（< 6 个月），疗程 10 ~ 14 日。慢性、迁延性腹泻患儿还应注意补充铁、烟酸、维生素 A、维生素 $B_{12}$、维生素 $B_1$、维生素 C、叶酸等。

**6. 液体疗法**

（1）口服补液盐（ORS）：配方为葡萄糖 11g，氯化钠 1.75g，碳酸氢钠 1.25g，氯化钾 0.75g，加温开水 500ml。轻度脱水 50 ~ 80ml/kg，中度脱水 80 ~ 100ml/kg，少量频服，8 ~ 12h 将累积损失补足。在用于补充继续损失量和生理需要量时，口服补液盐需适当稀释。口服补液盐仅适用于腹泻脱水的预防，以及轻度、中度脱水的治疗，有中度以上脱水的患儿，或患儿极度疲劳、昏迷或昏睡、频繁呕吐、腹胀、心肾功能不全及其他严重并发症者及新生儿不宜用口服补液。

（2）静脉补液：中度以上脱水，患儿极度疲劳、昏迷或昏睡、频繁呕吐、腹胀时应静脉补液。①定量：第 1 天补液总量：轻度脱水 90 ~ 120ml/kg，中度脱水 120 ~ 150ml/kg，重度脱水 150 ~ 180ml/kg。先按 1/2 ~ 2/3 量给，余量根据患儿后续吐、泻、饮食、脱水纠正情况决定取舍。合并营养不良、肺炎、心肾功能损害者及学龄期儿童补液总量应酌情减 1/4 ~ 1/3。② 定性：等渗性脱水补充累积损失量时用 1/2 张含钠液，维持补液时用 1/3 张含钠液；低渗性脱水补充累积损失量时用 2/3 张含钠液，维持补液时用 1/2 张含钠液；高渗性脱水用 1/5 ~ 1/3 张含钠液。若根据临床表现判断脱水性质有困难时，可先按等渗性脱水处理。③ 定速：原则为先快后慢。对伴有循环不良和休克的重度脱水患儿，用 2 ： 1 等张含钠液或生理盐水 20ml/kg（总量不超过 300ml），于 30 ~ 60min 内快速静脉滴注。其余累积损失量补充在 8 ~ 12h 内完成。继续损失与生理需要量的补充视病情需要在后 8 ~ 12h 内输入。④ 纠正酸中毒：轻、中度酸中毒经以上治疗一般可以纠正。酸中毒严重时补充碱性液。所需 5% 碳酸氢钠量（ml）= [18 − 患儿的二氧化碳结合力（mmol/L）]× 体重（kg）×1.0，将碳酸氢钠稀释成 1.4% 的溶液输入，先给予计算量的 1/2，然后根据二氧化碳结合力进行调整。一般将二氧化碳结合力提高到 18mmol/L 即可。⑤ 补钾：见尿补钾，一般患儿按每日 3 ~ 4mmol/kg（相当于氯化钾每日 200 ~ 300mg/kg）补给，轻度脱水分 3 ~ 4 次口服，中、重度脱水给予静脉滴注，浓度 < 0.3%，1 日量输入的时间不应少于 6 ~ 8h，严重低钾血症补钾需连续 4 ~ 6 日。

**7. 补钙**

对营养不良、佝偻病并腹泻的患儿，应早期补钙，可口服钙剂。若补液过程中出现惊厥、手足搐搦症，立即给 10% 葡萄糖酸钙 1 ~ 2ml/kg，最大 ≤ 10ml，5% ~ 10% 葡萄糖液稀释后缓慢静脉滴注，必要时重复使用。

**8. 补镁**

补钙后手足搐搦、抽搐不见好转反而加重时要考虑低镁血症，可测定血镁浓度，同时用 25% 硫酸镁每次 0.1 ~ 0.2ml/kg，深部肌内注射，每日 2 ~ 3 次，症状缓解后停用。

## 七、预防调护

（1）注意饮食卫生，食品应新鲜、清洁，不吃变质食品，不要暴饮暴食。饭前、便后要洗手，乳具、食具要卫生。

（2）提倡母乳喂养，不宜在夏季及小儿有病时断奶，遵守添加辅食的原则，注意科学喂养。

（3）加强户外活动，注意气候变化，防止感受外邪，避免腹部受凉。

（4）适当控制饮食，减轻脾胃负担。对吐泻严重及伤食泄泻患儿暂时控制饮食，以后随着病情好转，逐渐由少到多，由稀到稠增加饮食。忌食油腻、生冷、污染及不易消化的食物。

（5）保持皮肤清洁干燥，勤换尿布。每次大便后，要用温水清洗臀部，涂上紫草膏，防止发生红臀。

（6）密切观察病情变化，及早发现泄泻变证。

### 八、疗效判定标准

根据中华人民共和国中医药行业标准《中医病证诊断疗效标准》提出的疗效标准进行评定。①治愈：大便成形，全身症状消失，大便镜检无异常，病原学检查阴性。②好转：大便次数及水分减少，全身症状改善，大便镜检脂肪球或红、白细胞偶见。③未愈：大便次数及水分未改善，或症状加重。

## 第三节 便秘

### 一、概述

便秘是指以排便困难，排便间隔时间延长，3 日以上 1 次，粪便干燥坚硬，可伴少腹胀急、神疲乏力、胃纳减退等症，并排除肠道器质性疾病所致的排便困难。目前临床上小儿特别是婴幼儿便秘现象有上升趋势，小儿便秘虽非危及生命的重大疾病，但可降低患儿生活质量，长期未能得到适宜治疗，尚可影响患儿生长发育。根据本病的主要临床症状，属于中医学“便闭”“秘结”等范畴。

### 二、病因病机

小儿便秘的病因有饮食失调、情志失调、燥热内结、气血亏虚，加之小儿脾常不足，脾升胃降失常，浊阴不降，影响大肠气机，致传导功能低下，糟粕内留而便秘。本病病位在大肠，病机为大肠传导失常。

### 三、辨病

**1. 症状**

（1）有排便疼痛或费力史。

（2）大便干燥坚硬，秘结不通，或虽有便意但排出困难。

（3）排便时间间隔延长，每周排便≤ 2 次。

（4）直肠内存在大量粪便团块，或有大量粪便潴留史或大块粪便阻塞厕所史。

至少出现上述 2 条以上症状，持续 1 个月以上。

**2. 体征**

腹部触诊：腹软或腹胀，或触及粪球；无明显压痛。

**3. 辅助检查**

（1）常规检查：①腹部 X 线片及腹部超声可协助诊断。根据病史、粪便的性状及体检的情况来查出便秘的原因。②肛门检查；应该对每一个便秘患儿进行肛门检查，并做指检可确保患儿的肛门是否过窄，出现异位、肛裂，或者是其他直肠病变。③肌电图：是判定是否便秘的常用方法，是指对肛外括约肌和盆底肌运用肌电图的诊断方式进行观察。

（2）特殊检查：钡灌肠检查对直肠和结肠十分重要，可以持续观察肛门直肠在排便前后的变化，找出便秘的原因。

## 四、类病辨别

（1）先天性巨结肠：小儿先天性肠道畸形，主要表现为胎粪排出延迟，顽固性腹胀便秘，呈进行性加重；常有营养不良，食欲不振，高度腹胀；肛肠指检有空虚感或裹手感；钡剂灌肠 X 线检查显示近直肠 - 乙状结肠处狭窄，上段结肠异常扩大。

（2）肛裂：肛管皮肤破裂形成菱形裂口或溃疡，以排便时刀割样疼痛，便时出血为特点，反复发作，患儿常因疼痛而忍便，长期忍便就会出现大便干结形成便秘。

（3）其他：排除器质性病变、神经性疾患、精神障碍、代谢内分泌疾患及由全身器质性病变等所致者，由肠道器质性疾病所致便秘（如先天性巨结肠、肛门狭窄、肛门裂、脊柱裂等）及甲状腺功能低下、肿等所致便秘。

## 五、中医论治

### （一）论治原则

本病的治疗，实证以驱邪为主，常用清热通导、疏肝理气、消积导滞之法；虚证以扶正为先，多用健脾益气、滋阴养血、润肠通便、温阳益肾等法。除口服药物外，可配合推拿、穴位贴敷、针灸等疗法进行治疗，同时，必须注意调整不合理的饮食结构，建立良好的排便习惯。

### （二）分证论治

#### 1. 乳食积滞证

证候：大便干结，排便困难，腹胀满疼痛，不思乳食，或恶心呕吐，手足心热，小便短黄，舌红苔黄厚，脉沉有力，指纹紫滞。

治法：消积导滞，清热通便。

处方：枳实导滞丸（《内外伤辨惑论》）加减。组成：大黄、枳实、黄芩、黄连、六神曲、白术、茯苓、莱菔子等。腹胀痛者加大腹皮、香附；积滞化热者加连翘、胡黄连；伤乳者加麦芽、炒鸡内金；呕恶者加藿香、芸香草。

**2. 燥热内结证**

证候：大便干硬，排出困难，甚至秘结不通，面红身热，口干口臭，或口舌生疮，腹胀腹痛，小便短赤，舌质红，苔黄燥，脉滑数，指纹紫滞。

治法：清热导滞，润肠通便。

处方：麻子仁丸（《伤寒论》）加减。组成：麻子仁、大黄、枳实、槟榔、苦杏仁、白芍等。口干舌燥者加生地黄、玄参；口舌生疮者加胡黄连、灯心草、淡竹叶；腹胀痛者加木香、甘松、香附。

**3. 气机郁滞证**

证候：大便闭涩，嗳气频作，肠鸣矢气，胸胁痞闷，腹中胀痛，舌质红，苔薄白，脉弦，指纹滞。

治法：疏肝和胃，导滞通便。

处方：六磨汤（《世医得效方》）加减。组成：木香、乌药、沉香、大黄、槟榔、枳实、郁金等。口苦咽干者加黄芩、栀子；嗳气频作者，加旋覆花、紫苏子；加厚朴、半夏；胸胁痞满者加瓜蒌、香附；腹胀腹痛者加青皮、莱菔子；气郁寡言者加柴胡、白芍、合欢皮。

**4. 气血亏虚证**

证候：粪质干结，虽有便意，但努挣乏力，难于排出；汗出气短，便后疲乏，面白无华，唇甲色淡，头晕心悸，健忘，舌淡，苔白，脉弱，指纹淡。

治法：补气养血，润肠通便。

方药：黄芪汤（《金匮翼》）合润肠丸（《奇效良方》）加减。组成：黄芪、陈皮、火麻仁、党参、白术、当归、生地黄、桃仁、枳壳等。气虚甚者加人参；气虚下陷脱肛者重用黄芪，加升麻、柴胡；面白唇淡者加何首乌、枸杞子、阿胶；心悸健忘者加酸枣仁、柏子仁。

### （三）特色治疗

**1. 专方专药**

（1）王氏保赤丸：主要成分为大黄、黄连、川贝母、制南星、生姜等，其中大黄清热泻火通便；黄连能清化胃肠积滞之湿热；川贝母豁痰润肺、宣通肺气。肺与大肠相表里，气机条达，有利于大肠清除积滞。小儿便秘病因大多因饮食不当，损伤脾胃，胃主受纳，脾主运化，脾胃受损则运化失调成积滞，积久化热上及肺气。气机受阻下结大肠则便秘，故治疗小儿便秘根本在于运脾，胃健脾运，则气机通畅，水谷自化。王氏保赤丸对脾胃具有双向调节作用，既可消除积滞，润燥理肺，又能健脾助运，是治疗小儿便秘的良药，值得在临床治疗中推广。

（2）四磨汤：现代药理研究四磨汤中的槟榔、沉香、乌药均有抗菌作用，其中乌药具有广谱的抗菌性和高效抗病毒性，沉香能选择性地对部分有感染性细菌和真菌有抑制作用，槟榔具有广谱的抑菌作用和对幽门螺杆菌的杀灭作用。此三味药是四磨汤能改善便秘患者肠道微生态的基础。而人参虽无直接抑菌作用，但对机体有保护作用，四磨汤能有效改善便秘时肠道微生态失衡，缓解症状，提高生活质量，从而达到治病防病的目的。

**2. 名老中医经验**

（1）张士卿经验：根据小儿生理病理特点，提出小儿便秘多属阴亏燥结，兼以气虚、气滞，故治疗以滋阴养血、温肾益精、润肠通便、行气宽肠为主，药方以润肠丸合济川煎为基础随证加减，常用药物：当归、生地、麻仁、桃仁、枳壳、牛膝、肉苁蓉、泽泻、升麻。纳食欠佳者，加鸡内金、焦三仙以消食化滞；虚热明显者，加知母、丹皮以滋阴退虚热；咳嗽者，酌加黄芩、浙贝母、款冬花以清肺化痰，润肺止咳；便秘日久者，加瓜蒌仁、制大黄以助通便；寐不安者，加远志、酸枣仁以养心安神；兼有虫症者，酌加乌梅、花椒等安蛔、杀虫、止痛；肛裂、痔疮者加地榆、槐花炭等以宽肠凉血止血。

（2）朱良春经验：朱良春认为小儿便秘致病多因气机升降逆乱，运传失常，糟粕不能顺降而滞于肠道所致，其病因的根本在于脾胃虚弱，脾不升，胃不降，故主张治疗小儿便秘用塞因塞用之法，即用补法，可选用局方四君子汤加味。临床用药方面，降药可选用杏仁、苏子、莱菔子、紫菀或枳实；腹胀者加厚朴或陈皮；偏寒者加干姜。山根出现青筋者即肝木失肾水滋润，然乙癸同源，可适当加入补肝肾之品，如桑椹子、决明子、当归或熟地黄等。另外，《素问·金匮真言论》曰“北方黑色，入通于肾，开窍于二阴”，二阴者，前阴窍出小便，后阴窍出大便也。对便秘一病，他还会从实、热、痰、郁等论治，而且注重整体观念，重视“舒肺达肝”之法，认为中医药在治疗儿童功能性便秘方面具有独特优势，既可取得良好效果，又无明显不良反应，且药物依赖性少，远期疗效满意。临床除了常用汤剂这一方法外，还可加入针灸推拿、外敷法等。

**3. 针灸**

体针：主穴取大肠俞、天枢、支沟、上巨虚；配穴取合谷、中脘、胃俞，脾俞。得气后留针 30min，隔日 1 次。

**4. 推拿**

（1）实证便秘：清大肠、退六腑、运内八卦、摩腹各 300 次，清补脾土 150 次，按揉足三里 200 次，推下七节骨 50 次。治疗时间及疗程：每次 15 ~ 20min，每日 1 次，5 日为 1 个疗程，必要时可连续治疗 2 个疗程。

（2）虚证便秘：补脾经、推肾水、摩腹各 300 次，清大肠 200 次，按揉足三里、推上三关各 200 次，捏脊反复 5 ~ 8 次。治疗时间及疗程：每次 15 ~ 20min，每日 1 次，5 日为 1 个疗程，必要时可连续治疗 2 个疗程。

**5. 外治**

（1）耳穴压籽：取穴直肠下端、大肠、便秘点，以 75% 酒精棉球消毒双耳郭，取 1 粒王不留行籽置于 0.6cm × 0.6cm 医用胶布上，粘贴在选好的耳穴上，每日按压耳穴3次，以局部疼痛能忍受为度，两耳交替治疗，3日换治1次。

（2)穴位贴敷: 杏仁6g,大黄3g,广木香3g等诸药研末,捣杏仁和热醋为泥糊状,摊于纱布上，敷脐6～8h后取下，一般用药1次即效。可清热消积、导滞通便，大黄含蒽醌类化合物，敷贴后通过皮肤吸收，可刺激大肠，增加其推进性蠕动而促进排便。

**6. 食疗**

（1）香蕉煮冰糖：香蕉2条，冰糖适量，加水煮汤食。

（2）柏子仁粥：柏子仁10g，大米30g，蜂蜜适量。前两味一起加水煮熟，入蜂蜜调匀服食。

## 六、西医治疗

### （一）治疗原则

寻找病因，早期合理治疗，缓解症状。

### （二）常用方法

**1. 基础治疗**

（1）合理的饮食搭配：按儿童膳食搭配原则，即保证蛋白质足够摄入的同时，加入足量的水果及蔬菜，也可适当为儿童添加粗粮，以促进肠胃蠕动。

（2)适当增加运动量: 保证儿童有足够的活动量,延长运动时间,加快肠胃蠕动,促进排便。

（3）保证足够的饮水量：保证儿童能够足量饮水，达到润肠通便的目的。

（4）排便训练：排便作为一类反射性运动，进行积极有效的训练，可保证儿童能够自行养成定时排便的习惯。

**2. 药物治疗**

尽量避免使用腹泻药物，口服泻剂、微生态制剂及灌肠。

**3. 心理行为指导**

部分儿童出现便秘的症状不仅是因为恐惧排便过程较为疼痛，还可由于家庭的环境因素产生过大的心理压力，降低胃肠道功能。因此，医疗工作者可对患儿进行有效的心理疏导。

**4. 运动治疗法**

运动治疗法可以缓解小儿便秘。家长把手掌捂热，轻轻地按摩小儿的胃反应区、肠反应区及腹部，以肚脐作为中心点，按顺时针的方向按摩，一共10次，休息5min，再进行10次，反复按3～4次即可。此种按摩可促进小儿肠蠕动，加快胃肠活动，增强脾胃的传导能力，减缓便秘症状。

### 七、预防调护

（1）要让孩子每日按时坐盆排便，以养成良好的排便习惯。

（2）要养成良好的饮食习惯，饮食要多样化，少吃生冷食物，食量不能过少，食物不能过于精细，应富含纤维素。

（3）吃牛奶的小婴儿可适当多加一些糖，还可加些米汤饮食，可给予果汁菜汤等，以防大便过干、过硬造成便秘。

（4）要养成良好的生活习惯，避免持续高度的精神紧张状态，尤其是学龄儿童，学习紧张，睡眠不足均可引起便秘。

（5）家长用手掌按摩小儿的腹部，以肚脐为中心，由右向左，顺时针按摩，促进肠蠕动。

### 八、疗效判定标准

根据中华人民共和国中医药行业标准《中医病证诊断疗效标准》提出的疗效标准进行评定。①痊愈：排便恢复如常，每日 1 次，便质正常，不过硬也不过软，排便不费力，且连续保持 2 周以上，伴随不适症状消失。②显效：排便频率有明显增加，每周 4 次以上，质地软，排出爽快，伴随症状明显改善，但持续不到 2 周又可出现排便费力情况。③有效：排便次数在原来基础上每周增加 1 次以上，其余症状有改善，但仍有排便困难。④无效：排便情况及伴随症状治疗前后无改变。

## 第四节 肠系膜淋巴结炎

### 一、概述

肠系膜淋巴结炎是儿科常见疾病，多并发或继发于呼吸道、肠道等感染之后。典型的临床表现为发热、腹痛、呕吐或发生腹泻或便秘。腹痛可在腹部的任何部位，但因病变主要侵及末端回肠的一组淋巴结，故以右下腹和脐周为主。腹痛性质不固定，可表现为隐痛或痉挛性疼痛。发病年龄多见于学龄前儿童，男童发病率较高。近几年，该病有增长趋势，若病情迁延，常致腹痛反复发作，伴发食欲不振，影响儿童的生长发育。

中医学将小儿肠系膜淋巴结炎归属于“小儿腹痛”范畴。

### 二、病因病机

小儿脏腑娇嫩，肺脾不足，易为六淫所侵，以寒、暑、热、湿邪入侵为多见。

外邪侵犯肺卫，致肺卫失宣，邪毒聚于咽喉，出现发热、喉核肿大或溃烂；外邪入侵腹中，脾胃运化功能失司，脾虚湿盛，且外邪入里化热，湿热蕴结，气机阻滞，血运不畅，不通则痛。或饮食不节（洁），过食生冷，或恣食肥甘厚味辛辣油腻之品，伤及脾胃，邪滞中焦，引发腹痛；暴饮暴食，胃纳过盛，损伤脾胃，脾运失司，食滞内停，气滞中焦，亦可发腹痛；过食生冷，寒湿留滞，气机失于条畅，通降不利，而发腹痛。恣食辛辣油腻，酿生湿热，积滞蕴结于肠胃，阻碍气机，则发腹痛。若素体脾胃虚弱，或病后正气受损，损及脾阳，中焦虚寒，内失温养，不荣则痛；脾胃功能失调，痰、湿、食停滞肠胃，阻碍气机，亦可发腹痛。

总之，本病是由多种因素引起。小儿脏腑娇嫩，形气未充，卫外不固，易受外感毒邪；脾常不足，易致脾胃之疾。六淫外邪侵袭而引发本病。病机以脾胃失健，中焦气机失畅，不通则痛或不荣则痛为主，痰核是其主要病理产物，病位在脾及胃肠。在疾病初期病性以邪实为主，以肺胃热盛最为常见。而在慢性迁延期，既可为实，也可为虚或虚实错杂，以饮食积滞证和脾胃虚弱证最为常见。

## 三、辨病

### 1. 症状

本病以腹痛为主要症状，腹痛部位以右下腹和脐周为主，腹痛性质不固定，可表现为隐痛或痉挛性疼痛，可伴有发热、咽痛、恶心、呕吐、腹泻、便秘、食欲不振、腹胀等症状。

### 2. 体征

腹部压痛位置不固定，多见于脐周及右下腹，也可见于腹部其他部位，少见反跳痛及肌紧张。除腹部体征外，常可发现咽部充血、扁桃体肿大、颈部淋巴结肿大等。

### 3. 辅助检查

（1）血常规：白细胞计数可增加，以中性粒细胞增高多见，偶见淋巴细胞、单核细胞比例增加，血红蛋白及血小板正常。

（2）彩超：目前常用彩超诊断，诊断标准为：在同一区域肠系膜上探及 2 个及以上淋巴结回声，并且长轴直径＞ 10 mm 或短轴直径＞ 5 mm，或淋巴结成集簇状排列，彩色多普勒血流成像示淋巴结内血流信号丰富者即视为淋巴结肿大。

## 四、类病辨别

（1）阑尾炎：本病腹痛与压痛发生在右下腹部最为多见，故易误诊为急性阑尾炎，但急性阑尾炎时，压痛固定，多有反跳痛及腹肌紧张。而本病腹痛部位易变，当患儿体位改变时主要压痛点也随之改变，且触痛范围较急性阑尾炎为广，均有助于区别。鉴别有困难者，可借助腹部 B 超多能明确诊断。本病腹部 B 超表现为腹腔多发淋巴结肿大，而急性阑尾炎腹部B超绝大多数可见增粗的阑尾。

（2）急性胃肠炎：多发生于夏秋季，多有饮食不洁（节）史，大便常规异常，可见红、白细胞等，血常规白细胞计数可正常或异常。

## 五、中医论治

### （一）论治原则

本病的治疗，根据证候可分为急性期和慢性期。在急性期，其治重在祛邪疏导，以解毒散结、消食导滞、行气止痛为要；在慢性期，根据病之虚实，治以行气止痛或温中补虚，缓急止痛。

### （二）分证论治

**1. 肺胃热盛证**

证候：喉核赤肿，甚至溃烂化脓，壮热不退，腹痛腹胀，心烦口干，口气臭秽，纳差，大便秘结，小便黄，舌红苔黄，脉数。

治法：清泄肺胃，解毒散结。

处方：凉膈散（《太平惠民和剂局方》加减。组成：芒硝、大黄、栀子、连翘、黄芩、甘草、薄荷、竹叶等。喉核红肿明显者，可加玄参、浙贝母、夏枯草、牡蛎解毒散结；腹胀满、腹痛剧烈、大便干结者，可加木香、延胡索、枳实、芍药行气止痛；如有饮食积滞，以山楂、神曲、麦芽、鸡内金消食化积；呕吐明显者，可加竹茹、半夏和胃止呕。

**2. 饮食积滞证**

证候：起病前后有伤食史，脘腹胀满疼痛，纳差，嗳腐吞酸，喉核红肿，舌红苔腻，脉滑实。

治法：消食化积，行气止痛。

方药：保和丸（《丹溪心法》加减。组成：陈皮、连翘、茯苓、半夏、神曲、山楂、莱菔子、甘草等。若食积化热，大便不通，腹胀，加大黄、黄连、枳实、芍药清热通腑，理气止痛。喉核肿大者酌加浙贝母、牛蒡子、蒲公英以解毒散结消肿。

**3. 脾胃虚弱证**

证候：腹痛时常反复，时作时止，纳呆食少，有时呕吐，大便溏薄，形体偏瘦，神倦乏力，面色暗淡，喉核肿大伴色淡红，舌淡红，苔白或腻，脉细或滑。

治法：健脾益气，和胃止痛。

方药：七味白术散（《小儿药证直诀》）加减。组成：北沙参、茯苓、白术、藿香、粉葛、木香、甘草等。伴呕吐者加丁香、吴茱萸温中止呕；脾虚气滞者，加用厚朴、木香行气；食欲欠佳者加鸡内金；脾虚湿盛者，加苍术、薏苡仁、豆蔻、陈皮、茯苓、法半夏；腹冷痛者加椒目、干姜以散寒除湿，下气散结；喉核肿大者，加川贝、牡蛎。

## （三）特色治疗

### 1. 专方专药

（1）延胡索：现代药理研究认为延胡索及其生物碱在镇痛镇静方面的作用，以延胡索乙素作用效果最强，对持续性、慢性钝痛有极佳的效果，现已作为药物投入临床使用，毒性小、安全性大、无成瘾性。延胡索乙素优先阻滞纹状体、伏膈核、前额皮层等脑区的 D2 受体后，通过纹状体、伏膈核 – 弓状核 –PAG 通路，加强脑干下行痛觉调制系统的抗痛功能。

（2）枳实芍药散：是来源于《金匮要略》的一首治疗腹痛、腹满的经方，全方由枳实、芍药两味药物组成，组方精简，主治明确。方中枳实行气导滞以调畅气机，合以芍药养血和营以缓挛急，并可敛枳实勇悍而耗散太过。两药配合，有气结散而血亦行，郁既解则腹痛自除之妙用。现代药理研究亦证实，枳实对胃肠平滑肌呈双重调节作用，既能兴奋胃肠道使蠕动增强，又能降低平滑肌张力并有解痉的作用；芍药除具有松弛平滑肌、抗炎作用外，尚有较显著的对痛觉中枢的镇静作用。故两药合用，解痉镇痛消炎起协同作用。

### 2. 名老中医经验——董氏儿科经验

董继业在其父董幼祺指导下，归纳认为本病的治疗当以清热理气、消积化痰为主，达到通则不痛之目的。遵循这个原则，以四逆散合金铃子散理气为主，加以川芎为血中之气药，既可治血，又可行气止痛；乌药辛开行气；夏枯草、象贝母清热化痰散结；山楂消积化瘀，全方共奏清热理气、化痰积之功，与本病之病因病机甚相契合。主方：柴胡、枳壳、炒白芍药、生甘草、延胡索、川楝子、川芎、台乌药、象贝母、炒山楂、夏枯草。临证加减：伴发热者，加连翘、银花，去白芍药、川楝子、川芎；伴恶心、呕吐者加川厚朴、藿香、陈皮，去白芍药、川芎、川楝子；伴腹泻者，加炒川黄连、木香、茯苓，去白芍药、川楝子、川芎。

### 3. 针灸

（1）体针：主穴取足三里、合谷、中脘。加减法：中寒腹痛者加神阙；食积者加内庭；呕吐者加内关；腹胀者加下脘；气滞者加中脘、行间；便秘者加大肠俞、天枢。

（2）隔姜灸：隔姜灸神阙、中脘 5 ~ 10min，用于脾胃虚弱证。

### 4. 推拿

肺胃热盛证：清肺经、清天河水、推天柱骨、顺运八卦，清胃经，退六腑，推四横纹。

饮食积滞证：清脾土，顺运八卦，推四横纹，清板门，清大肠，推三关，分推腹阴阳。

脾胃虚弱证：补脾经、推上三关，揉中脘、揉外劳宫、揉一窝风。

5. 外治

急性期：取大黄、枳实、芍药、炒黄连、半夏、夏枯草磨粉用醋调成糊状，贴敷神阙、双天枢，每日 1 次，每次贴敷 4 ～ 6h，5 ～ 7 日为 1 个疗程。

慢性迁延期：取桂枝、枳实、芍药、干姜、吴茱萸、夏枯草磨粉用醋调成糊状，贴敷神阙、双天枢，每日 1 次，每次贴敷 4 ～ 6h，5 ～ 7 日为 1 个疗程。

6. 食疗

（1）白萝卜 500g，山楂、橘皮、蜂蜜各 150g。将萝卜切丁，然后和山楂、橘皮一起放于沸水中煮熟，再加蜂蜜服用。适合于腹胀痛、便秘、嗳气酸腐的患儿食用。

（2）取莲子、粳米、苡仁、扁豆各 50g，红糖 15g。将上述食物温水浸泡，莲子剥皮去心后，一起放入锅中加水煮沸，小火炖至烂，放红糖后食用。适合腹痛、消瘦、食欲不振、舌苔腻的患儿。

## 六、西医治疗

1. 治疗原则

肠系膜淋巴结炎是自限性疾病，单就腹腔淋巴结肿大本身而言，无须应用抗生素；但对于细菌感染导致的肠系膜淋巴结炎可以根据患者临床具体情况，选择有效的抗感染治疗，待感染控制后超声检查复查淋巴结变化，绝大多数情况下，肠系膜淋巴结变小或恢复正常，甚至消失。

2. 常用方法

（1）基础治疗：注意休息、合理饮食、防治感染。

（2）抗感染治疗：对急性期存在感染的患儿，细菌感染可用抗生素治疗；病毒感染，如 EB 病毒感染，可选用更昔洛韦治疗。

（3）对症支持治疗：高热者，可口服布洛芬或对乙酰氨基酚；发生高热惊厥者，可予镇静、止痉；呕吐、腹泻者可补液支持治疗。

（4）其他：若非手术治疗无效、病情恶化或考虑并存有阑尾炎或其他急腹症时应手术治疗。

## 七、预防调护

（1）注意休息、避免受寒。

（2）饮食宜营养丰富而易消化，忌食肥甘厚腻或辛辣之品。

（3）增强体质，积极预防呼吸道或肠道感染。

## 八、疗效判定标准

根据中华人民共和国中医药行业标准《中医儿科病证诊断疗效标准》提出的疗

效标准进行评定。①治愈：腹痛及各种症状消失。②好转：腹痛及各种症状改善。③未愈：腹痛及兼症未改善或加重。

## 第五节 厌食

### 一、概述

厌食是指小儿较长时间食欲不振，食量减少，甚至拒食但精神尚好的一类常见疾病。古代医籍中无“厌食”病名，多数作为症状存在，“脾胃病”“疳证”“积滞”“阳明病”等病证中有“不思食”“不嗜食”“不能食”“不化”“恶食”“不饥不纳”的表现与本病相似。厌食发病在夏季暑湿当令之时，可使症状更为明显。本病发病年龄以 1 ~ 6 岁多见。患儿除食欲不振外，一般无特殊不适，预后良好。但长期不愈者，可使气血生化乏源，抗病能力下降，而易罹患他病，甚或日渐消瘦转为疳证。西医将其归为“消化功能紊乱症”下的一种疾病。

### 二、病因病机

厌食的常见病因有喂养不当、先天禀赋不足、病后失调、情志失调等，其中喂养不当为主要原因。病位在脾胃，病机关键为脾运失健。本病初起多为脾胃失和之轻证，病久因气血化生乏源而影响小儿生长发育，可转为疳证。

**1. 喂养不当**

小儿脾常不足，胃小且弱，饮食不知自节。若家长缺乏喂养常识，婴幼期未按时添加辅食；或片面追求营养，过食肥甘滋腻之品，超过小儿脾胃正常的消化吸收能力；或过于宠溺，如同意孩子进食时贪玩手机、恣意偏食、嗜食生冷、零食；或饥饱无度等，均可损伤脾胃，导致厌食。

**2. 先天不足**

由于小儿先天禀赋不足，五脏皆虚，脾胃尤显薄弱，则生后即表现食欲欠佳，不思乳食。

**3. 病后失调**

小儿脏腑娇嫩，脾胃不耐攻伐，患他病过于用药，或病后失于调养，均可使脾胃受纳运化失常，而致厌恶进食。

**4. 情志失调**

若小儿长期情志不遂，也可致肝气不舒，而乘脾犯胃，造成厌食。

## 三、辨病

### 1. 症状

（1）持续性的厌恶进食 2 个月以上，且食量明显少于正常同龄儿童 1/3 以上。

（2）伴有形体偏瘦，体质量减轻量小于同龄儿童的 15%，面色少华，但精神尚好，活动如常。

（3）有喂养不当史，病后失调、先天不足或情志失调等病史。

（4）排除因各种疾病、药物引起的食欲低下。

### 2. 体征

除外遗传因素，小儿的身高、体重均低于同龄儿童正常平均水平，厌食期间身高、体重均无明显增长。

### 3. 辅助检查

（1）血微量元素检查：血锌正常或降低。

（2）唾液淀粉酶检查：正常或降低。

（3）血常规：如厌食可导致营养不良性贫血，血常规可见小细胞低色素性贫血等表现。

## 四、类病辨别

本病主要与积滞、疳证相鉴别，可根据起病和主要症状鉴别。

（1）积滞：有伤乳伤食史，除食欲不振、不思乳食外，还伴有脘腹胀满、嗳吐酸腐、大便酸臭等症。

（2）疳证：形体消瘦较厌食患儿明显，疳证患儿体质量减轻量可相当于同龄儿童的 15% ~ 25%，甚或大于 25%，以面色无华、毛发干枯、精神委靡或烦躁、饮食异常、大便干稀不调为特征。中度及重度营养不良患儿，属于中医“疳证”范畴，

## 五、中医论治

### （一）论治原则

厌食的治疗原则以调脾助运开胃为基本原则。根据临床表现分别治以运脾开胃、健脾益气、养阴益胃等法。同时，应注意健康宣讲，注重患儿的饮食调养，纠正不良饮食习惯，方能取效。本病除口服药物外，还可选用推拿、外治等疗法。

### （二）分证论治

#### 1. 脾胃湿热证

证候：不思饮食，厌恶进食甚至拒食，长夏当季尤为明显，口渴不欲饮，肢体

倦怠，口臭，时有恶心，甚则呕吐，大便干结或臭秽，小便黄少，舌红，苔薄黄腻，脉滑数。

治法：清热燥湿，健脾助运。

处方：藿朴三仁汤（孙克勤经验方）加减。组成：藿香、姜厚朴、姜半夏、茯苓、杏仁、苡仁、豆蔻、苍术、胡黄连等。大便不畅者，加槟榔、枳实、莱菔子；小便黄少者，加滑石、甘草。

**2. 脾失健运证**

证候：食欲不振，食量减少，食而乏味，形体正常，精神如常，舌淡红，苔薄白或薄腻，脉和缓或指纹淡紫。

治法：运脾开胃。

处方：不换金正气散（《太平惠民和剂局方》）加减。组成：苍术、陈皮、半夏、厚朴、藿香、甘草等。食后脘腹饱胀明显者加木香、莱菔子消食除胀；嗳气泛恶者加竹茹、半夏降逆止呕；大便偏稀者加山药、薏苡仁益气健脾；大便偏干者加枳实、槟榔行气消积。

**3. 脾胃气虚证**

证候：不思乳食，食量减少，面色少华，形体偏瘦，肢倦乏力，大便溏薄，夹有不消化食物残渣，舌质淡，苔薄白，脉缓无力或指纹淡红。

治法：健脾益气。

处方：异功散（《小儿药证直诀》）加减。组成：党参、白术、茯苓、陈皮、甘草等。大便稀溏者去白术，加苍术、薏苡仁、山药；饮食不化，大便夹不消化食物残渣者加焦山楂、炒谷芽、炒麦芽消食化积；汗多易感者加黄芪、防风、牡蛎益气固表；情志抑郁者加柴胡、佛手疏肝解郁。

**4. 脾胃阴虚证**

证候：不思进食，食量减少，口干饮多，形体偏瘦，大便偏干，或烦躁少寐，舌红少津，苔少或剥脱，脉细数或指纹偏紫。

治法：养阴和胃。

处方：养胃增液汤（经验方）加减。组成：沙参、麦门冬、石斛、玉竹、白芍、乌梅、甘草等。口干唇赤者加芦根、天花粉清热生津；烦躁少寐者加胡黄连、酸枣仁滋阴安神；手足发热、盗汗者加牡丹皮、地骨皮滋阴清热；大便秘结者加火麻仁、郁李仁润肠通便。

**5. 脾虚肝旺证**

证候：食欲不振，厌恶进食，形体消瘦，两肋胀满，平素烦躁易怒，夜寐欠安，兴奋躁动，盗汗磨牙，口苦泛酸，嗳气呃逆，大便失调，舌红，苔薄黄，脉细小弦，指纹紫滞。

治法：健脾柔肝。

处方：银芍四君汤（刘以敏经验方）加味。组成：银柴胡、杭芍、太子参、白术、茯苓、甘草、神曲、山楂、鸡内金等。夜啼磨牙者，加蝉花、小枣；盗汗烦躁者加红土瓜、兰花参、荠菜花；小便短少色黄者加猪苓、泽泻。

### （三）特色治疗

**1. 专方专药**

（1）佛手：为治厌食的常用药物，有上可进食、中可止痛、下可除胀的作用。现代药理研究发现，金佛手醇提液能明显增强家兔离体回肠平滑肌的收缩，能明显抑制家兔离体十二指肠平滑肌的收缩，对乙酰胆碱引起的家兔离体十二指肠痉挛有显著的解痉作用；对小鼠小肠运动有明显推动作用。在免疫调节方面，能显著提高小鼠免疫器官重量，延长小鼠常温下的耐疲劳能力和急性抗脑缺氧能力，结果表明佛手具有一定的增强体质、促进学习和增强免疫功能的作用。佛手多糖体外实验可提高免疫低下小鼠巨噬细胞产生 IL-6 的水平，表明它对体液免疫与细胞免疫的促进作用可能与增强巨噬细胞分泌 IL-6 有关。

（2）苍术：为调理脾胃之主要药物。研究表明，苍术有促进胃肠运动的作用，其有效成分 β-桉叶醇对正常小鼠的胃肠运动有明显的促进作用，对新斯的明负荷小鼠的胃肠功能亢进有显著的抑制作用，有增加脾虚小鼠的体质量、抑制胃肠运动及对抗泄泻的作用。苍术水煎剂能显著对抗盐酸导致的急性胃炎和幽门结扎法导致的胃溃疡，其原因是茅苍术水提取物中存在抗胆碱作用的活性成分。

（3）王氏保赤丸：每 60 粒 0.15g。6 个月内，每次 5 粒；6 月～2 岁，每增加 1 个月增加 1 粒；2～7 岁，每增加半岁增加 5 粒，病轻者每日 1 次，重者每日 2～3 次。用于脾胃湿热证。

（4）健胃消食口服液：每支 10ml。成人剂量：每次 10ml，每日 3 次。3 岁以下儿童每次 5ml，每日 2～3 次。或遵医嘱。用于脾胃气虚证。

**2. 名老中医经验**

（1）刘以敏经验：刘以敏主任认为厌食一病，病变脏腑在脾胃，与肝木相关，对肝旺脾虚之厌食，治以健脾柔肝，方用“银芍四君汤加味”：银柴胡 6g，杭芍 6g，太子参 9g，白术 6g，茯苓 9g，神曲 6g，山楂 6g，鸡内金 4g，蝉花 6g，红土瓜 9g，兰花参 9g，荠菜花 9g，甘草 3g，小枣 9g，猪苓 9g，泽泻 9g。其中，红土瓜、兰花参、荠菜花均在《滇南本草》中有记载，红土瓜味甜，性平，有补脾、解胃热之功；兰花参味甘、微苦，性平，有补虚损，止自汗、盗汗，除虚热之功；荠菜花味微辛、苦，性平，有清肺热、消痰利小便的作用。以上中药均为云南当地常食蔬菜，药食同源，全方用药平和，疏肝健脾，行气不耗气，补益不壅滞。

（2）李家凤经验：李家凤主任认为小儿厌食以饮食不调、喂养不当、脾胃虚弱最为常见。病机主要是脾胃功能障碍，辨证施治不外乎脾胃不和，则和胃醒脾，佐以消导；脾胃虚弱，则健脾益气，和胃助运；胃阴不足，则滋养胃阴。临证中以经方为基础，创制“健脾剂”加减。药物组成：炒柴胡 6g，杭芍药 6g，苏条参 10g，白术 6g，莲子 10g，薏苡仁 10g，扁豆 10g，怀山药 10g，砂仁 3g，乌梅 1 枚，钩藤6g，鸡内金3g，苍术6g，甘草3g。方中炒柴胡、杭白勺、钩藤平肝；苏条参、白术、苍术健脾益气；莲子、苡仁、扁豆、怀山药、砂仁开胃醒脾；乌梅滋养胃阴；鸡内金消食导滞；甘草调和诸药，全方共奏健脾益气、开胃平肝之功。易患呼吸道感染者加黄芪10g，防风6g；多汗者加煅龙骨10g，煅牡蛎10g；大便秘结者加沙参10g，麦冬10g，玉竹10g；脘腹作恶者加藿香6g，白豆蔻6g；腹胀腹痛者加木香3g，厚朴6g。

（3）王烈经验：王老特别强调小儿饮食结构失调是导致本病的主要因素，认为“甘伤胃，蔬养胃”，多数患儿有长期嗜食甘甜、少进甚至不进蔬菜的习癖，而多甘少蔬是引起胃气郁闭的主要成因。厌食患儿病程多较长，病性从虚证居多，但有寒热之别，因此临证擅用石斛、佛手、枳壳、龙胆草、菖蒲、苍术等药，制成“开胃进食片”，治疗虚热、虚寒两型厌食症，疗程8日，两型疗效均较显著，总有效率为93.8%。其中，佛手具开胃理气之功效，还有上可进食、中可止痛、下可除胀的作用，与枳壳为伍可治各型厌食；苍术燥湿醒脾，可调和胃气，和中辟秽，与开胃剂同用，可增强胃气；石菖蒲开胃宽胸，龙胆草除厌食之郁热，如配伍石斛，则对厌食偏热者效果颇佳；山柰可治厌食而寒，辅以麦芽、山楂，则开胃进食、健运消化之功尤佳。王老遣方主要专注于开胃，方中各味功用又异，偏寒者治热，偏温者疗寒，偏补者理虚，偏通者止痛，偏消者去积，临床应用专方治病，适应各型，便于应用，可收诸症兼顾之功效。

（4）刘弼臣经验：刘教授根据小儿“稚阴稚阳”的生理特点，认为小儿脏腑娇嫩，“脾常虚”，一旦脾胃有病，每虚多实少或虚实夹杂，主张治理小儿脾胃病应以健脾养胃为主，着重“运脾”，用药切忌随意攻补，应处处顾护脾阳胃阴，以“健脾养胃”为调理脾胃的基本法则，所以治疗时用二陈汤加减（陈皮3g，半夏3g，茯苓10g，炙甘草3g，枳壳5g，郁金5g，焦三仙各10g，鸡内金10g，香稻芽10g），运脾健胃；六君子汤加减（太子参10g，黄芪15g，茯苓10g，炒白术10g，白芍10g，炙甘草3g，青陈皮各3g，半夏5g，焦三仙各10g，炙鸡内金10g，香稻芽10g），益气健脾；养胃增液汤加减（南沙参10g，麦冬10g，生地10 g，石斛10g，玉竹10g，山药10g，扁豆10g，焦三仙10g，鸡内金10g，香稻芽10g，火麻仁10g），养胃育阴；枳术丸与二陈汤加减（枳壳5g，炒白术10g，青陈皮各5g，半夏5 g，茯苓10g，黄芩10g，厚朴3g，大腹皮10g，焦三仙各10g，鸡内金10g，香稻芽10g，焦槟榔5g，生姜2片，大枣5枚），治疗虚实夹杂之证。同时，在辨证施治的基础上，时时不忘“运脾”，焦三仙、鸡内金、香稻芽运脾消食和胃，青陈皮、枳壳、郁金行气开郁运脾，深刻体现了“脾得运则健”的道理，故而能取得显著的临床效果。

**3. 针灸**

（1）针法：取足三里、三阴交、脾俞、胃俞为主穴，脾运失健者平补平泻；脾胃气虚者用补法；脾胃阴虚者加阴陵泉、内关，用补法。

（2）耳穴压籽法：主取脾、胃、神门、皮质下。用于厌食各证。

**4. 推拿**

本病各证型均可采用补脾经、运内八卦、推四横纹、摩腹、分腹阴阳、揉足三里等法。配合或单独应用捏脊疗法，对增进和改善食欲也有帮助。如补脾经 100 次、补胃经 100 次、运内八卦 100 次、揉板门 300 次、推四横纹 100 次、摩腹 200 次、捏积 6 遍，捏第 5 遍时，根据患儿的厌食症状，重提背部的小肠俞、大肠俞、胃俞、脾俞穴，6 遍结束后，对腰部的肾俞穴揉按数次。每日 1 次，6 日为 1 个疗程。

**5. 外治**

（1）香佩法：高良姜、青皮、陈皮、荜茇、荜澄茄、苍术、薄荷、蜀椒各等量，研为细末，做成香袋，佩带于胸前。用于厌食各证。

（2）穴位敷贴：丁香、吴茱萸各 30g，肉桂、细辛、木香各 10g，白术、五倍子各 20g，共研末，取药粉 5 ~ 10g，用酒或生姜汁调糊状，外敷神阙。用于脾运失健、脾胃气虚证。

（3）针刺四缝穴：在患儿第 2、3、4、5 指掌面，近端指关节横纹中点，即四缝穴处，操作者双手清洁，用酒精棉球消毒针刺部位，用采血针针刺穴位深 1.5 ~ 2 mm，局部挤压，挤出透明无色或淡黄色黏液。每周 1 次，3 ~ 5 次为 1 个疗程，至黏液渐少到无液见血为止。用于治疗以食滞湿困为表现的厌食症。

## 六、西医治疗

### （一）治疗原则

采用中西医联合用药治疗的同时，提供多方面科学合理指导，如健康教育、饮食指导、按摩指导、心理指导、针对病因的药物治疗及预防并发症的相关知识和措施。

### （二）常用方法

**1. 一般治疗**

提供多方面健康教育、饮食指导、运动指导、心理指导等。

**2. 积极治疗原发病**

如为全身疾病引起的厌食，原发病治愈后，食欲将自然增加。停用引起胃肠反应的抗生素及其他药物。

**3. 纠正微量元素缺乏**

如缺锌，口服葡萄糖酸锌，每日 1 ~ 1.5mg/kg，分 2 次口服。

**4. 常规药物治疗**

（1）助消化剂：口服胃酶合剂或酵母片对增进食欲有一定作用。

（2）肠道益生菌：可调整患儿消化道内环境，如双歧杆菌三联活菌胶囊，每次

1粒，每日2～3粒，婴儿可酌情减量。

（3）胃动力药：如多潘立酮（domperidone），能提高食管下段括约肌张力，促进胃蠕动，从而减轻腹胀，制止恶心、呕吐，对胃肠动力障碍引起的厌食有较好作用。剂量：每次0.3mg/kg，每日3次口服，疗程4周。

**5. 激素疗法**

一般不用激素疗法，对严重顽固性厌食症可考虑应用。如泼尼松，每日0.5mg/kg，分3次口服。

**6. 并发症的预防**

使家长了解因厌食导致的贫血、免疫功能低下、各类感染、发育不良等并发症的危害及严重性。

### 七、预防调护

（1）科学育儿，合理喂养，不偏食，不嗜食，养成良好的饮食习惯。

（2）及时纠正不良饮食习惯，减少零食，避免餐前或进餐中大量饮水。

（3）对病后胃气刚刚恢复者，要逐渐增加饮食，切勿暴饮暴食而致脾胃复伤。

（4）注意精神调护，营造良好的进食环境；变换生活环境要逐步适应，防止情志损伤。

（5）遵循“胃以喜为补”的原则，先从患儿喜爱的食物诱导开胃，暂不需要考虑其营养价值，待食欲增进后，再按需要补给。

### 八、疗效判定标准

根据《中药新药临床研究指导原则》拟定。①痊愈：治疗后中医临床症状、体征消失或基本消失，证候积分减少≥95%。②显效：治疗后中医临床症状、体征明显改善，证候积分减少≥70%。③有效：治疗后中医临床症状、体征均有好转，证候积分减少≥30%，＜70%。④无效：治疗后中医临床症状、体征均无明显改善，证候积分减少＜30%。

## 第六节　积滞

### 一、概述

积滞是指小儿内伤乳食，停聚中脘，积而不化，气滞不行所形成的一种胃肠疾患。以不思乳食，食而不化，脘腹胀满，嗳气酸腐，大便酸臭或便秘为特征。本病一年四季均可发生，以夏秋季节暑湿当令之时发病率较高。各种年龄均可发病，尤以婴幼儿最为多见。本病一般预后良好，少数患儿可因迁延失治，进一步损伤脾胃，致气血生化乏源，营养及生长发育障碍，而转化为疳证。

本病相当于西医“小儿消化功能紊乱”“功能性消化不良”。

## 二、病因病机

积滞的发病主要为乳食不节，伤及脾胃，致脾胃运化功能失调；或因先天禀赋不足、病后失调、过用苦寒攻伐之品、积滞日久，致脾胃虚弱，腐熟运化不及，乳食停滞不化。疾病初期多为乳食内积之实证或脾虚夹积之虚实夹杂证。若积久不消，迁延失治，则可进一步损伤脾胃，导致气血生化乏源，营养及生长发育障碍，形体日渐消瘦而转为疳证。本病病位在脾胃，以乳食停聚中脘，积而不化，气滞不行为主要病理变化。

## 三、辨病

### 1. 症状

饮食不节后出现不思乳食，食而不化，脘腹胀满，大便溏泄，臭如败卵或便秘，可伴有烦躁不安、夜间哭闹或呕吐等症。

### 2. 体征

可见腹部胀满，脐周轻压痛，或无明确压痛。

### 3. 辅助检查

大便常规检查：可见不消化食物残渣、脂肪滴。

## 四、类病辨别

（1）厌食：以较长时期食欲不振，厌恶进食，食量减少为特征，一般无脘腹胀满、大便酸臭、嗳吐酸腐等症。

（2）疳证：是由喂养不当或多种疾病影响，使脾胃受损，气液耗伤而形成的一种慢性病证。临床以形体消瘦，面色无华，毛发干枯，精神委靡或烦躁，饮食异常，大便不调为特征，有明显形体消瘦为与积滞的主要区别。

## 五、中医论治

### （一）论治原则

消食化积，理气行滞为基本治则。实证以消食导滞为主，积滞化热者，佐以清解积热；偏寒者，佐以温阳助运。积滞较重，或积热结聚者，当通腑导滞，泻热攻下，但应中病即止，不可过用。虚实夹杂者，宜消补兼施，积重而脾虚轻者，宜消中兼补；积轻而脾虚重者，宜补中兼消。

## （二）分证论治

### 1. 乳食内积证

证候：不思乳食，嗳腐酸馊或呕吐食物、乳片，脘腹胀满疼痛，大便酸臭，烦躁啼哭，夜眠不安，手足心热，舌质红，苔白厚或黄厚腻，脉象弦滑，指纹紫滞。

治法：消乳化食，和中导滞。

处方：乳积者，消乳丸（《证治准绳》）加减；食积者，保和丸（《丹溪心法》）加减。组成：消乳丸加减药用香附、神曲、麦芽、陈皮、砂仁、炙甘草等；保和丸加减药用山楂、神曲、半夏、茯苓、陈皮、连翘、莱菔子等。腹胀明显者加木香、厚朴、枳实；腹痛拒按，大便秘结者加大黄、槟榔；恶心呕吐者加竹茹、生姜、紫苏叶、广藿香；烦躁不安者加栀子、莲子心；大便稀溏者加扁豆、薏苡仁、白术；脘腹冷痛者加乌药、高良姜；舌红苔黄，低热口渴者加胡黄连、石斛、天花粉。

### 2. 食积化热证

证候：不思乳食，口干，脘腹胀满、腹部灼热，午后发热，心烦易怒，夜寐不安，小便黄，大便臭秽或秘结，舌红，苔黄腻，脉滑数，指纹紫。

治法：清热导滞，消积和中。

方药：枳实导滞丸（《内外伤辨惑论》）加减。组成：大黄、枳实、黄芩、黄连、神曲、白术、茯苓、泽泻等。口渴气虚者加石斛、糯稻根；盗汗者加煅龙骨、煅牡蛎；潮热不退者加白薇、地骨皮；烦躁、夜啼难眠者加蝉蜕；腹部胀痛明显者加木香；腹部胀满明显者加厚朴、青皮；泻下臭秽明显者加鸡内金、苍术；大便秘结者加冬瓜子、玄明粉。

### 3. 脾虚夹积证

证候：面色萎黄，形体消瘦，神疲肢倦，不思乳食，食则饱胀，腹满喜按，大便稀溏酸腥，夹有乳片或不消化食物残渣，舌质淡，苔白腻，脉细滑，指纹淡滞。

治法：健脾助运，消食化滞。

方药：健脾丸（《医方集解》）加减。组成：人参、白术、陈皮、炒麦芽、山楂、枳实等。呕吐者加生姜、丁香、姜半夏；腹满喜按者加炮姜、厚朴；腹痛腹冷者加香附、白芍；纳呆者加枳实；大便稀溏者加山药、薏苡仁、苍术；舌苔白腻者加藿香、佩兰。

## （三）特色治疗

### 1. 专方专药

（1）枳实：研究表明功能性消化不良的发病与近端胃适应性降低有关，近端胃适应性受损与功能性消化不良患者早饱、腹胀、上腹痛等多种症状有一定的相关性。

枳实中所含枳实总黄酮苷提取物可有效降低大鼠近端胃体纵行平滑肌张力，调节胃壁张力而达到提高功能性消化不良大鼠胃适应性的目的，从而改善其摄食量。

（2）四磨汤：由木香、枳壳、乌药、槟榔组成。木香能顺气，枳壳可以破气消积，乌药能够降逆破滞，槟榔可以消积。现代药理学证实木香中的木香内酯、木香碱可以兴奋大肠，增强收缩力，使肠蠕动加快，缓解胃肠胀气导致的腹胀；乌药则可以加速血液循环，促进肠蠕动；枳壳能够起到兴奋胃肠道平滑肌的效果，提高胃肠运动收缩节律；槟榔中的槟榔次碱可以治疗食积、气滞和腹胀，全方合用发挥促进胃肠蠕动、改善患儿消化功能、促进食物吸收的作用。此外现代医学研究还认为，四磨汤可以通过下调功能性消化不良患者血清及相关组织中一氧化氮（NO）、胆囊收缩素（CCK）的水平，上调功能性消化不良患者血清及相关组织中乙酰胆碱酯酶（AChE）、P 物质（SP）的含量而达到调节胃肠动力，治疗功能性消化不良的目的。

（3）胃肠安丸：由10味中药组成，包括木香、沉香、枳壳（麸炒）、檀香、大黄、厚朴（姜制）、麝香、巴豆霜、大枣（去核）、川芎。方以木香、沉香、檀香等为主药，芳香化郁、行气止痛、健脾止泻、降逆止呕；以厚朴、枳壳、川芎等为辅药，消痞化湿、消食导滞；巴豆霜温通消积、散胃中寒，大黄攻积导滞、荡热除湿，两药寒温并用，相反相成；麝香开窍辟秽、散结止痛；大枣补脾益气。诸药合用，可得芳香化浊、理气止痛、健脾和胃、消导化滞、清热解毒之功效。有实验证实胃肠安丸能够有效降低功能性消化不良大鼠肝郁脾虚模型胃内残留率、促进胃肠排空，改善功能性消化不良临床症状。

（4）枳术宽中胶囊：主要组成为白术、枳实、柴胡、山楂，其中白术健脾化湿；枳实下气导滞、消痞除满；柴胡升脾胃之清气；山楂消食积、助运化。这几种药物合用，能够有效促进胃动素的分泌，提高胃窦空肠肌间神经丛乙酰胆碱（Ach）水平，有效促进胃肠动力，加快胃排空。枳术宽中胶囊治疗功能性消化不良的临床试验中观察到该药在改善中医症状方面：对饮食减少、体倦乏力、脘腹胀痛及大便不调均有良好的改善作用，治疗前后有显著性差异；对症状体倦乏力的改善有显著差异。其中对体倦乏力的改善作用更显著。

**2. 名老中医经验**

（1）刘以敏经验：刘以敏主任擅用对药、滇药。在治疗小儿积滞中常用枳实配白术：枳实破气消积，除痰消痞；白术健运脾胃，行气燥湿，两药配伍，调升清浊之枢机，补而不滞，消不伤正。滇药的运用更突出自身特色优势。《滇南本草》中记载有：兰花参有补虚损，益元气，止自汗、盗汗，除虚热的功效；红土瓜味甜，性平，无毒，有补脾、解胃热之功效；荠菜花味微辛、苦，性平，清肺热，消痰，止咳嗽，除小肠经邪热，利小便；芸香草为“韭叶芸香草”，味辛、微苦，性微寒，治饮食无味，肚腹疼痛等症……泻诸经实热客热；姜味草味辛，性大温，燥脾暖胃，进饮食，宽中下气。刘老在治疗积滞等脾胃疾病时常常使用这些药，能取到奇效。

兰花参、红土瓜配伍应用在积滞之脾虚夹积证。荠菜花、芸香草用于积滞之食积化热证；姜味草用于积滞之乳食内积证。

（2）史正刚经验：史教授认为积滞是由于小儿脾胃素虚和饮食不节所导致的脾失健运，胃失和降，食积停滞。善用曲麦枳术丸（炒神曲、炒麦芽、枳实、苍术）治疗小儿积滞，方中以苍术易白术。该方有健脾运脾、化湿理气、消积导滞的特点，运脾之中兼以燥湿，消食之中兼以和胃，使脾健胃和而无留滞之弊。伴有腹胀、腹痛者，加木香、川楝子、延胡索；腹泻者加葛根、焦山楂、炒山药、炒薏苡仁；呕吐者加藿香、竹茹、姜半夏；便秘者加莱菔子、决明子、火麻仁；寐不安、汗多者加蝉蜕、酸枣仁、远志、石菖蒲；咳嗽、流涕、痰多、咽红者加旋覆花、夏枯草、浙贝、僵蚕；口干、口苦者加栀子、龙胆草、黄芩、生地、柴胡。

（3）徐荣谦经验：徐荣谦教授结合小儿体禀少阳的生理特点，认为积滞的发生发展除了关乎脾胃外，还与少阳胆气通利与否关系密切。病位包括脾胃胆三脏。徐荣谦认为本病的基本病机是饮食内积、脾胃失运、胆气不利。在治疗上采用消导运脾与通利胆气并举，方选保和丸与温胆汤合方加减。饮食积滞明显者加炒谷芽、炒稻芽、炒麦芽；腹胀明显者加枳实、厚朴、木香；食积化热较甚而见苔黄、脉数者加黄芩、黄连；伤阴者加麦冬、沙参；郁于胸膈者加炒栀子、淡豆豉；纳谷不香者加砂仁、豆蔻；大便秘结者加郁李仁；兼脾虚者加四君子汤；兼心神不宁而见睡眠差者加枣仁、蕤仁。

（4）王雪峰经验：王雪峰教授认为随着生活水平的提高，母亲孕期补充过多的高蛋白、高热量之品，导致小儿先天内热较重，加之许多小儿只吃肉不吃菜，食积久必化热，变生他证。治疗上采用内外合治的方法，以“健脾和胃、清热化滞”为基本治则。实证以祛积为要，偏热者辅以清热；积滞较重，或积热结聚者，当通腑导滞，泻热攻下，以期积去而脾胃和。导滞之品多易攻伐伤正，应中病即止，以平为期。属虚实夹杂者，宜佐以健脾，积滞重脾虚轻者，宜消中寓补；积滞轻脾虚重者，宜补中寓消。调理脾胃贯穿治疗始终。

（5）许华经验：许教授认为恢复脾胃气机升降功能是治疗积滞的关键，临床擅用钱乙七味白术散及《医方集解》之健脾丸进行辨证加减治疗。治疗积滞泄泻以运脾化湿、消食和胃止泻为法，以平胃散加减自拟小儿伤食泄泻方（苍术、厚朴、陈皮、茯苓、甘草、神曲、连翘、法夏、车前子、布渣叶）。许教授认为小儿积滞所致泄泻是一种旁流的证候，只宜消导以恢复脾胃升降功能，切忌骤用止涩之药。治疗积滞化热以消食导滞通腑、调理脾胃升降气机，佐以散热，常以保和丸和枳实导滞丸加减。治疗积滞咳嗽当从恢复脾胃气机升降入手，通过恢复中焦气机，而肺之气机升降功能才能如常，肺之宣发肃降正常则咳嗽得除，治以消食导滞、化痰止咳为法，达到滞去、痰消、咳止，自拟消食通腑化痰汤（神曲、山楂、莱菔子、厚朴、枳实、法夏、黄芩、连翘、大黄、甘草）。

### 3. 外治

（1）神曲 30g，麦芽 30g，山楂 30g，槟榔 10g，生大黄 10g，芒硝 20g，共研细末，以开水调为糊状，敷于中脘、神阙穴，先热敷 5min 后继续保留 24h。隔日 1 次，3 次为 1 个疗程。用于食积腹胀痛者。

（2）白术、桃仁、杏仁、栀子各 50g，枳实、砂仁各 10g 共为细末，置于玻璃容器内封存，使用时取药 2 ~ 3g，加入蛋清调成糊状，分两份分别敷在双侧内关穴上。用于乳食内积证。

（3）肉桂 60g，丁香 30g，苍术 30g，焦三仙各 30g，枳壳 10g，玄明粉 10g，共研细末，过筛装瓶密封备用。取穴：神阙，配脾俞、肾俞、涌泉。用于乳食内积证。

### 4. 推拿

运内八卦、揉板门、补脾经、清胃经、掐四横纹，按揉足三里、揉中脘、揉脐，揉天枢，分腹阴阳，摩腹，捏脊。烦躁、低热者加清天河水，揉曲池。

### 5. 针灸

（1）刺四缝：示指、中指、环指、小指四指中节横纹中点皮肤局部消毒，用三棱针点刺 0.1 ~ 0.2 寸，刺后用手挤出黄白色黏液少许。

（2）体针：取足三里、中脘、梁门。乳食内积者加里内庭、天枢；食积化热者加曲池、大椎；烦躁者加神门；脾虚夹积者加脾俞、胃俞、气海。每次取 3 ~ 5 穴，中等刺激，不留针，实证用泻法为主，辅以补法；虚证用补法为主，辅以泻法。

（3）耳穴压籽：取胃、大肠、神门、交感、脾。每次选 3 ~ 4 穴，用王不留行籽贴压，左右交替，每日按压 3 ~ 4 次。

### 6. 灸法

艾灸神阙、中脘、双足三里。用于脾虚夹积证。

### 7. 食疗

（1）麦芽山楂水：麦芽 15g，山楂 5g，大枣 1 枚，加水适量，以文火煎煮 15min，取水服用，有消乳、消积的功效，可用于婴幼儿乳食积滞。

（2）马蹄粥：马蹄 150g，粳米 30g，加水适量，煮成粥服食，有开胃消食、清热利尿的功效。可用于饮食积滞，口干渴，小便短黄。

（3）大米胡萝卜粥：胡萝卜约 250g，粳米 50g。将胡萝卜洗净切片，与大米同煮为粥服食。功效为宽中下气，消积导滞。适用于小儿积滞、消化不良。

（4）小米怀山药粥：怀山药约 45g（鲜品约 100g），小米 50g，白糖适量。将山药洗净捣碎或切片，与小米同煮为粥，加入白糖调味服食。功效为健脾益气，消食导滞。适用于小儿脾虚夹积证。

## 六、西医治疗

### （一）治疗原则

调节饮食，合理用药，加强护理，预防并发症。

### （二）常用方法

**1. 饮食**

控制饮食，饮食宜清淡、易消化，少量多餐，症状重者暂禁食或适当减少食量。

**2. 药物治疗**

（1）胃肠动力药：多潘立酮片（多潘立酮混悬液）。

（2）助消化药：复方胃蛋白酶颗粒、复方胰酶散、多酶片、乳酶生。

（3）微生态疗法：双歧杆菌、酪酸梭菌、嗜乳酸杆菌、地衣芽胞杆菌等制剂。

## 七、预防调护

（1）调节饮食，合理喂养，乳食宜定时定量，富含营养，易于消化，忌暴饮暴食、过食肥甘炙煿、生冷瓜果、偏食零食及妄加滋补。

（2）应根据小儿生长发育需求，逐渐给婴儿添加辅食，按由少到多、由稀到稠、由一种到多种，循序渐进的原则进行。既不可骤然添加过多，造成脾胃不能适应而积滞不化；亦不可到期不给添加，使婴儿脾胃运化功能不能逐渐增强而不耐饮食。

（3）伤食积滞患儿应暂时控制饮食，给予药物调理，积滞消除后，逐渐恢复正常饮食。

（4）注意病情变化，给予适当处理。呕吐者，可暂停进饮食，并给生姜汁数滴加少许糖水饮服；腹胀者，可揉摩腹部；便秘者，可予蜂蜜 10 ~ 20ml 冲服，严重者可予开塞露外导；脾胃虚弱者，常灸足三里穴。

## 八、疗效判定标准

根据中华人民共和国中医药行业标准《中医病证诊断疗效标准》提出的疗效标准进行评定。①治愈：症状消失，大便正常。②好转：症状有所改善，大便基本正常。③未愈：症状无变化。

# 第七节　疳　　证

## 一、概述

疳证是由喂养不当或多种疾病影响，导致脾胃受损，气液耗伤而形成的一种慢性疾病。临床以形体消瘦，面色无华，毛发干枯，精神委靡或烦躁，饮食异常为特征。本病相当于西医学的小儿营养不良和多种维生素缺乏症，以及由此引起的并发症。本病发病无明显季节性，各种年龄均可罹患，临床尤多见于5岁以下小儿。因其起病缓慢，病程迁延，不同程度地影响小儿的生长发育，严重者还可导致阴竭阳脱，卒然变险。本病经恰当治疗，绝大多数患儿均可治愈，仅少数重症或有严重兼症者，预后较差。

“疳”之含义，自古有两种解释：其一曰“疳者甘也”，是指小儿恣食肥甘厚腻，损伤脾胃，形成疳证；其二曰“疳者干也”，是指气液干涸，形体羸瘦。目前临床一般将疳证按病程与证候特点分证，分为疳气、疳积、干疳三大证候及其他兼证。

## 二、病因病机

引起疳证的病因较多，临床以饮食不节、喂养不当、营养失调、疾病影响及先天禀赋不足为常见，其病变部位主要在脾胃，可涉于五脏。胃主受纳，脾主运化，若脾胃失健，生化乏源，则气血不足，津液亏耗，肌肤、筋骨、经脉、脏腑失于濡养，日久则形成疳证。

### 1. 喂养不当

饮食不节，喂养不当是引起疳证最常见的病因，这与小儿“脾常不足”的生理特点密切相关。小儿神识未开，乳食不知自节，若喂养不当，乳食太过或不及，均可损伤脾胃，形成疳证。太过指乳食无度，过食肥甘厚味等，以致食积内停，积久成疳。不及指母乳匮乏，代乳品质量低下，未能及时添加辅食，或过早断乳，摄入食物的数量、质量不足，或偏食、挑食，致营养失衡，长期不能满足生长发育需要，气液亏损，形体日渐消瘦而形成疳证。

### 2. 疾病影响

多因小儿久病吐泻，或反复外感，罹患时行热病、肺痨诸虫，失于调治或误用攻伐，致脾胃受损，津液耗伤，气血亏损，肌肉消灼，形体羸瘦，而成疳证。

### 3. 禀赋不足

先天胎禀不足，或早产、多胎，或孕期久病、药物损伤胎元，致元气虚惫。脾胃功能薄弱，纳化不健，水谷精微摄取不足，气血亏耗，脏腑肌肤失于濡养，形体羸瘦，形成疳证。

综上所述，疳证的主要病变部位在脾胃，其基本病理改变为脾胃受损，津液消亡。因脾胃受损程度不一，病程长短有别，而病情轻重差异悬殊。初起仅表现脾胃失和，运化不健，或胃气未损，脾气已伤，胃强脾弱，肌肤失荣，正虚不显的疳气阶段；继之脾胃虚损，运化不及，积滞内停，壅塞气机，阻滞络脉，则呈现虚中夹实的疳积证候；若病情进一步发展或失于调治，脾胃日渐衰败，津液消亡，气血耗伤，元气衰惫者，则导致干疳。

干疳即疳积重症阶段，因脾胃虚衰，生化乏源，气血亏耗，诸脏失养，必累及其他脏腑，因而易于出现各种兼证。若脾病及肝，肝失所养，肝阴不足，不能上承于目，而见视物不清，夜盲目翳者，则谓之“眼疳”；脾病及心，心开窍于舌，心火上炎，而见口舌生疮者，称为“口疳”；脾病及肺，土不生金，肺气受损，卫外不固，易于外感，而见咳喘、潮热者，称为“肺疳”；脾病及肾，肾精不足，骨失所养，久致骨骼畸形者，称为“骨疳”；脾虚不运，气不化水，水湿泛滥，则出现“疳肿胀”。若脾虚失摄，血不归经，溢出脉外者，则可见皮肤紫斑瘀点及各种出血证候。重者脾气衰败，元气耗竭，直至阴阳离决而卒然死亡。

## 三、辨病

### 1. 症状

（1）有喂养不当或病后饮食失调及长期消瘦史。

（2）形体消瘦，体重比正常同年龄儿童平均值低 15％以上，面色不华，毛发稀疏枯黄；严重者干枯羸瘦，体重可比正常平均值低 40% 以上。

（3）饮食异常，大便干稀不调，或脘腹膨胀等明显脾胃功能失调症状。

（4）兼有精神不振，或好发脾气，烦躁易怒，或喜揉眉擦眼，或吮指磨牙等症状。

（5）贫血者，血红蛋白及红细胞减少。出现肢体浮肿，属于疳肿胀（营养性水肿）者，血清总蛋白大多在 45g/L 以下，血清白蛋白约在 20g/L 以下。

### 2. 体征

（1）准确测量体重与腹壁皮褶厚度，测量身高。注意有无脉搏细弱、体温低、心音低钝、肌张力低下、皮肤干燥、弹性差、毛发干枯。注意有无水肿，精神反应情况，测定基础代谢率，可见基础代谢率降低。

（2）注意有无唇裂、腭裂，有无肝炎、结核病、血吸虫病、甲状腺功能亢进症、恶性肿瘤等病的体征。

### 3. 辅助检查

（1）常规检查：血常规可有血红蛋白、红细胞减少。

（2）特殊检查：血清白蛋白、维生素 A 结合蛋白、前白蛋白、转铁蛋白、甲状腺结合前白蛋白、必需氨基酸、淀粉酶、脂肪酶、转氨酶、碱性磷酸酶、三酰甘油、胆固醇、血糖、胰岛素样生长因子、尿羟脯氨酸降低。

## 四、类病辨别

（1）厌食：本病由喂养不当，脾胃运化功能失调所致，以长期食欲不振、厌恶进食为主症，无明显消瘦，精神尚好，病在脾胃，不涉及他脏，一般预后良好。

（2）积滞：本病以不思乳食，食而不化，脘腹胀满，大便酸臭为特征，与疳证以形体消瘦为特征有明显区别。但两者也有密切联系，若积久不消，影响水谷精微化生，致形体日渐消瘦，可转化为疳证。

## 五、中医论治

### （一）论治原则

本病治疗原则以健运脾胃为主，通过调理脾胃，以达气血丰盈、津液充盛、肌肤得养之目的。根据疳气、疳积、干疳的不同阶段，而采取不同的治法。疳气以和为主；疳积以消为主，或消补兼施；干疳以补为要。出现兼证者，应按脾胃本病与他脏兼证合参而随症治之。此外，合理补充营养，纠正不良饮食习惯，积极治疗各种原发疾病，对本病康复也至关重要。

### （二）分证论治

**1. 常证**

1）疳气

证候：形体略瘦，面色少华，毛发稀疏，不思饮食，精神欠佳，性急易怒，大便干稀不调，舌质略淡，苔薄微腻，脉细有力。

治法：调脾健运。

处方：资生健脾丸（《兰台轨范》）加减。组成：党参、白术、山药、茯苓、薏苡仁、泽泻、藿香、砂仁、扁豆、麦芽、神曲、山楂等。食欲不振，腹胀苔厚腻者，去党参、白术，加苍术、鸡内金、厚朴运脾化湿，消积除胀；性情急躁，夜卧不宁者加钩藤、黄连抑木除烦；大便稀溏者加炮姜、肉豆蔻温运脾阳；大便秘结者加火麻仁、决明子润肠通便。

2）疳积

证候：形体明显消瘦，面色萎黄，肚腹膨胀，甚则青筋暴露，毛发稀疏结穗，精神烦躁，夜卧不宁，或见揉眉挖鼻，吮指磨牙，动作异常，食欲不振或善食易饥，或嗜食异物，舌淡苔腻，脉沉细而滑。

治法：消积理脾。

处方：肥儿丸（《万病回春》）加减。组成：人参、白术、茯苓、神曲、山楂、麦芽、鸡内金、大腹皮、槟榔、黄连、胡黄连、甘草等。腹胀明显者加枳实、木香理气宽中；大便秘结者加麻仁、郁李仁润肠通便；烦躁不安，揉眉挖鼻者加栀子、莲子心清热除烦，平肝抑木；多饮善饥者加石斛、天花粉滋阴养胃；恶心呕吐者加竹茹、半夏降逆止呕；胁下痞块者加丹参、郁金、山甲活血散结；大便下虫者加苦楝皮、雷丸、使君子、榧子杀虫消积。

3）干疳

证候：形体极度消瘦，皮肤干瘪起皱，大肉已脱，皮包骨头，貌似老人，毛发干枯，面色㿠白，精神委靡，啼哭无力，腹凹如舟，不思饮食，大便稀溏或便秘，舌淡嫩，苔少，脉细弱。

治法：补益气血。

处方：八珍汤（《瑞竹堂经验方》）加减。组成：党参、黄芪、白术、茯苓、甘草、熟地黄、当归、白芍、川芎、陈皮、扁豆、砂仁等。四肢欠温，大便稀溏者去熟地、当归，加肉桂、炮姜温补脾肾；夜寐不安者加五味子、夜交藤宁心安神；舌红口干者加石斛、乌梅生津敛阴。若出现面色苍白，呼吸微弱，四肢厥冷，脉细欲绝者，应急施独参汤或参附龙牡救逆汤以回阳救逆固脱。

**2. 兼证**

1）眼疳

证候：两目干涩，畏光羞明，眼角赤烂，甚则黑睛混浊，白翳遮睛或有夜盲等。

治法：养血柔肝，滋阴明目。

处方：石斛夜光丸（《全国中药成药处方集》）加减。组成：常用石斛、天冬、生地黄、枸杞子、菊花、白蒺藜、蝉蜕、木贼草、青葙子、夏枯草、川芎、枳壳等。夜盲者选羊肝丸加减。

2）口疳

证候：口舌生疮，甚或满口糜烂，秽臭难闻，面赤心烦，夜卧不宁，小便短黄，或吐舌、弄舌，舌质红，苔薄黄，脉细数。

治法：清心泻火，滋阴生津。

处方：泻心导赤散（《医宗金鉴》）加减。组成：黄连、栀子、连翘、灯心草、竹叶、生地、麦冬、玉竹等。内服药的同时，加外用冰硼散或珠黄散涂搽患处。

3）疳肿胀

证候：足踝浮肿，甚或颜面及全身浮肿，面色无华，神疲乏力，四肢欠温，小便短少，舌淡嫩，苔薄白，脉沉迟无力。

治法：健脾温阳，利水消肿。

处方：防己黄芪汤（《金匮要略》）合五苓散（《伤寒论》）加减。组成：黄芪、白术、甘草、茯苓、猪苓、泽泻、防己、桂枝等。若浮肿明显，腰以下为甚，四肢欠温，偏于肾阳虚者，可用真武汤加减。

### （三）特色治疗

#### 1. 专方专药

（1）四君子汤：由人参、白术、茯苓、甘草组成。方中人参为君，甘温益气，健脾养胃，臣以苦温之白术，健脾燥湿，加强益气助运之力，佐以甘淡之茯苓，健脾渗湿，使以甘草益气和中、调和诸药。四君子汤是健脾益气的基本方，专为脾气虚证而设。而脾气虚证是以消化系统为中心的多系统、多器官功能障碍综合征，即以消化、运动、吸收功能障碍为主。而脾主运化的作用，与消化酶的活性、消化道的运动、小肠的吸收功能有密切关系。胃蛋白酶原由胃主细胞合成，并以酶元颗粒的形式储存在细胞内，无活性的胃蛋白酶原分泌入胃后，与盐酸接触转变成有活性的胃蛋白酶。胃液中胃蛋白酶的活性能代表胃液的消化力。四君子汤对胃液量、胃酸pH无影响，但能明显增加胃主细胞内酶元颗粒的含量，提高胃蛋白酶消化毛细玻管内凝固蛋白的长度；提示四君子汤能促进胃蛋白酶原的合成，提高胃蛋白酶的活性，从而提高消化能力。

（2）肥儿疳积颗粒：是纯中药制剂，是国家中药保护品种，处方来源于乾隆末年昆明名医康敬斋配制的“肥儿疳积散”。其组方为：使君子（炒去壳）、莲子、芡实、茯苓、苍术（炒）、山药（炒）、白术、兰花参、乌梅（炒）、槟榔（炒）、苦楝皮、雷丸（炒）、牵牛子（炒）、百部、鸡内金（炒）、白芍（酒炙）、蓼实子等22味。《本草纲目》中记载，使君子味甘，性温，既能杀虫，又益脾胃，为小儿诸病要药。槟榔味苦，性温，入脾、胃、大肠经，能杀虫破积。苦楝皮味苦，性寒，可清热、燥湿、杀虫。雷丸味苦，性寒，入胃、大肠经。牵牛子又称黑白二丑，主治虫积食滞，炒用后药性较缓。莲子味甘，性平，入心、脾经，能养心安神、补脾止泻；芡实可健脾除湿、止泻；兰花参味甘，性平，益气补虚，用于病后体虚、小儿疳积；蓼实子治食积不消、胃脘胀痛；白术味苦、甘，性温，归脾、胃经，健脾益气、燥湿利水，主治脾胃气虚。苍术味辛、苦，性温，归脾、胃、肝经，燥湿健脾；酒白芍养血柔肝，缓中止痛；乌梅可涩肠止泻，安蛔止痛；车前子利水湿、分清浊而止泻；炒薏苡仁、茯苓都有健脾渗湿而止泻的功效；炒鸡内金和麦芽能健胃消食化积；甘草补脾益气，调和诸药。纵观全方，补中有消，消中有补，共奏健脾和胃、平肝杀虫之效。

#### 2. 名老中医经验

（1）刘以敏经验：刘以敏主任把疳证分为三期，分期论治。早期心肝火旺，表现为容易发怒，烦躁好动，食欲下降，身体闷热，面目红赤，红潮难退，口干舌燥，虚烦不得眠。拟平肝清心汤加减。中期脾弱肝旺，表现为容易发怒，烦躁好动，食欲不振，腹胀，腹痛，腹泻。拟以健脾养肝汤加减。后期脾肾两虚，表现为面黄肌瘦，毛发稀疏枯焦，腹部膨隆，肚大青筋，精神委靡，拟以健脾益肾汤加减。

（2）董廷瑶经验：董师治疳，承继家法，认为前辈辨疳名目繁多，皆不外乎喂养不当，损及脾胃而成。论其病机，为本虚标实，首先立消补二法。若见形体羸瘦、面色萎黄、口馋嗜食、发结如穗、泻下酸馊、水谷不化，或腹部膨满等，以消为主。用煨三棱、煨莪术、炙蟾皮、青陈皮、木香、醋炒五谷虫、胡连、佛手、焦山楂、炒莱菔子，治疳积已成，而形体尚实者。其次消扶兼施，方用煨三棱、煨莪术、青陈皮、木香、醋炒五谷虫、米炒党参、土炒白术、茯苓、清甘草、神曲，治疳积体虚，或服上方后其疳渐化者。再则以补为主，方以米炒党参、土炒白术、茯苓、清甘草、陈皮、山药、扁豆、五谷虫、神曲，为疳疾渐愈时的调理之法。

**3. 针灸**

（1）体针：主穴取合谷、曲池、中脘、气海、足三里、三阴交。配穴取脾俞、胃俞。中等刺激，不留针。每日 1 次，7 日为 1 个疗程。用于疳气证、疳积轻证。烦躁不安，夜眠不宁者加神门、内关；脾虚夹积，脘腹胀满者加刺四缝；气血亏虚重者加关元；大便稀溏者加天枢、上巨虚。

（2）艾灸：艾灸神阙、中脘穴，每日 1 次，每次 5 ～ 10min，5 日为 1 个疗程。用于疳气、疳积证。

**4. 推拿**

（1）补脾经，补肾经，运八卦，揉板门、足三里，捏脊。用于疳气证。

（2）补脾经，清胃经、心经、肝经，捣小天心，分手阴阳、腹阴阳。用于疳积证。

（3）补脾经、肾经，运八卦，揉二马、足三里。用于干疳证。

**5. 外治**

（1）莱菔子适量研末，阿魏调和。敷于伤湿止痛膏上，外贴于神阙穴。每日 1 次，连用 7 日为 1 个疗程。用于疳积证腹部气胀者。

（2）大黄 6g，芒硝 6g，栀子 6g，杏仁 6g，桃仁 6g，共研细末。加面粉适量，用鸡蛋清、葱白汁、醋、白酒少许，调成糊状，敷于脐部。每日 1 次，连用 3 ～ 5 日。用于疳积证腹部胀实者。

**6. 食疗**

（1）取茯苓粉 15g，温开水冲服。茯苓有健脾补中的功用，且能淡渗止泻，脾虚腹泻者尤宜。

（2）黄芪粥：白米 50g，黄芪 20g，煮粥食用。黄芪为补气主药，与白米煮粥，有健脾益气之功。

（3）山药扁豆粥：鲜山药（去皮切片）30g，白扁豆 15g，白米 30g，同煮粥，加白糖适量食之。扁豆、山药均有健脾养胃作用。

（4）莲子粥：莲子肉（去皮、心）20g，白米 30g，同煮粥，加冰糖适量。此粥有健脾止泻之功。

## 六、西医治疗

**1. 治疗原则**

积极处理各种危及生命的并发症、祛除病因、调整饮食、促进消化功能。

**2. 常用方法**

（1）纠正脱水和电解质紊乱。

（2）防治感染，重度营养不良患儿细菌感染率高达43%，寄生虫如疟原虫、贾第鞭毛虫、钩虫、蛔虫和结核感染亦非少见，因此，可给合预防性抗感染治疗。

（3）促进消化、改善消化功能。可给予B族维生素和胃蛋白酶、胰酶等以助消化；蛋白质同化类固醇制剂如苯丙酸诺龙能促进蛋白质合成，并能增加食欲；对食欲差的患儿也可予胰岛素注射，降低血糖，增加饥饿感以提高食欲，但注射前必须先服葡萄糖；锌制剂可提高味觉敏感度，有增加食欲的作用。

（4）其他：病情严重者、伴明显低蛋白血症或严重贫血者，可考虑成分输血。静脉滴注高能量脂肪乳剂、多种氨基酸、葡萄糖等。

## 七、预防调护

**1. 预防**

（1）提倡母乳喂养，乳食定时定量，按时按序添加辅食，供给多种营养物质，以满足小儿生长发育的需要。

（2）合理安排小儿生活起居，保证充足睡眠时间，经常户外活动，呼吸新鲜空气，多晒太阳，增强体质。

（3）纠正饮食偏嗜、过度肥甘滋补、贪吃零食、饥饱无常等不良饮食习惯。

（4）发现体重不增或减轻，食欲减退时，要尽快查明原因，及时加以治疗。

**2. 调护**

（1）加强饮食调护，饮食物要富含营养，易于消化，添加食物不可过急过快，应由少及多，由稀至稠，由单一到多种，循序渐进地进行。

（2）保证病室温度适宜，光线充足，空气新鲜，患儿衣着要柔软，注意保暖，防止交叉感染。

（3）病情较重的患儿要加强全身护理，防止褥疮、眼疳、口疳等并发症的发生。

（4）定期测量患儿的体重、身高，以及时了解和分析病情，检验治疗效果。

## 八、疗效判定标准

根据中华人民共和国中医药行业标准《中医儿科病证诊断疗效标准》提出的疗效标准进行评定。①治愈：体重增加，接近正常健康小儿体重，各种症状消失。

实验室检查指标恢复正常。②好转：体重有所增加，精神、食欲及其他症状改善。③未愈：症状及体征均无变化。

## 第八节 滞颐

### 一、概述

滞颐是指小儿口中唾液不自觉地从口内流溢出来的一种病证。因唾液常滞渍于颐下而得名，俗称流涎、流口水。本病多见于3岁以下幼儿，可分为生理性和病理性两种。婴幼儿吞咽功能较差，口腔浅，当唾液增多时，因不会及时吞咽，故常发生流涎，若因出牙时期而流涎过多者，不属病态。若口腔肿痛糜烂，或因虫证、口疮、痴呆等疾病而涎出过多者，当治其病源，本节讨论的是排除病因的不明原因的滞颐。

### 二、病因病机

小儿禀赋不足，或调摄失宜，致使脾胃虚寒或脾胃积热是主要的病因。脾在液为涎，脾运则津液四布，胃和则浊气下行，脾胃虚寒则涎无制约，阳明积热则迫津外泄，均致水津不布，湿浊上泛，使津液失约而口中流涎不止。

### 三、辨病

**1. 症状**

小儿涎液自动溢出口外，未见其他特殊不适症状。

**2. 体征**

因长期流涎，浸渍于两颐及胸前，使局部皮肤潮红，尤其口角常发生粟粒样红疹及糜烂。

**3. 理化检查**

理化检查无异常。

### 四、类病辨别

（1）生理性流涎：4～6个月的婴儿，由于唾液分泌增多，而吞咽唾液的能力尚未足，加之牙床较浅，故致唾液外流。6个月以后，正值乳牙萌生，对三叉神经的刺激，使唾液分泌增多，引起流涎。

（2）口疮：也可见口中流涎，但口颊、舌边、上颚、齿龈等处或口角发生糜烂、溃疡，并灼热疼痛、吮乳不便，非流涎浸渍，可伴有发热。

## 五、中医论治

### （一）论治原则

本病以脾为中心论治，以补虚泻实为基本治则，脾胃虚寒则温脾燥湿，脾胃积热治以清热泻脾，可配合外治、推拿等多种治法。

### （二）分证论治

**1. 脾胃虚寒证**

证候：口中流涎，涎液清稀，多如漏水，面白唇淡，四肢欠温，小便清长，大便正常或溏薄，舌质淡红，苔白，脉沉迟，指纹淡红。

治法：温脾燥湿。

处方：理中丸（《伤寒论》）合缩泉丸（《校注妇人良方》）加减。组成：干姜、白术、炙甘草、山药、乌药、益智仁、砂仁等。颐间皮肤浸渍者，加苍术、白鲜皮；伴畏寒神疲者，加熟附子、肉桂；神疲纳差者加党参、茯苓、焦六曲。

**2. 脾胃积热证**

证候：口中流涎，涎液黏稠，甚则口角赤烂、痛痒，口唇红，小便短赤，大便燥结，舌质红，苔黄厚，脉滑数，指纹紫。

治法：清热泻脾。

处方：泻黄散（《小儿药证直诀》）合保和丸（《丹溪心法》）加减。组成：生石膏、栀子、藿香、防风、神曲、山楂、陈皮、连翘、炒莱菔子、半夏、茯苓等。面赤涎稠者，加茯苓、泽泻、薏苡仁；烦躁不安者，加灯心草、淡竹叶、胡黄连；大便燥结者，加大黄、枳实。

### （三）特色治疗

**1. 专方专药**

（1）温脾散：白术 5g，茯苓 5g，生姜 5g，陈皮 5g，砂仁 5g，藿香 3g。用法：共为细末，每服 1 ~ 2g，温开水送服，日服 3 次。适用于脾胃虚寒证。

（2）清脾除湿汤：代赭石 10g，竹茹 10g，煅牡蛎 15g，滑石 10g，白鲜皮 10g，白术 10g，茯苓 15g，黄连 3g。用法：水煎分次服。适用于脾胃积热证。

**2. 名老中医经验**

（1）鲁伯嗣经验：鲁伯嗣提出此病系脾冷涎多，用温胃散。药用半夏、人参、肉豆蔻、白术、干姜以温脾祛寒（《婴童百问》）。

（2）李梴经验：李梴提出冷涎自流者，乃胃虚不能收约。用木香半夏丸。药用木香、半夏、丁香、干姜、青皮、陈皮。热涎者乃胃火上炎，用通心饮。药用木通、连翘、翟麦、山栀、黄芩、甘草、麦冬（《医学入门》）。

（3）王静安经验：以脾为中心论治，以寒、热、虚分型，虚寒者温中补脾，选温脾丹（丁香、木香、半夏、白术、干姜、陈皮、青皮）。若服药后仍流涎不止者，加木瓜、益智仁、儿茶等。实热者以清热泻脾散（山栀、石膏、黄连、生地、黄芩、赤苓、灯心草）为主方。若舌尖红赤甚者，加玄参、连翘心、竹叶心、莲子心以泻上炎之火。

**3. 针灸**

取穴：地仓、承浆、合谷、足三里。手法：用平补平泻法。每日 1 次，共针 3 次。脾胃虚寒另灸中脘。

**4. 推拿**

脾胃虚弱：补脾经、推三关、按揉足三里、按揉中脘以益气健脾；推三关、揉外劳宫、揉脐以温中散寒；捏脊、揉百会以固摄升提。

脾胃积热：清肺经、清胃经、清肝经、清天河水、推四横纹、揉掌小横纹、补肾经、揉上马。顺时针方向摩腹以清脾胃湿热，并健脾助运；掐揉四横纹、掐揉小横纹、揉总筋以清热散结；清大肠清小肠以通腑泄热，引热下行。

每日 1 次，7 次为 1 个疗程。

**5. 外治**

（1）白附子捣烂，用米醋或面粉做成薄饼一块，临睡前敷于涌泉穴，再用绷带固定，早晨拿去。

（2）吴茱萸 10g，胆南星 10g 共研细末，混合均匀，用陈醋调为糊状，制成同圆硬币大小与厚度的药饼，敷于双侧涌泉穴上，用纱布包之，每 24h 换药 1 次。3 次为 1 个疗程。

（3）肉桂 10g，研细末，醋调至糊饼状，于临睡前将药末匀摊在两块纱布上，分别贴敷于两侧涌泉穴，然后用胶布固定。次晨取下，连敷 3 ~ 5 次，适用于脾胃虚寒证。

**6. 食疗**

（1）竹叶绿豆粥：竹叶 10g（鲜者加倍），绿豆 20g，大米 50g，白糖适量。将竹叶摘净，绿豆用清水浸泡半日，放入锅中，加清水适量，与大米煮粥，待熟时，调入白糖，再煮一二沸即成。每日 1 剂，连续 3 ~ 5 日。适用于脾胃积热证。

（2）冬瓜苡仁汤：冬瓜 500g，薏苡仁 30g，鲜荷叶 60g（干品 10g），冬瓜去皮、切块，荷叶切碎，同放砂锅中炖沸后，待熟时加白糖适量，每日 1 剂。适用于脾胃积热证。

（3）枣皮芡实山药粥：枣皮（山茱萸）10g，芡实 15g，山药 20g，大米 100g，将大米同三药共置锅中，加清水适量煮粥，加红糖适量调服。每日 1 剂，连续 5 ~ 7 日。可收敛固涩。适用于脾胃虚寒证。

（4）猪肚健脾汤：太子参 10g，莲米、白扁豆各 15g，山药 15g，生姜 3 片，猪肚 1 个，食盐少许。将猪肚洗净，中药共置入猪肚中，扎紧肚口，加清水适量置砂锅中，文火煮至猪肚烂熟后，饮汤食肚。每周 2 剂。适用于脾胃虚寒证。

## 六、西医治疗

### 1. 治疗原则

明确病因，治疗原发病，如消除口腔炎症；对症治疗，以抑制唾液分泌。

### 2. 常用方法

一般常给予小量阿托品、东莨菪碱，东莨菪碱抑制腺体分泌的作用较阿托品强，扩瞳及调节麻痹作用较阿托品迅速，但作用消失快，对心血管系统作用较弱，因此在治疗流涎症时，东莨菪碱优于阿托品，但不适合长期服用。可配合服用维生素 $B_2$、维生素 $B_1$、维生素 C。

## 七、预防调护

（1）哺乳期母亲饮食应清淡而富于营养，少食肥甘辛辣之品，同时培养小儿良好的卫生习惯，注意清洁口腔。

（2）脾胃虚寒者饮食不宜过凉。不吃酸类食物。脾胃积热者要多吃含有维生素类的食物。保持大便通畅。对口腔有刺激性的东西最好不吃。

（3）及时拭去患儿溢出的口水，擦时不可用力，以免损伤局部皮肤，并以温水洗净，口水流到处，涂上润肤霜，以保护局部皮肤。

## 八、疗效判定标准

根据郭亦男，刘爽撰写的《神阙穴贴敷止涎贴治疗脾胃湿热型小儿滞颐的疗效观察》中相关疗效评定标准。①临床痊愈：患儿无口水流出，嘴角、胸前干燥。②有效：患儿偶有口水流出，嘴角、胸前干燥。③无效：患儿经常有口水流出，嘴角、胸前潮湿。

# 第十一章

# 心肝系病证

## 第一节　夜啼

### 一、概述

夜啼是婴儿入夜啼哭，白日如常，或每夜定时啼哭，甚则通宵达旦的一种病证，又名“惊啼”“軀啼”。

因饥饿、尿布潮湿、衣被过热或过冷引起啼哭，经安抚、喂食、更换尿布、增减衣被后啼哭即止，属正常表现，不是病态。而由发热、口疮、腹痛或其他疾病导致的啼哭，亦不属于本病范畴。

### 二、病因病机

夜啼的发病主要为孕母素体虚寒或贪凉饮冷，导致小儿阴寒内生，或生后护理失宜，腹部中寒，寒凝气滞，夜间阴寒更甚，腹中作痛而哭；或孕母素体燥热，贪食香燥之品，导致小儿禀赋蕴热，内扰心神，烦躁啼哭；或乍见异物、生人，听闻异响，暴受惊吓，心神不宁而啼哭。本病多因小儿脏腑娇嫩，禀赋不足或有寒热偏胜所致。

### 三、辨病

**1. 症状**

婴儿入夜啼哭，时作时止，或定时啼哭，甚则通宵达旦，白日如常。

**2. 体征**

全身一般情况良好，各项检查无异常发现，排除湿疹等不适引起啼哭。

**3. 辅助检查**

必要时可行腹部 B 超、X 线等以排外肠套叠、外伤、中枢神经系统感染及颅内出血等疾病。

## 四、类病辨别

（1）生理性啼哭：多因喂养不当、奶水过少或护理失宜所致，无其他临床症状，无病理状态。

（2）病理性啼哭：因各种疾病如佝偻病、中枢神经系统感染、急腹症等导致患儿不适而哭闹，需详细检查以明确病因。

## 五、中医论治

### （一）论治原则

审查病因，根据脾脏虚寒、心经积热、惊恐神扰分别治以温中散寒、清心除烦、镇惊安神等法进行治疗。

### （二）分证论治

**1. 脾脏虚寒证**

证候：夜间啼哭不休，哭声低弱，或口中气冷，四肢不温，或形寒曲腰，得暖稍止，不欲吸乳，面色青白，大便溏薄，舌淡苔薄白，指纹淡红。

治法：温脾散寒止痛。

处方：乌药散（《小儿药证直诀》）加减。组成：乌药、白芍、高良姜、延胡索、木香、甘草。大便稀溏者加扁豆健脾化湿；食少腹胀者加陈皮、白术运脾消食。

**2. 心经积热证**

证候：夜间哭闹，见灯光啼哭更甚，烦躁面赤，身热有汗，或口中气热，大便干，小便短赤，舌尖红，苔薄黄，指纹紫。

治法：清心除烦止痛。

处方：导赤散（《小儿药证直诀》）加减。组成：生地黄、淡竹叶、通草、木香、灯心草等。哭声响亮，腹胀呕吐，大便酸臭者，加山楂、连翘、麦芽消食导滞；便秘烦躁者，加栀子清热除烦。

**3. 惊恐神扰证**

证候：夜间突发啼哭，表情恐惧，神情不安，紧偎母怀，面色乍青乍白，睡时露睛，指纹青紫。

治法：镇惊安神养心。

处方：远志丸（《重订严氏济生方》）加减。组成：远志、石菖蒲、茯神、生龙骨、太子参、木香等。时时惊惕者，加薄荷、蝉蜕、钩藤平肝镇惊；便溏色青者，加防风、白芍、白术疏风益脾。

### （三）特色治疗

#### 1. 专方专药

（1）蝉蜕：研究人员采用95％乙醇和水分别对蝉蜕进行提取，在动物实验中发现蝉蜕提取液能明显延长小鼠发生惊厥的潜伏期、死亡时间，降低死亡率，水提取物作用优于乙醇提取物。蝉蜕提取物还能显著减少正常小鼠的自发活动，具有镇静的作用。

（2）抑肝散：日本研究人员在针对老年人认知症的临床观察中，使用抑肝散可改善患者的兴奋、烦躁、易激惹、睡眠障碍；在动物实验中，抑肝散亦可改善BPSD模型小鼠的精神行为障碍。

（3）蝉蜕钩藤散：蝉蜕3g，钩藤6g，天麻6g，茯苓6g，川芎6g，甘草3g，灯心草煎汤代水煮后服。

#### 2. 名老中医经验

（1）张丹铭经验：甘麦大枣汤加吴茱萸、蝉蜕治疗小儿夜啼效果良好；热证吴茱萸减量，加黄连、竹叶心；寒证加砂仁、木香；因于惊恐者重用蝉蜕，加龙骨、天麻、僵蚕。

（2）张鹏经验：张鹏认为夜啼心火内扰者多见，治疗夜啼因心火内盛者，方用黄连0.9g，麦冬、枣仁、茯神各3g，淡竹叶4.5g，灯心草1.5g。睡中易醒者加朱砂0.9g；消化不良者加神曲3g。

#### 3. 针灸

刺血：以三棱针双侧中冲穴刺血2～3滴。

#### 4. 推拿

以平补心经、平肝经、揉脐摩腹、捏脊为基本手法。脾脏虚寒者：加揉板门、补脾经、推上三关、揉脐摩腹、拿肚角、捏脊；心经积热者加清心经、清肝经、清小肠经、运内八卦、揉内劳宫、捣小天心、退下六腑。

#### 5. 外治

（1）耳穴压籽：穴取心、神门、肝。以75%酒精棉球消毒双耳郭，取1粒王不留行籽置于0.6cm×0.6cm医用胶布上，粘贴在选好的耳穴上，每日按压耳穴3次，以局部疼痛能忍受为度，两耳交替治疗，3日换治1次。

（2）五倍子研末，水调后包于脐部，加以固定。

#### 6. 食疗

甘麦大枣粥：粳米50g，大枣12g，小麦10g，麦冬10g，甘草6g，加水适量，以文火煮熟，调味后服食，有滋阴、养心、定悸的作用。

### 六、西医治疗

注意孕期营养，减少夜间哺乳次数，使小儿养成良好的睡眠习惯。

### 七、预防调护

（1）孕妇妊娠期和哺乳期少食辛辣、生冷、厚味，适当补充钙剂和维生素 D。
（2）卧室及附近保持安静。
（3）合理喂养，乳食有节。
（4）勿养成婴儿持抱睡眠的习惯，睡眠时光线适度。

### 八、疗效判定标准

根据中华人民共和国中医药行业标准《中医儿科病证诊断疗效标准》提出的疗效标准进行评定。①治愈：啼哭休止，夜寐正常。②好转：入夜啼哭次数减少，程度减轻，稍哄即止。③未愈：夜啼如前，未能休止。

## 第二节　病毒性心肌炎

### 一、概述

病毒性心肌炎是由病毒感染引起的以局限性或弥漫性心肌炎性病变为主的疾病。以神疲乏力，面色苍白，心悸，气短，肢冷，多汗为临床特征。本病发病年龄以 3 ~ 10 岁小儿为多，临床表现轻重不一，轻者可无明显的自觉症状，重者可见多种复杂心律失常、心脏扩大，少数发生心源性休克或急性心力衰竭，甚至猝死。近年来本病的发病率有增加的趋势，及早诊断和治疗，预后大多良好，部分患儿因治疗不及时或病后调养失宜，有可能演变成扩张型心肌病。

根据本病的主要临床症状，属于中医学“风温”“心悸”“怔忡”“胸痹”“猝死”等范畴。

### 二、病因病机

病毒性心肌炎的发病主要为素体虚弱、正气亏虚，风热、湿热邪毒乘虚而入，内舍于心，痹阻心脉，心血运行不畅，或热毒灼伤营阴，致心之气阴亏虚。疾病初期为邪毒侵心、邪正交争；后期则有气血阴阳损伤，以及由此产生的瘀血、痰湿等病理产物相互影响，形成虚中有实、实中有虚的虚实夹杂之证。瘀血、痰浊为病变过程中的病理产物，疾病耗气伤阴为主要病理变化。

## 三、辨病

### 1. 症状

在上呼吸道感染、腹泻等病毒感染后1 ~ 3周内出现心脏受累表现：心悸、气短、乏力、头晕、面色苍白、多汗、胸闷胸痛。重者发生心力衰竭、心源性休克、心脑综合征。

### 2. 体征

心脏听诊心动过速（缓）、心律失常：心尖区第一心音低钝，部分有奔马律，一般无器质性杂音，可闻及期前收缩。

### 3. 辅助检查

（1）常规检查：①心电图：呈多变性、多样性及易变性的特点。主要表现为ST段偏移和T波低平、双向或倒置。QRS波群低电压。各种期前收缩及传导阻滞。②超声心动图：心脏增大以左心室为主，搏动减弱，左心收缩功能不全。③胸部X线：重病患儿可有心脏扩大，搏动减弱。④心肌损伤的参考指标：血清心肌肌钙蛋白I或肌钙蛋白T阳性或CK-MB增高。

（2）特殊检查：有条件者可进行以下病原学检查：可从心内膜、心肌、心包或心包穿刺液中检测出病毒，或特异性荧光抗体检查阳性，前后2 ~ 4周的双份血清的病毒中和抗体滴度增加4倍以上。

## 四、类病辨别

（1）风湿热：发生在溶血性链球菌感染后，除心肌受累外，有明显关节症状，ASO增高，经抗风湿治疗症状可明显缓解。

（2）先天性心脏病：起病早，病程长，发育落后，心脏杂音明显，心脏彩超检查可明确。

（3）中毒性心肌炎：有重症肺炎、败血症等原发疾病的感染症状，多随原发病的好转而逐渐恢复。

## 五、中医论治

### （一）论治原则

扶正祛邪是治疗本病的基本原则，病初邪毒犯心者，治以清热解毒，养心活血；湿热侵心者，治以清化湿热，解毒达邪；气阴亏虚者，治以益气养阴，宁心安神；

痰瘀阻络者，治以豁痰活血，化瘀通络。

### （二）分证论治

#### 1. 风热犯心证

证候：发热微恶寒，肌痛肢楚，头晕乏力，心悸气短，鼻塞流涕，咽痛，口渴，咳嗽，咳痰，小便黄赤，舌质红，舌苔薄，脉数或结代。

治法：清热解毒，宁心安神。

处方：银翘散（《温病条辨》）加减。组成：连翘、金银花、桔梗、薄荷、竹叶、甘草、荆芥穗、淡豆豉、牛蒡子、芦根、板蓝根等。咽红赤者加栀子、丹皮、赤芍清热泻火；胸闷胸痛者加丹参、红花、郁金活血散瘀；心悸、脉结代者加琥珀、酸枣仁养心安神。

#### 2. 湿热犯心证

证候：心悸，恶心欲呕，大便溏滞不爽，发热微恶寒，腹胀痛，体倦乏力，口渴，胸闷或胸痛隐隐，舌红，苔黄腻，脉濡数或结代。

治法：清热化湿，宁心安神。

处方：葛根黄芩黄连汤（《伤寒论》）加减。组成：葛根、黄芩、黄连、炙甘草、茯苓、苍术、苦参、石菖蒲、郁金等。胸闷气憋者加瓜蒌、薤白理气宽胸；肢体酸痛者加独活、羌活、木瓜祛湿通络；心悸、脉结代者加丹参、珍珠母、龙骨宁心安神。

#### 3. 痰瘀阻络证

证候：心悸不宁，胸闷憋气，心前区痛如针刺，脘闷呕恶，面色晦暗，唇甲青紫，舌体胖，舌质紫暗，或舌边尖见有瘀点，舌苔腻，脉滑或结代。

治法：豁痰活血，化瘀通络。

处方：瓜蒌薤白半夏汤（《金匮要略》）合失笑散（《太平惠民和剂局方》）加减。组成：全瓜蒌、薤白、半夏、姜竹茹、蒲黄、五灵脂、红花、郁金等。心前区痛甚者加丹参、降香理气散瘀止痛；严重心律不齐者加桂枝、苦参、柏子仁；咳痰黄稠者加黄连、竹茹；夜寐不宁者加远志、酸枣仁宁心安神。

#### 4. 气阴亏虚证

证候：心悸怔忡、胸闷或胸痛，气短乏力、自汗盗汗，低热，夜寐不安，口渴咽干，舌红，苔薄白或少苔，脉细数无力或结代。

治法：益气养阴，宁心安神。

处方：炙甘草汤（《伤寒论》）合生脉散（《医学启源》）加减。组成：太子参、桂枝、生地、阿胶、麦冬、五味子、炙甘草、酸枣仁、丹参等。咽干口燥者加沙参、石斛；阴虚火旺者可加黄连、竹叶；心神不宁者加夜交藤、远志；脉结代者加徐长卿、甘松、枳壳。

## （三）特色治疗

### 1. 专方专药

（1）黄芪：现代药理学研究发现，黄芪富含黄芪皂苷、黄芪多糖、异黄酮类化合物及硒等微量元素，具有广泛的药理作用。黄芪皂苷能清除过多的氧自由基，而黄芪多糖则具有免疫调节和免疫增强作用，既能促进抗体形成，又能增强巨噬细胞活性，增强抵抗病毒的能力。有实验观察到黄芪总黄酮可明显改善 BALB/c 小鼠病毒性心肌炎急性期心脏血流动力学，黄芪总黄酮可以逆转病毒性心肌炎引起的泵功能的损害，能促进病毒诱生和自身诱生干扰素的能力，对流感病毒、柯萨奇病毒均有明显的抑制作用。

（2）生脉散及其中药注射剂参麦注射液：生脉散提取物能通过降低心肌中病毒滴度，抑制病毒在心肌细胞的复制，具有抑制氧自由基生成及抗脂质过氧化作用，从而保护心肌细胞免受脂质过氧化损伤，促进病毒性心肌炎患者细胞功能恢复，提高心肌收缩功能，从而发挥对心脏的保护作用。参麦注射液具有调节病毒性心肌炎患儿细胞和体液免疫功能，诱导体内抗自由基酶的活性，加速自由基清除，促进受损细胞修复的作用。

（3）丹参注射液：丹参主要含丹参酮类和丹参素类化合物成分。丹参通过增加冠脉流量、抗血小板聚集、改善血液黏稠度等综合作用，发挥对心肌缺血和再灌注损伤的保护作用。在病毒性心肌炎的临床治疗中，丹参可有效改善心肌收缩力，增加心肌储备能力，促进心肌炎的恢复。在以丹参辅助西医联合治疗病毒性心肌炎后显示，丹参辅助治疗后能明显提高治疗有效率、降低心肌酶、改善临床症状及体征。

（4）银花益母饮：银花 30g，益母草 20g，苦参、当归、党参各 15g，炙甘草 6g，上药煎至 200ml，分 2 ~ 3 次服用。

### 2. 名老中医经验

（1）午雪峤经验：午雪峤主张分三阶段治疗。第一阶段：邪未解而正气虚，祛邪护心，予解毒保心汤（银花 10g，板蓝根 15g，蚤休 6g，麦冬 10g，菖蒲 6g，太子参 10g，丹参 10g）。第二阶段：气阴两虚，益气养心，余邪未解者酌加祛邪之品，予五参柏仁汤（人参 3g，丹参 10g，玄参 8g，苦参 6g，沙参 10g，麦冬 10g，柏子仁 10g，五味子 6g，炙甘草 6g）。胸闷者加瓜蒌、薤白；痰浊者加郁金、菖蒲；血瘀者加檀香、红花；热毒未清者加银花、白花蛇舌草、板蓝根；顽固期前收缩者重用葛根、玉竹。第三阶段：疾病后期，以气虚为主，多兼气滞血瘀，则用益气养心，活血化瘀，用舒心活络汤（人参、丹参、苦参、何首乌、葛根、川芎、红花、檀香、灵芝草）。心悸者加酸枣仁、柏子仁；胸闷者加瓜蒌、薤白；心阳虚者加桂枝、附子、生黄芪。

（2）董廷瑶经验：根据《难经》“损其心者，调其营卫”的理论，董廷瑶老中医认为病毒性心肌炎后期的心脏虚损与营卫耗伤有病理上的联系，对于后期出现心悸怔忡、自汗盗汗、脉数或结代、舌淡苔少而润的患儿，以调扶营卫为基本治则，以桂枝龙牡汤加减（桂枝、白芍、龙骨、牡蛎、生姜、炙甘草、红枣），汗多者加浮小麦、糯稻根；睡梦惊扰者加远志、茯神；胸闷者加郁金、香附；纳少者加陈皮、佛手；心气虚者加党参、黄芪、五味子；唇舌青晦而脉结代者加丹参、赤芍、红花、川芎；面色不华，舌淡嫩者加附子。

（3）刘弼臣经验：刘弼臣认为本病乃外邪侵袭，或借皮毛而入，或从口鼻上受，侵犯心脉，影响血行或扰动心神，出现心悸、胸闷、脉或结或代等。病程日久肺虚正弱，极易外感而加重病情，或使之迁延。治疗当调肺养心，常用方：辛夷 10g，苍耳子 10g，玄参 10g，板蓝根 10g，山豆根 5g，黄芪 15g，麦冬 15g，五味子 10g，丹参 15g，苦参 15g，蚤休 10g，阿胶 10g。本方宣肺通窍畅气机，行气血，祛邪护肺逐寇外出，清除原发病灶，切断病邪入侵及传变途径，配合益气养阴宁心之品，标本兼治，疗效肯定。

### 3. 针灸

（1）体针：主穴取心俞、巨阙、间使、神门、血海。配穴取大陵、膏肓、丰隆、内关。用补法，得气后留针 30min，隔日 1 次。

（2）耳针：取心、交感、神门、皮质下，隔日 1 次。

### 4. 推拿

以清肺经、补心经、平肝经为主。急性期：按揉百会、风池、膻中、内关、神门，一指禅推法推心俞、肺俞、膈俞、中脘、三阴交；拿双上肢；小鱼际分推胸胁部，以心悸减轻为度。恢复期：掌分推前胸部；一指禅推法推膻中、中脘、天枢；按揉心俞、脾俞、内关、足三里、三阴交；捏脊 3 ~ 5 遍；摩腹。每日 1 次。

### 5. 外治

耳穴压籽：穴取心、心房（心穴与耳屏外缘正中处）、小肠、房室结穴（耳舟下方内侧，相当于对耳轮下脚水平处）、毛细血管、迷走（对耳轮下脚内侧下方和耳迷根部位）、肾上腺。以 75% 酒精棉球消毒双耳郭，取 1 粒王不留行籽置于 0.6cm × 0.6cm 医用胶布上，粘贴在选好的耳穴上，每日按压耳穴 3 次，以局部疼痛能忍受为度，两耳交替治疗，3 日换治 1 次。

### 6. 食疗

（1）莲子百合煨瘦肉粳米粥：莲子、百合各 30g，瘦猪肉 250g，加水适量，以文火煮熟，调味后服食，有滋阴、养心、定悸的作用。

（2）芪枣粳米粥：黄芪 10g（研末），红枣 20g，粳米 100g，加水适量，煮成粥服食，有益气养心的功效。

## 六、西医治疗

### （一）治疗原则

注意休息，防治诱因，改善心肌营养，促进心肌修复，控制病毒感染。

### （二）常用方法

**1. 基础治疗**

急性期卧床休息，减轻心脏负担及心肌耗氧量。

**2. 抗病毒治疗**

对急性期仍处于病毒血症阶段的患儿，可用利巴韦林，或 α－干扰素。

**3. 营养心肌**

应用改善心肌营养和代谢的药物及氧自由基清除剂，包括大剂量维生素 C、维生素 $B_1$、维生素 E、辅酶 A、辅酶 Q10 等。

**4. 控制心力衰竭**

可用强心剂如地高辛或毛花苷丙（西地兰），剂量为常规量的 1/3 ～ 2/3，注意防止洋地黄中毒。

**5. 其他**

（1）肾上腺皮质激素：适用于暴发型合并心源性休克或心力衰竭，急性期完全性房室传导阻滞者。一般不宜常规用于早期心肌炎。

（2）丙种球蛋白：大剂量静脉用丙种球蛋白通过免疫调节作用可减轻心肌细胞损害，可早期使用。

## 七、预防调护

（1）急性期应卧床休息，一般需休息 3 ～ 6 周，重者宜卧床 6 个月～ 1 年。待心力衰竭控制、心律失常改善、心电图改变好转时，患儿可逐渐增加活动量。

（2）患儿烦躁不安时，给予镇静剂，尽量保持安静，以减轻心肌负担，减少耗氧量。

（3）密切观察患儿病情变化，一旦发现患儿心率明显增快或减慢、严重心律失常、呼吸急促、面色青紫，应立即采取各种抢救措施。

（4）饮食宜营养丰富而易消化，忌食肥甘厚腻或辛辣之品。

（5）避免过度劳累，不宜剧烈运动，增强体质，积极预防呼吸道或肠道病毒感染。

## 八、疗效判定标准

根据《中药新药临床研究指导原则》拟定。①临床痊愈：临床症状、体征消失，心电图、心肌酶检查恢复正常。②显效：临床症状、体征基本消失，心电图、心肌酶基本恢复正常。③有效：临床症状、体征有所改善，心电图、心肌酶检查各项指标有一定改善。④无效：临床症状、体征及心电图、心肌酶检查均无改善或加重。

## 第三节　儿童多动症

### 一、概述

注意力缺陷多动症是一种较常见的儿童时期行为障碍性疾病，以注意力不集中、自我控制差，动作过多，情绪不稳，冲动任性，伴有学习困难，但智力正常或基本正常为主要临床特征。本病在我国的患病率为3%～10%；男童发病是女童的3倍。本病通常于6岁以前起病，学龄前症状明显，37%～85%的病例可延续到成年期，对患儿的学业、成年后的职业和社会生活等方面产生广泛消极的影响。

本病可归入中医“脏躁”“躁动”“健忘”“失聪”等证范畴。

### 二、病因病机

中医认为小儿多动及注意力不集中系由阴阳动静变化有所失制而致，本病的病因主要有先天禀赋不足，或后天护养不当、外伤、病后、情志失调等。根本原因在阴阳平衡失调，即阴精不足，阴不制阳。其病位在心、肝、脾、肾四脏。脏腑功能失常、阴阳失调、阴虚阳亢是其主要病机。

### 三、辨病

#### 1. 症状

（1）注意力不集中：表现为在学校课堂注意力分散，成绩不佳；难于持久性集中注意（作业、游戏），无关刺激（如鸟叫、汽车声等）却给予过多的注意；无监督时难于有始有终完成任务（如作业）；易受外来影响而激动；经常丢失生活及学校用品；一事未完又做另一事。

（2）活动过多：坐立不安，动手动脚，不能静坐听讲，小动作多，常干扰别人，说话过多；在越需要保持安静的地方，多动越突出。

（3）情绪改变：缺乏自制力，任性冲动，常未加思考即开始行动，不顾后果。

#### 2. 体征

体格检查多无特殊发现，有轻度的协调运动障碍，如翻手试验、指鼻试验、指－指试验阳性、走直线能力差。

### 3. 辅助检查

（1）常用评定量表或问卷：包括Conners问卷、儿童学习行为问卷、Achenbach儿童行为量表，使用量表收集资料较为完整、全面、客观，是重要的辅助手段。

（2）神经心理测验：如持续操作测试仪、注意力测试仪，可根据病情需要及现有测验条件选择应用。

（3）其他实验室检查：如脑电图或脑地形图、脑CT、某些特殊的生化测定如铜蓝蛋白、苯丙氨酸、甲状腺功能、微量元素测定等。以上检查也应根据病情需要选择应用。

## 四、类病辨别

（1）正常顽皮儿童：虽有时出现注意力不集中，但大部分时间仍能正常学习，功课作业完成迅速。能遵守纪律，上课一旦出现小动作，一经指出即能自我制约而停止。

（2）多发性抽动症：主要表现为头面部、四肢或躯干肌群不自主的快速、短暂、不规则抽动，如挤眉弄眼、耸肩、歪颈、挥手、蹬足和扭动等，也可伴有不自主的发声抽动，如清理喉咙、吼叫声、犬叫声或秽语等。

（3）精神发育迟滞：常会有多动、冲动、攻击行为等表现，但详细了解患儿生长发育史，会发现其有语言、运动等发育迟滞；智力测试IQ在70以下；社会能力普遍低下等。

## 五、中医论治

### （一）论治原则

以调和阴阳为治疗原则。心肾不足者，治以补益心肾；肾虚肝亢者，治以滋肾平肝；心脾气虚者，治以补益心脾。病程中见有痰浊、痰火、瘀血等兼证，则佐以化痰、清热、祛瘀等治法。

### （二）分证论治

#### 1. 肾虚肝亢证

证候：多动难静，急躁易怒，冲动任性，难于自控，注意力不集中，或有记忆力欠佳，学习成绩低下，或有遗尿，腰酸乏力，或有五心烦热，盗汗，大便秘结，舌质红，舌苔薄，脉细弦。

治法：滋养肝肾，平肝潜阳。

处方：杞菊地黄丸（《医级》）加减。组成：枸杞、熟地、山茱萸、山药、茯苓、菊花、丹皮、泽泻等。夜寐不安者，加酸枣仁、五味子养心安神；盗汗者，加浮小麦、龙骨、牡蛎敛汗固涩；易怒急躁者，加石决明、钩藤平肝潜阳；学习困难者加菖蒲、远志、丹参。

**2. 心脾两虚证**

证候：注意力不能集中，神疲乏力，面色无华，多动而不暴躁，言语冒失，睡眠不熟，记忆力差，伴自汗盗汗，偏食纳少，舌质淡，苔薄白，脉虚弱。

治法：养心安神，健脾益气。

处方：归脾汤（《正体类要》）合甘麦大枣汤（《金匮要略》）加减。组成：党参、黄芪、白术、大枣、炙甘草、茯神、炙远志、酸枣仁、龙眼肉、当归、浮小麦、木香等。思想不集中者，加益智仁、龙骨养心宁神；睡眠不熟者，加五味子、夜交藤养血安神；记忆力差，动作笨拙，苔厚腻者，加半夏、陈皮、石菖蒲化痰开窍。

**3. 痰火内扰证**

证候：多动多语，烦躁不宁，冲动任性，兴趣多变，注意力不集中，胸中烦热，痰多，口苦口臭，便秘尿赤，舌质红，苔黄腻，脉滑数。

治法：清热泻火，化痰宁心。

处方：黄连温胆汤（《六因条辨》）加减。组成：黄连、陈皮、法半夏、胆南星、竹茹、瓜蒌、枳实、石菖蒲、茯苓、珍珠母、甘草等。烦躁易怒者，加钩藤、龙胆草平肝泻火；喉间痰鸣者加天竺黄、白僵蚕；大便秘结者，加大黄通腑泻火。

## （三）特色治疗

**1. 专方专药**

（1）静灵口服液：是目前应用最为广泛的，在国内具有较大影响的治疗儿童多动症的中成药制剂，其针对“肾阴不足，肝阳偏旺”这一最常见证型而设，主要药物有熟地、山药、女贞子、五味子、茯苓、丹皮、泽泻、龙骨、远志等，具有滋肾平肝、宁神益智之效。

（2）多动安口服液：熟地、煅珍珠母各15g，白芍、当归、白蒺藜、炙远志、知母、五味子、制首乌、柏子仁各10g，钩藤、黄柏、甘草各6g，具有滋肾平肝、养心益智、安神定志之效。

（3）益智宁：龟板10g，生龙骨20g，炙远志5g，石菖蒲15g，夜交藤15g，熟地15g，党参15g，茯苓15g，浮小麦20g，五味子4g，具有健脾养心、补肾平肝、益智宁神之效。

（4）安神定志颗粒：醋柴胡6g，广郁金10g，黄芩10g，炒山栀6g，决明子10g，天竺黄10g，钩藤10g，石菖蒲10g，全当归10g，益智仁10g，炙远志6g，具有清心平肝、豁痰开窍、安神定志之效。

### 2. 名老中医经验

（1）刘以敏经验：刘以敏教授认为该病为小儿阳动有余、阴静不足，“精力充沛”为虚假之象。在治疗上使阴阳和谐，重在补不足，泻有余，辨证论治。对于临证辨为脾虚肝旺证者，创制银芍龙牡汤健脾平肝，温胆宁神。常用药有银柴胡、五味子、桂圆肉、莲子、杭芍、龙骨、牡蛎等。而针对心脾两虚证，以龙牡桂枝汤健脾养心，调和阴阳。常用药有龙骨、牡蛎、杭芍、桂枝、石菖蒲、生姜、浮小麦、小枣、炙远志等。

（2）宋启劳经验：宋启劳教授在临床中发现患儿多有风热的特征，从疏风清热，聚神止动论治。自拟“多动停”方（辛夷花、玄参、板蓝根、山豆根、炒白芍、天麻）；伴性情急躁易怒者，加龙胆草、柴胡；伴口臭，舌苔厚腻者，加炒三仙；伴大便干燥，尿黄者，加大黄；伴多汗易感冒者，加黄芪、五味子。

（3）王玉润经验：王玉润教授认为儿童多动症主要是由肝旺阳亢、心脾不足、阴阳失调所致，是一种虚实夹杂证，治以平肝潜阳、扶土抑木、养心安神，拟益智糖浆（煅龙骨 30g，煅牡蛎 30g，珍珠母 30g，白芍 30g，红枣 30g，钩藤 15g，黄芪 15g，浮小麦 15g，夜交藤 15g，当归 9g，黄柏 9g，五味子 6g，甘草 6g）。

### 3. 针灸

主穴：百会、印堂、风池、太冲、太溪、神门。

配穴：阴虚阳亢者加三阴交、足临泣、阳陵泉；心脾两虚者加足三里、脾俞、内关、心俞。

操作：风池、太冲用毫针泻法，太溪用补法，其余主穴用平补平泻法，配穴按虚补实泻法操作。头部穴位留针 30min，四肢穴位可用速刺法，不留针，每日或隔日 1 次。

### 4. 推拿

（1）取穴：拇指末节螺纹面，中指末节螺纹面。操作：医者以拇指向掌根方向直推拇指螺纹面；旋推中指末节螺纹面。功用：补脾经、心经。

（2）推补脾经：医者以左手握住患儿之手，同时以拇、示二指捏患儿拇指，使之微屈，再以右手拇指自患儿拇指尖推向板门。功用：助气活血，健脾和胃。

（3）掐揉小天心：医者以中指端揉、拇指甲掐大小鱼际交接处。功用：养心开窍，安神定志。

（4）赤风点头法：医者以左手拿患儿之肘，右手拿患儿中指上下摇之，如赤风点头状，摇 20 ~ 30 次。功用：补血宁心。

### 5. 外治

耳穴压籽：主穴取肾、脑点、心、神门、脑干。配穴取肝、脾、皮质下、交感。每次辨证选取 1 ~ 2 穴。每日早中晚各按压 1 次，每次 20 ~ 30 下。3 ~ 5 日更换 1 次益智仁籽，10 次为 1 个疗程，疗程间可休息 1 周，3 个疗程后观察效果。

**6. 食疗**

（1）动物脑及骨髓：蒸煮均可，常吃可益肾填髓，提高注意力及记忆力。如三七脑髓汤：取鲜猪脑或羊脑 1 具，三七粉 3g，加少许食盐、葱、姜等调味品，隔水炖熟，当菜吃。

（2）参蛋汤：太子参 15g，红枣 15 枚，鸡蛋 2 个。置锅内加水同煮，蛋熟后剥去蛋壳，再放锅内煮片刻，即可吃蛋喝汤。每日一次，连服 2 ~ 3 个月。

（3）莲子汤：莲子肉 20g，芡实 15g，红枣 12g，同煮熟，加少许白糖，作早点或点心，连服数日。

（4）黑大豆 15g，酸枣仁 15g，茯苓 20g，海带 20g，金针菜 20g，胡萝卜 20g，同煮熟。每日 1 次，3 个月为 1 个疗程。

（5）虾壳汤：取虾壳 15g，菖蒲、远志各 9g。每日 1 次，久服有效。

（6）核桃仁五味子茶：核桃仁 15g，五味子 3g，同置锅内加适量清水，文火煎煮 45min，取汁调入蜂蜜或冰糖适量，代茶饮用，适于脾肾两虚患儿。

## 六、西医治疗

**1. 治疗原则**

本病的治疗主张遵循早期、规范、长期、连续、个体化和“全天候”的治疗模式，应将治疗后“达到缓解、提高生活质量”作为治疗目的。治疗方法包括药物治疗、行为治疗、感觉统合训练、脑电生物反馈、平衡仪等多模式的管理方法。临床应根据患儿具体情况制订个体化治疗方案。

**2. 常用方法**

（1）药物治疗：中枢兴奋类药物如盐酸哌甲酯是各指南推荐的一线治疗药物，目前运用最多。去甲肾上腺素再摄取阻滞剂托莫西汀是治疗本病的一种非兴奋药物，推荐使用的非中枢兴奋剂有选择性去甲肾上腺素再摄取抑制剂（代表药托莫西汀）。在兴奋剂和去甲肾上腺素再摄取阻断剂无效或存在用药禁忌的情况下可考虑使用三环类抗抑郁药如丙米嗪、非典型抗精神病药如中枢性去甲肾上腺素 $\alpha_2$ 受体激动剂可乐定及情绪稳定的药物等。其治疗方案应根据患儿的具体情况选用安全有效的药物，并根据治疗反应和不良反应及时调整药物的种类和剂量。医师在患儿开始用药的第 1 个月需严密随访，包括身高、体质量、心率、血压、症状、情绪、治疗依赖性等。

（2）心理行为干预：心理治疗和行为训练尤其对于轻症患儿有良好的效果。医生、家长和教师对患儿的家庭和学校环境进行一系列的改变，提供更有序的活动，使儿童能注意专心、避免精力分散。

（3）生物反馈治疗：是应用操作性条件反射的原理，以神经反馈仪为手段，通过训练，选择性地强化或抑制某一频段的脑电波，从而达到改善和治疗多动症各种症状的预期目的。

## 七、预防调护

（1）保证儿童有规律性的生活，培养良好的生活习惯。

（2）训练患儿有规律地生活，起床、吃饭、学习等都要形成规律，不要过于迁就。加强管理，及时疏导，防止攻击性、破坏性及危险性行为的发生。

（3）关心体谅患儿，对其行为及学习进行耐心的帮助与训练，要循序渐进，不责骂不体罚，稍有进步，给予表扬和鼓励。

（4）保证患儿营养，补充蛋白质、水果及新鲜蔬菜，避免食用有兴奋性和刺激性的饮料和食物。

（5）避免长时间观看电视或长时间沉溺于电脑游戏之中，防止用脑过度，脑髓失养，元神失藏。

## 八、疗效判定标准

### 1. 疗效评估方法

（1）症状观察及评分（表 11-1）

**表 11-1　全国中医学会儿童多动症研究协作组评分量表**

| 项目（症状或行为） | 程度 | | | |
|---|---|---|---|---|
| | 无 | 有一点 | 多 | 很多 |
| 1. 上课时注意力不集中，思想容易开小差 | 0（ ） | 4（ ） | 7（ ） | 9（ ） |
| 2. 活动过多，手脚动个不停或好捉弄人 | 0（ ） | 3（ ） | 6（ ） | 8（ ） |
| 3. 边做作业边玩，常抄错字或漏字 | 0（ ） | 2（ ） | 4（ ） | 6（ ） |
| 4. 做事不能持久，常从一项转到另一项 | 0（ ） | 2（ ） | 4（ ） | 6（ ） |
| 5. 话多，问话未完即抢答，干扰、打断别人说话 | 0（ ） | 3（ ） | 6（ ） | 8（ ） |
| 6. 别人与他讲话时，常似听非听 | 0（ ） | 1（ ） | 2（ ） | 3（ ） |
| 7. 常丢失学习生活用品，如文具、玩具 | 0（ ） | 3（ ） | 5（ ） | 7（ ） |
| 8. 冲动任性、性急，易发脾气 | 0（ ） | 2（ ） | 4（ ） | 6（ ） |
| 9. 不听劝告、不守纪律和制度的约束 | 0（ ） | 2（ ） | 4（ ） | 6（ ） |
| 10. 顶嘴、说谎，有打架、偷窃等不良行为 | 0（ ） | 3（ ） | 5（ ） | 8（ ） |
| 11. 智力正常，但成绩较差或时好时坏 | 0（ ） | 3（ ） | 5（ ） | 7（ ） |
| 12. 有改正愿望却无法控制自己 | 0（ ） | 1（ ） | 2（ ） | 3（ ） |

（2）多动指数评分：参照国际通用的表 11-2 进行评定。

**表 11-2　Conners 儿童行为量表**

| 项目 | 0（没有） | 1（偶有） | 2（较常见） | 3（很多） | 评分 |
|---|---|---|---|---|---|
| 1. 不安宁或活动过多 | | | | | （ ） |
| 2. 易激惹，好冲动 | | | | | （ ） |
| 3. 打扰其他儿童 | | | | | （ ） |
| 4. 难于完成已开始的工作，注意力短暂 | | | | | （ ） |
| 5. 经常地坐立不安 | | | | | （ ） |
| 6. 注意力不集中，易于分心 | | | | | （ ） |
| 7. 要求必须即刻得到满足 | | | | | （ ） |
| 8. 常常容易哭 | | | | | （ ） |
| 9. 情绪变化迅速且激烈 | | | | | （ ） |
| 10. 易于发脾气，暴躁和不可预测的行为 | | | | | （ ） |
| 总分 | | | | | （ ） |

**2. 疗效评定**

根据《中医病证诊断疗效标准》中制订的临床疗效标准及 Conners 量表的减分率确定如下疗效评定标准：

（1）临床症状或行为的疗效：①临床治愈：临床症状或行为消失，学习成绩显著提高；临床症状或行为的疗效指数 >90% 以上，停药 6 个月疗效巩固。②显效：主要临床症状或行为明显改善，社会适应能力基本恢复，学习成绩有不同程度的提高；临床症状或行为的疗效指数在 60% ～ 90%。③有效：主要临床症状或行为改善，学习成绩有改善，但不够稳定；临床症状或行为的疗效指数在 10% ～ 60%。④无效：主要临床症状或行为无变化和恶化，学习成绩无明显改善；临床症状或行为的疗效指数 <10%。

（2）疗效指数公式：①疗效指数 =（治疗前积分 — 治疗后积分）/ 治疗前积分 ×100% ②多动指数改善率 =（治疗前多动指数 — 治疗后多动指数）/ 治疗前多动指数 ×100%

## 第四节　多发性抽动症

### 一、概述

多发性抽动症是一种儿童期起病，以慢性多发运动性抽动和（或）发声抽动为特征的神经精神性疾病，常伴有强迫、多动等行为和情绪障碍。本病发病率为

0.1% ~ 1%，多起病于 3 ~ 8 岁，男女患病之比为 3 ~ 4 ∶ 1。近年来本病发病率有明显增多的趋势，治疗较困难，且难治性病例增多。

根据本病的主要临床特点，可归属于中医学“慢惊风”“肝风”“抽搐”“痉病”等范畴。

## 二、病因病机

多发性抽动症的病因与先天禀赋不足、生产不顺、感受外邪、饮食所伤、情志失调、劳倦过度等多种因素有关；本病主要病位在肝，与心、脾、肾功能失调，风、火、痰内扰关系密切，属本虚标实之证。此外，肺脾气虚、感受外邪、瘀血内阻、暴受惊恐、心神受损等亦为本病重要的病因病机。

## 三、辨病

### 1. 症状

（1）以突然的、快速、不自主的肌肉抽动，如眨眼、点头、噘嘴、皱眉、抬臂、缩腹、踢腿等症状为主要表现。喉肌抽搐时出现轻咳、喊叫，甚至秽语骂人。

（2）初起时抽动较轻，通常以眼、面肌开始抽动，而后累及部位渐广，发展至颈、肩、上肢、躯干及下肢。

（3）抽动通常可自我克制一段时间，常因紧张而加重，在睡眠时消失。

（4）患儿常伴随某些心理和人格行为障碍，如强迫、多动、自闭、攻击行为等。

### 2. 体征

本病体格检查多无异常发现。

### 3. 辅助检查

实验室检查多无特殊，智力测试基本正常。少数患儿脑电图出现非特异性异常，普遍特征是 α 节律的频率调节差，波幅调节差，慢波及慢波节律增加。

## 四、类病辨别

（1）风湿性舞蹈病：6 岁以后多见，女孩居多，是风湿热的主要表现之一。表现为四肢较大幅度的无目的、不规则的舞蹈样动作，生活经常不能自理，常伴肌力及肌张力减低，并可有风湿热的其他症状。

（2）肌阵挛性癫痫：发作更突然，每次肌肉抽动持续时间更短，意志不能控制，严重者可发展为癫痫大发作，发作越频繁，智力越受影响，脑电图可见典型癫痫波。

## 五、中医论治

### （一）论治原则

滋肾平肝，息风化痰。

### （二）分证论治

**1. 气郁化火证**

证候：面红耳赤，烦躁易怒，皱眉眨眼，张口歪嘴，摇头耸肩，发作频繁，抽动有力，口出异声秽语，大便秘结，小便短赤，舌红苔白或黄，脉弦数。

治法：清肝泻火，息风止痉。

处方：千金龙胆汤（《备急千金要方》）合栀子豉汤（《伤寒论》）加减。组成：柴胡、黄芩、龙胆草、菊花、芍药、钩藤、茯神、栀子、淡豆豉、甘草等。抽动明显者加羚羊角、全蝎、蜈蚣；兼有痰热，喉中发声者，加山豆根、射干、天竺黄；伴缩鼻、吸鼻者以辛夷花、苍耳子、防风宣窍通闭。

**2. 脾虚肝旺证**

证候：患儿多素体虚弱，病程较长，肢体抽动时发时止，但抽搐无力或蠕动，喉中作响或有痰声，发声低沉，活动后精神疲倦，注意力涣散，性急易惊易怒，面黄神倦，食欲不振，大便不调，舌质淡红，苔白，脉弦细无力。

治法：健脾益气，平肝息风。

处方：四君子汤（《太平惠民和剂局方》）合天麻钩藤饮（《中医内科杂病证治新义》）加减。组成：太子参、茯苓、白术、天麻、钩藤、白蒺藜、白芍、珍珠母、柴胡、僵蚕、甘草等。咽中不适，清嗓，干咳者，加千层纸、浙贝、半夏、陈皮清利咽喉化痰；肢体抽动频繁者，加葛根、川木瓜、宽筋藤舒筋活络，全蝎、僵蚕、龙骨息风止痉；神思涣散者以石菖蒲、远志、郁金宁心豁痰，通窍安神。

**3. 痰热内扰证**

证候：多动多语，且胡言乱语，头身肢体多部位抽动，抽动有力，性格古怪，或郁闷不乐，或烦躁不安，情绪烦乱，急躁易怒，易冒险冲动，睡卧多梦，大便干结，舌红苔黄或黄腻，脉弦或数。

治法：清热豁痰，平肝清心。

处方：十味温胆汤（《世医得效方》）加减。组成：陈皮、茯苓、半夏、枳实、郁金、竹茹、远志、大枣、五味子、党参、炙甘草等。多动，抽搐明显者加全蝎、僵蚕、钩藤；神思涣散，烦躁不宁者予胆南星、石菖蒲、炒酸枣仁；夜寐不安或梦多者加生龙骨、生牡蛎、珍珠母、琥珀；痰火较重，便结难解者加连翘、黄连、大黄。

**4. 阴虚风动证**

证候：形瘦神疲，五心烦热，性情急躁，挤眉眨眼，耸肩摇头，肢体震颤，喉中有声，睡眠不宁，大便干结，舌质红绛，舌苔光剥，脉细数。

治法：滋阴潜阳，柔肝息风。

处方：大定风珠（《温病条辨》）加减。组成：龟板、鳖甲、生牡蛎、生地、阿胶、鸡子黄、麦冬、火麻仁、白芍、甘草等。肢体拘急，感觉异常者加何首乌、鸡血藤、丹参、伸筋草；心神不定，夜寐不安者以夜交藤、浮小麦、大枣、合欢皮养心安神；盗汗者予糯稻根、麻黄根、五味子敛汗。

## （三）特色治疗

### 1. 专方专药

（1）熄风定痉胶囊：天麻 10g，全蝎 6g，白芍 12g，秦艽 10g，当归 10g，川芎 10g，地龙 15g，龙齿 15g，蜈蚣 1 条，石菖蒲 12g，琥珀 3g，研成粉末，装入胶囊，每次 3g，也可冲服同量药粉，每日 3 次。20 日为 1 个疗程，间隔 7 日再服下一疗程。

（2）涤痰化瘀方：菖蒲 10g，陈胆星 6g，天竺黄 6g，僵蚕 10g，地龙 10g，全蝎 2g，蜈蚣 1 条，归尾 6g，赤芍 6g，茯苓 10g，苡仁 10g，枳实 6g，竹茹 6g，杭白芍 25g，生甘草 6g，益智仁 15g，桑椹子 15g，生龙骨，生牡蛎各 30g，珍珠母 30g，钩藤 30g，郁金 6g。3 个月为 1 个疗程。

（3）涤痰清心方：由温胆汤合导赤散加减而成，药用法半夏、陈皮、郁金、天竺黄、竹茹、枳实、生地黄、淡竹叶、石决明各 10g，连翘、钩藤各 12g，甘草 6g。

（4）定抽颗粒：含生药胆南星 6g，郁金、石菖蒲各 10g，远志 6g，天麻 10g，柴胡 6g，钩藤 10g，菊花 5g，白芍、生地各 10g，可予免煎中药颗粒混合而成，口服 12 周为 1 个疗程。

### 2. 名老中医经验

（1）刘弼臣经验：刘弼臣教授认为本病本源在肝，病发于肺，系风痰鼓动，横窜经隧，阳亢有余，阴静不足，阴阳平衡失制所致。在治疗中强调“从肺论治”“肝肺同治”，以清肺化痰、利咽通窍、息风通络法组方。基本方：辛夷花 10g，苍耳子 10g，玄参 15g，板蓝根 10g，山豆根 3 ~ 5g，半夏 5g，木瓜 10g，伸筋草 15g，钩藤 10g，全蝎 3g，伴眨眼、耸鼻、口角抽动、摇头等头面部异常动作者，加黄连、白附子、菊花；烦躁易怒、秽语骂人者加柴胡、枳壳、白芍、甘草；注意力不集中、学习困难者，加丹参、菖蒲、远志、郁金；肢体抽动明显者，加蜈蚣；上肢抽动明显者，加姜黄；下肢抽动明显者，加牛膝；颈肩部动作明显者，加柴胡、葛根；喉部异声者，加蝉衣、僵蚕、青果、射干、锦灯笼清利咽喉；喉中痰鸣者，加胆星、天竺黄加强化痰之力；动作幅度大、频率快者，加生龙骨、生牡蛎、灵磁石、珍珠母镇静息风或加白芍药、甘草柔肝缓急。

（2）刘以敏经验：刘以敏主任以平肝潜阳、息风定惊、祛痰为主，自拟止抽汤治疗本病。以《滇南本草》所载药物红土瓜、兰花参、荠菜花为主药以平肝清心，健脾助运；全蝎、蜈蚣平肝息风，解毒散结，豁痰行滞，搜剔经络之邪；白芍、乌梅、炙甘草酸甘化阴。缩鼻者加辛夷花、苍耳子宣肺通窍；眨眼者加菊花、蝉花清热明目祛风；如有摇头、点头、斜颈者加天麻、钩藤以平肝息风定惊；有异常发声者，则加石菖蒲、远志、胆南星、郁金清心豁痰开窍，射干、僵蚕，祛风解痉，降火消痰。

（3）胡天成经验：胡天成教授认为本病乃血虚生风，肝风内动，故遵“治风先治血，血行风自灭”理论，主张“从血论治’，以四物汤合止痉散养血和血，息风止痉，其中四物汤养血调肝治其本外，配伍全蝎、蜈蚣息风止痉治其标。以面部抽动为主者酌加菊花、蝉蜕、刺蒺藜、防风、苍耳子；以头颈部抽动为主者，酌加天麻、钩藤、葛根；以躯干腹部抽动为主者，酌加枳壳、桔梗、白芍、甘草；以四肢抽动为主者酌加桑枝、木瓜、伸筋草。兼烦躁易怒者，酌加黄连或牡丹皮、栀子；虚烦不眠者，加炒枣仁、茯苓、炒知母；睡眠多梦者，加龙骨、牡蛎、首乌藤；喜怒无常者，加甘草、浮小麦、大枣；兼秽语者加石菖蒲、郁金。如以发声抽动为主，改用银翘马勃散（金银花、连翘、马勃、牛蒡子、射干）加桔梗、甘草、僵蚕、蝉蜕。若兼吸鼻者加苍耳子、辛夷；咳嗽咳痰不利者加黄芩、瓜壳、信前胡；苔白黄腻者，加黄芩、滑石、藿香、郁金。

**3. 针灸**

（1）体针：主穴取内关、人中、印堂、风池、太冲、合谷、神门、丰隆、足三里、肝俞、筋缩。平补平泻，留针 20 ~ 30min。配穴：肝肾阴虚精血不足者，加太溪、三阴交、肾俞。太溪用补法，三阴交、肾俞用平补平泻。脾虚肝旺者，太冲用泻法，足三里用补法，再加太白亦用补法。发声者配天突；眨眼者配翳风、丝竹空；努嘴者配地仓、颊车，均用平补平泻法。

（2）头针：根据国际《头皮针穴名标准化方案》选取穴位。主穴取额中线、顶中线、顶旁 1 线。配穴根据症状不同选取相应的穴位，如频繁眨眼者取枕上正中线、额旁 1 线；肢体抽动者取顶颞前斜线；异常发音者取颞后线。

**4. 推拿**

推拿取穴：太冲、风池、百会、印堂、脊柱、小天心。采用点揉太冲、风池、百会、印堂；小天心采用捣法，脊柱采用捏脊法。其中太冲穴按揉 3min，150 ~ 300 次，风池、百会穴按揉 3min，约 300 次。小天心每次捣 3min，150 ~ 300 次。脊柱：采用捏脊疗法，即“捏三提一法”。以上手法，每日 1 次，30 日为 1 个疗程。

**5. 外治**

耳穴压籽法：取穴皮质下、脑干、神门、肝、脾、面颊、口及耳部敏感点，用王不留行籽耳压贴、磁珠耳压贴。每次一侧耳穴，双耳交替，隔日贴压 1 次，10 次为 1 个疗程。

**6. 食疗**

患儿应形成合理的饮食结构和饮食习惯，以利于减轻抽动症状，减少抽动复发机会。辛辣刺激之品不吃，包括葱、姜、蒜、辣椒、韭菜；兴奋性食物及饮料不食，如可乐、雪碧、巧克力、咖啡；避免食用含人工色素、香精、防腐剂等添加剂的食品。公鸡、羊肉、香菇、香菜、香椿等发物不宜吃，肥甘厚腻味厚之品也应该少吃，以减轻对脾胃的损伤。母鸡、牛肉、有鳞鱼、牛奶、鸡蛋及豆制品可以吃。如鲜鱼清蒸（尤其是海鱼），含有许多有益于智力开发的物质，清蒸食用，成分破坏少，有益智作用。也可用鸭子一只，洗净，天麻6g，生地10g，加入鸭肚中清蒸，加适量调味品，分次食用，适用于阴虚风动型患儿。

## 六、西医治疗

### （一）治疗原则

提高患儿生活质量和社会功能，主要包括药物和心理行为治疗两方面。

### （二）常用方法

#### 1. 药物治疗

（1）氟哌啶醇：为多巴胺受体阻滞剂，是国内治疗中重度多发性抽动症的首选药物。其不良反应主要有锥体外系反应、过度疲劳感、记忆障碍、人格改变、迟发型运动过多障碍等。

（2）硫必利：具有阻断中脑边缘系统多巴胺受体的作用，不良反应小，较安全，为国内常用的治疗药物。不良反应可有轻微头晕、无力嗜睡、恶心和呕吐。

#### 2. 心理行为治疗

心理行为治疗需要医生－家长－学校三方面充分合作，帮助家长认识本病，不要过分注意和提醒患儿的抽动症状，避免采用打骂体罚的教育方法，合理安排患儿日常生活与减轻学习压力。对患儿进行心理支持和指导，消除患儿紧张情绪、克服其自卑心理、有必要时进行社交技能训练，帮助患儿恢复自信心。

## 七、预防调护

（1）预防感冒：部分患儿存在着不同程度的上呼吸道慢性病灶，可因感冒使病情反复或加重。平时应加强锻炼，预防感冒。若一旦感冒，要积极加以治疗，防止病情反复。

（2）重视儿童的心理状态，平时注意合理的教养，关怀和爱护患儿，不在精神上施加压力，不责骂或体罚。

（3）保证儿童有规律性的生活，培养良好的生活习惯。注意休息，不看紧张、惊险、刺激的影视节目，不宜长时间看电视、玩电脑和游戏机。

## 八、疗效判定标准

### 1. 疗效评估方法

按耶鲁综合抽动严重程度量表（YGTSS）提供的标准进行评分（表 11-3）。

**表 11-3　耶鲁综合抽动严重程度量表**

| 项目 | 运动性抽动 | 发声性抽动 | 总分 | 评分标准 |
|---|---|---|---|---|
| 抽动类型 | □ | □ | □□ | 0 分　无抽动<br>1 分　单一抽动<br>2 分　不同形式抽动 2~5 种<br>3 分　不同形式抽动 >5 种<br>4 分　多种抽动伴 1 种系列抽动<br>5 分　多种抽动伴 2 种或更多系列抽动 |
| 抽动频度 | □ | □ | □□ | 0 分　无抽动<br>1 分　极少（不是每日发生）<br>2 分　偶尔发生但不持续<br>3 分　频繁但可有 <3h 的停歇期<br>4 分　经常，醒后每小时都发生<br>5 分　持续性，间歇时间 <5~10min |
| 抽动强度 | □ | □ | □□ | 0 分　无抽动<br>1 分　不易觉察的轻微抽动<br>2 分　比正常动作稍强的抽动<br>3 分　比正常略强，但未超过正常最大强度<br>4 分　强度明显超过正常动作<br>5 分　抽动极强，引人注目甚至自伤 |
| 复杂程度 | □ | □ | □□ | 0 分　无抽动<br>1 分　可疑有抽动<br>2 分　轻度抽动<br>3 分　中度（动作复杂或呈系列抽动）<br>4 分　十分复杂，极易察觉<br>5 分　长程的复杂抽动 |
| 影响程度 | □ | □ | □□ | 0 分　无影响<br>1 分　轻微但不影响正常行为<br>2 分　偶尔打断正常活动<br>3 分　经常打断语言和交往活动<br>4 分　频繁打断行为、语言和人际交往<br>5 分　严重影响行为、语言和人际交往 |
| 合计 | □□ | □□ | □□ | |

#### 2. 疗效评定

采用尼莫地平法，以治疗前后 YGTSS 评分的减分率作为疗效评定标准，减分率＝（治疗前量表评分—治疗后量表评分）/ 治疗前量表评分 ×100%。具体疗效分级如下。①治愈：减分率在 95% 以上。②显效：减分率在 60% ～ 94%。③好转：减分率在 30% ～ 59%。④无效：减分率在 30% 以下。

## 第五节　癫痫

### 一、概述

癫痫是一种由多种病因引起的慢性脑部疾病，以脑神经元过度放电导致反复性、发作性和短暂性的中枢神经系统功能失常为特征。临床以突然仆倒，昏不知人，或两目直视，或口吐涎沫，或四肢抽搐，或喉中异声，惊啼尖叫，移时苏醒，醒后一如常人为主要表现。有极少数患儿，癫痫发作后，昏睡未醒，继以另一次发作，如此持续，称为“癫痫持续状态”，预后不良。据国内流行病学研究，我国癫痫的患病率在 4‰～ 7‰，儿童和青少年发病率较高，18 岁以下病例约占总数的 60%。如经规范、合理的抗癫痫药物治疗，多数患者的发作可以控制，其中部分患者经 2 ～ 5 年治疗可逐步停药。约 20% 的患者虽经积极药物治疗，仍可能出现明显癫痫发作，甚至出现进行性神经精神功能衰退。

根据本病的主要临床表现，属于中医学“痫症”的范畴。

### 二、病因病机

癫痫病因病机较复杂，一般而言，肝、肾、脾亏虚是本病的主要病理基础，由此产生的风盛、阳亢、痰火、血瘀，扰动元神，是本病的重要因素，

### 三、辨病

#### 1. 症状

本病的特征之一是意识丧失，轻者持续时间短暂，有轻微抽搐，或仅有刻板眨眼、点头、咀嚼动作，而无口吐涎沫、叫声等，但必有意识丧失；重者意识丧失和抽搐时间较长，吐舌惊叫，警惕不安，发作频繁。如反复发作，可因实致虚，愈发愈频，病情也随之加重。发作前年长患儿可有眩晕、胸闷等先兆。

#### 2. 体征

癫痫在不同年龄组的常见病因及分型不同，症状缓解后可无特殊体征。儿童癫

痫多为缺氧、窒息、颅脑产伤等围产期因素，或遗传代谢病，或皮质发育不良，或中枢神经系统感染等所致，应重点检查神经系统，包括意识状态、精神状态、局部病灶体征（偏瘫 / 偏盲）、各种反射及病理征。注意观察头颅大小及形状、外貌、身体畸形及排查某些神经皮肤综合征。

**3. 辅助检查**

（1）常规检查：脑电图检查（EEG）是诊断癫痫发作、确定发作和癫痫类型最重要的辅助手段，是癫痫的常规检查，但因其局限性，可延长检查时间，或多次检查，有条件时可行录像脑电图或动态脑电图长程监测。磁共振成像（MRI）对发现脑部结构性异常有很高的临床价值，有条件的情况下建议行常规头颅 MRI 检查。

（2）特殊检查：①头部电子计算机 X 线体层扫描（CT）：在有钙化和出血性病变时有优势。②脑脊液检查：主要排除颅内感染情况，对某些遗传代谢病的诊断也有帮助。③基因检测：不作为常规检查，通常在高度怀疑某种疾病时进行。

## 四、类病辨别

（1）癔症：癔症发生与遗传、家庭环境及精神因素有关。精神刺激如气愤、惊恐、委屈、严重心理创伤等均可引起发作。与癫痫的区别点：①癔症多见于年长儿，尤其青春前期及青春期多发，与精神因素密切相关；②癔症昏厥倒下缓慢，不易受伤，面色正常或潮红，无青灰发绀等，瞳孔反射正常，发作时有记忆；③癔症性抽搐杂乱无规律，不伴意识丧失和二便失禁；④癔症发作与周围环境有关，常在引人注意的时间、地点发作，周围有人时发作加重；⑤暗示疗法可终止发作；⑥癔症发作时脑电图正常。

（2）多发性抽动症：多发性抽动症是一种慢性神经精神障碍性疾病，临床以不自主的、反复的、快速的一个或多个部位肌肉运动抽动或有不自主的发声抽动为特征，又称为冲动障碍、儿童抽动症、抽动秽语综合征或妥瑞综合征。该病与癫痫的区别点：①多发性抽动症的症状可受意志短暂控制，暂时不发作，其抽动入睡后消失；②多发性抽动症的异常发声主要为咳声、咯咯、吭吭、呻吟或秽语，与癫痫发声明显不同；③多发性抽动症实验室检查多无明显异常，脑电图正常或非特异性异常，智力基本正常；④多发性抽动症发作时意识清楚。

## 五、中医论治

### （一）论治原则

癫痫的病因病机复杂，应分标本虚实，分发作期和缓解期治疗。发作时一般以治标为主。根据发作表现，治以豁痰清火、息风定痫、活血通窍等法。一般不用补益之品。缓解期注意健脾化痰、调补气血、养心益肾等法，或标本同治。癫痫持续状态可采用中西药配合抢救。本病病程较长，一般在临床症状消失后，仍应继续服药3～5年，后根据脑电图检查结果逐渐停药。服用抗癫痫药患者切忌骤然停药，以防引起病情反跳。需要长期服药的患儿可将汤剂增减后改为丸散等剂型，以利于服用。

### （二）分证论治

#### 1. 发作期

1）惊痫证

证候：发作时表现为惊叫、尖啼、吐舌、不安，面色发青，四肢抽搐，平素惊恐，如人之将捕状，舌淡红，苔白，脉弦细而数，指纹青紫。

治法：镇惊安神。

处方：镇惊丸（《活幼心书》）加减。组成：茯神、生龙骨、酸枣仁、朱砂、远志、石菖蒲、钩藤、天麻、青礞石、南星、半夏、沉香等。发作频频者，加全蝎、僵蚕息风止痉；夜寐不安者加磁石、琥珀安神，或加温胆汤清胆泄热、安神祛痰。

2）风痫证

证候：发作时常有眩晕等先兆，突然跌仆，两目上视或斜视，或手指抽搐，屈伸不定，面色及口唇发青，颈项强直，昏迷，牙关紧闭，舌苔白腻，脉弦滑，指纹青紫。

治法：息风定痫。

处方：定痫丸（《医学心悟》）加减。组成：天麻、川贝母、半夏、茯神、丹参、陈皮、远志、石菖蒲、僵蚕、南星、琥珀、全蝎、朱砂、竹茹、生姜等。高热神昏者加生石膏、连翘、羚羊角粉、黄连清热解毒；舌苔黄腻，痰热上扰者加天竺黄、保赤散清热化痰通络；四肢拘急，脉象弦涩者，加当归、怀牛膝、没药、红花养血柔筋。本证如因热盛动风而起者，亦可酌用安宫牛黄丸清热安神开窍。

3）痰痫证

证候：发作时喉间痰鸣，痰涎壅盛，瞪目直视，神志模糊，意识丧失，或头痛腹痛，胸闷呕恶，或智力低下，面色萎黄，舌苔白腻，脉滑，指纹青紫。

治法：豁痰开窍。

处方：涤痰汤（《奇效良方》）加减。组成：半夏、南星、陈皮、茯苓、石菖蒲、竹茹、枳实、川芎、神曲、天麻、青礞石等。头痛者加僵蚕、皂荚息风化痰止痛；腹痛者加延胡索、白芍、甘草缓急止痛；食少纳呆，大便溏薄者，加六君子汤健脾燥湿。本证如痰阻清窍，内闭心神，不省人事，可酌用至宝丹开窍息风安神。

4）瘀血痫证

证候：既往有产伤或外伤史，反复抽搐，头痛，痛有定处，发作时神昏窍闭，四肢抽搐，形体消瘦，或肌肤不润，面色青暗，舌红少津，舌质暗有瘀点，脉细涩，指纹沉滞。

治法：活血通窍定痫。

处方：通窍活血汤（《医林改错》）加减。组成：赤芍、川芎、红花、桃仁、天麻、石菖蒲、丹参、老葱、生姜等。抽搐剧烈者，加全蝎、地龙通络止痉；头痛头晕、神志不清者，加三七、当归活血化瘀。本证如瘀血日久，疼痛剧烈而兼便秘者，可酌用紫雪镇痛息风，活血通便。

**2. 缓解期**

1）心脾两虚证

证候：癫痫反复发作，神疲乏力，心悸不安，夜寐不安，面色苍白，形体消瘦，纳呆食少，大便溏薄，舌淡，苔白腻，脉沉细。

治法：补益心脾，安神止惊。

处方：归脾汤（《正体类要》）加减。组成：黄芪、党参、茯苓、白术、远志、酸枣仁、木香、夜交藤、延胡索、当归等。头目眩晕者，加天麻息风平肝；肢体疼痛者，加威灵仙、鸡血藤祛风通络。

2）肝肾阴虚证

证候：癫痫反复不愈，或精神委靡，或低热延绵，或昏睡烦躁，肢体震颤，或肢体拘急，自汗盗汗，健忘，大便秘结，舌红绛而光，无苔，脉细数无力，指纹紫滞。

治法：滋养肝肾，益阴息风。

处方：大补元煎（《景岳全书》）加减。组成：党参、熟地黄、枸杞子、山药、当归、山茱萸、杜仲、怀牛膝、龟板、生龙骨、鳖甲等。智力减退者加紫河车补肾生髓；抽搐频烦者加白芍、甘草缓急止痉。

## （三）特色治疗

**1. 专方专药**

（1）化痫饼：煅青礞石 18g，海浮石 18g，法半夏 24g，南星 21g，沉香 9g，生熟牵牛各 45g，神曲 120g，研末，加面粉 600g，水调拌后烙为 30 张薄饼，每日清晨空腹服一张。此方为赵心波验方，经其临床多年验证，疗效确切。

（2）紫参片：王焕庭报道紫金锭原方加紫参一味制成片剂，在针对 40 例癫痫患儿的临床观察中总有效率 75.0%，且无明显临床不良反应。

**2. 名老中医经验**

（1）李少川经验：小儿癫痫主要病机应责之于痰。痰为痫证的中心环节，而脾虚不运，是生痰的主要根源，认为“痫由痰致，痰自脾生，脾虚痰伏”是小儿痫证的主要病理基础。以豁痰息风，豁痰开窍，豁痰镇惊为常用治疗法则。考虑其为“本虚标实，痰气上逆”，在治标时并调其本。治标以祛风热痰火之实邪，固本多予益气健脾、养心、滋肝、益肾。大发作以涤痰汤化裁益气安神，豁痰息风，药用菖蒲 9g，茯苓 9g，太子参 10g，胆南星 9g，半夏 9g，橘红 6g，青果 9g，竹茹 6g，琥珀 0.5g（冲服）。苔黄便秘，痰声辘辘者加瓜蒌、黄连、郁金以涤痰开胸散结；面白汗出，正气偏虚者重用太子参或易为党参扶正；性情急躁，肝经热盛者，加钩藤、生石决明以镇肝息风。小发作以定痫丸化裁理气健脾，豁痰息风，药用菖蒲9g、茯苓9g，半夏9g，太子参9g，陈皮6g，胆南星9g，炒白术6g，知母5g，当归6g，龙齿10g，朱砂0.5g（冲服）。头晕目眩重者，加天麻以疏肝风；夜寐汗出者，加糯稻根、小麦、生龙牡以敛液止汗，滋阴潜阳；胃纳不佳者，加厚朴花、佛手、荷梗以调和胃气。精神运动性癫痫以癫狂梦醒汤合断痫丸重坠豁痰，镇肝息风，药用菖蒲10g，胆南星10g，茯苓10g，青礞石25g，陈皮6g，半夏10g，生铁落25g，桃仁9g，朱砂0.5g（冲服）。

（2）董廷瑶经验：董老认为治痫之法，首先治痰，痰在上者吐之，在里者下之；以豁痰利窍、清心抑肝，先治其标，痰去以后，再图其本。常用钩藤、天麻平肝息风，胆星、白附子、天竺黄、川贝母豁痰利窍，以龙齿、石菖蒲入心镇痫。最后以金箔镇心丹培补元气，养心安神，平肝息风，杜其复发。金箔镇心丹：人参4.5g，茯神6g，紫河车3g，琥珀3g，甘草1.5g，朱砂3g，制胆星3g，珍珠3g，炼蜜为丸，金箔5张为衣，连服20日。

**3. 针灸**

（1）体针：①发作期取穴百会、风府、大椎、后溪、腰奇；正在发作配十宣、水沟、涌泉。白天发作加申脉，夜间发作加照海；局限性发作加内关、神门、神庭。②休止期及恢复期取穴风府、神门、内关、足三里、阴陵泉、三阴交、丰隆。精神倦怠者灸气海；智力减退、表情呆滞者灸肾俞、关元。

（2）头针：结合临床表现和脑电图（EEG），确定异常放电的"兴奋灶（额、顶、枕、颞）"所在部位进行针刺，大幅快速捻转，隔日1次，30日为1个疗程。每疗程后休息5～7日再继续下一疗程。

**4. 推拿**

发作期以豁痰顺气为主，可点按四关、水沟、少商、十宣；休止期以治本为主，可点按中府、中脘、关元，重按三阴交、公孙、足三里、肺俞、心俞。

**5. 食疗**

安神猪心粥：粳米150g，猪心300g。猪心切片用料酒、姜末腌制，粳米放入冷水旺火煮沸，加入猪心后小火熬制，将熟时加入食盐，稍焖片刻。功能养心安神，适用于癫痫缓解期及恢复期，症见精神不佳、夜寐不安甚至智力减退者。

## 六、西医治疗

（1）儿童使用抗癫痫药物要根据其分型和年龄、不良反应等情况选用。患儿体重在标准体重范围内按公斤体重计算，对于体重高于或低于标准体重者，应参照标准体重给药，并结合临床疗效和血药浓度调整剂量。定期复查肝功能和血常规。

儿童及青少年失神癫痫均可使用丙戊酸口服，新诊断的青少年肌阵挛癫痫首选丙戊酸口服，仅有全面强直阵挛发作的癫痫、特发性全面性癫痫同样以丙戊酸为一线药物，无效或不能耐受者，可添加左乙拉西坦。

丙戊酸钠：口服，15mg/（kg·d），维持剂量：20 ~ 30mg/（kg·d），每日 2 ~ 3 次。

左乙拉西坦：口服，10 ~ 20mg/（kg·d），维持剂量：20 ~ 60mg/（kg·d），每日 2 次。

（2）需注意丙戊酸钠会增加 2 岁以下幼儿及遗传代谢疾病患儿肝损伤的危险性。

（3）药物难治性癫痫可考虑外科手术治疗。

## 七、预防调护

（1）孕妇应注意营养及健康，保持情绪稳定，避免精神刺激和外伤。

（2）定期产检，临产时注意保护胎儿，分娩时注意防止颅脑外伤。

（3）注意儿童身心健康，避免惊恐和精神刺激。

（4）患儿不要到水边、火边玩耍，避免手持锐器，外出有成人相随。

（5）发作时不要强行扳动，以免损伤，应使患儿侧卧，保持呼吸通畅，用纱布包裹压舌板插入齿间，防止咬伤。

## 八、疗效判定标准

参照《中药新药临床研究指导原则》拟定。①临床痊愈：发作完全控制 1 年，脑电图恢复正常。②显效：发作频率减少 75% 以上，或与治疗前发作间隔时间比较，延长半年以上未发作，脑电图改变明显好转。③有效：发作频率减少 50% ~ 75%，或发作症状明显减轻，持续时间缩短 1/2 以上，脑电图改变有好转。④无效：发作频率、程度、发作症状、脑电图均无好转或恶化。

# 第十二章

# 肾系病证

## 第一节　急性肾小球肾炎

### 一、概述

急性肾小球肾炎是小儿时期常见的一种肾脏疾病，简称急性肾炎，临床以急性起病，浮肿、少尿、血尿、蛋白尿及高血压为主要特征。本病多见于感染之后，尤其是溶血性链球菌感染之后，故称为急性链球菌感染后肾炎。多发生于 3 ~ 12 岁儿童，发病前多有前驱感染史，发病后轻重悬殊，本病大多预后良好。

中医古代文献中无肾炎病名记载，但据其临床表现，多属“水肿”“尿血”范畴。

### 二、病因病机

急性肾炎的主要病因为外感风邪、湿热、疮毒，导致肺、脾、肾三脏功能失调，其中以肺脾功能失调为主。风、热、毒与水湿互结，通调、运化、开阖失司，水液代谢障碍而为肿；热伤下焦血络而致尿血。重症水邪泛滥可致邪陷心肝、水凌心肺、水毒内闭之证。若湿热久恋，伤阴耗气，可致阴虚邪恋或气虚邪恋，使病程迁延；病久入络，致脉络阻滞，尚可出现尿血不止、面色晦滞、舌质紫等瘀血之证。

### 三、辨病

**1. 临床表现**

（1）前驱感染病史：本病发病前 1 ~ 4 周多有呼吸道或皮肤感染、猩红热等链球菌感染或其他急性感染史。

（2）急性起病，急性期一般为 2 ~ 4 周。

（3）浮肿及尿量减少：浮肿为紧张性，浮肿轻重与尿量有关。

（4）血尿：起病即有血尿，呈肉眼血尿或镜下血尿。

（5）高血压：1/3 ~ 2/3的患儿病初有高血压，常为120 ~ 150/80 ~ 110mmHg（16.0 ~ 20.0/10.7 ~ 14.4kPa）。

（6）并发症：重症早期可出现以下并发症。

①高血压脑病：血压急剧增高，常见剧烈头痛及呕吐，继之出现视力障碍，嗜睡、烦躁，或阵发性惊厥，渐入昏迷，少数可见暂时偏瘫失语，严重时发生脑疝。具有高血压伴视力障碍、惊厥、昏迷三项之一即可诊断。

②严重循环充血：可见气急咳嗽，胸闷，不能平卧，肺底部湿啰音，肺水肿，肝大压痛，心率快、奔马律等。

③急性肾衰竭：严重少尿或无尿患儿可出现血尿素氮及肌酐升高、电解质紊乱和代谢性酸中毒。一般持续3 ~ 5日，在尿量逐渐增多后，病情好转。若持续数周仍不恢复，则预后严重，可能为急进性肾炎。

**2. 辅助检查**

尿检均有红细胞增多。尿蛋白一般为“+”~“++”，也可见透明、颗粒管型。血清总补体及C3可一过性明显下降，6 ~ 8周恢复正常。非链球菌感染后肾炎（如病毒或其他细菌性肾炎），补体C3不低，抗链球菌溶血素“O”抗体（ASO）可增高，抗脱氧核糖核酸酶B或抗透明质酸酶升高，纤维蛋白降解产物（FDP）增多。

## 四、类病鉴别

肾炎性肾病：具有肾病综合征三高一低的主要特征外，还有血尿、高血压等临床表现，尤以血浆白蛋白降低为重要鉴别点。

急进性肾炎：约半数起病和典型急性肾炎相似，但血清补体浓度在正常范围，且在约2周后病情急剧恶化，出现进行性肾衰竭，预后差，死亡率高。

病毒性肾炎：前驱期短或病毒感染与尿改变之间无间隔期，症状轻，大多无浮肿、少尿及高血压，以血尿为主，蛋白尿轻微，补体多正常，肾功能正常，预后好。

## 五、中医论治

### （一）治疗原则

本病的治疗原则是急性期以祛邪为主，宜宣肺利水，清热凉血，解毒利湿；恢复期则以扶正兼祛邪为主，宜养阴或益气兼以清热或化湿。

### （二）分证论治

**1. 风水相搏证**

证候：水肿自眼睑开始迅速波及全身，以头面部肿势为著，皮色光亮，按之凹陷随手而起，尿少色赤，微恶风寒或伴发热，咽红咽痛，骨节酸痛，鼻塞咳嗽，舌质淡，苔薄白或薄黄，脉浮。

治法：疏风宣肺，利水消肿。

处方：麻黄连翘赤小豆汤（《伤寒论》）加减。组成：麻黄、连翘、赤小豆、杏仁、桑白皮、生姜、大枣、炙甘草。尿少者，加泽泻、猪苓、茯苓；咽喉红肿疼痛者，加牛蒡子、射干、黄芩、板蓝根。

**2. 湿热内侵证**

证候：头面肢体浮肿或轻或重，小便黄赤而少，尿血，烦热口渴，头身困重，常有近期疮毒史，舌质红，苔黄腻，脉滑数。

治法：清热利湿，凉血止血。

方药：五味消毒饮（《医宗金鉴》）合小蓟饮子（《济生方》）加减。组成：金银花、野菊花、紫花地丁、蒲公英、紫背天葵、生地黄、小蓟、滑石、通草、炒蒲黄、淡竹叶、藕节、当归、山栀、甘草。水肿明显者，加车前仁、川木通；尿血明显者，加白茅根、小蓟、仙鹤草；皮肤疮疡糜烂者，加苦参、土茯苓、白花蛇舌草。

**3. 阴虚邪恋证**

证候：乏力头晕，手足心热，腰酸盗汗，或有反复咽红，舌红苔少，脉细数。

治法：滋阴补肾，兼清余热。

处方：知柏地黄丸（《医方考》）合二至丸（《中国药典》）加减。组成：知母、黄柏、生地黄、茯苓、牡丹皮、泽泻、山药、山萸肉、旱莲草、女贞子。血尿日久不愈者加仙鹤草、茜草凉血止血；舌质暗红者，加参三七、琥珀化瘀止血；反复咽红者，加玄参、山豆根、板蓝根清热利咽。

**4. 气虚邪恋证**

证候：身倦乏力，面色萎黄，纳少便溏，自汗出，易于感冒，舌淡红，苔白，脉缓弱。

治法：健脾益气，兼化湿浊。

处方：参苓白术散（《太平惠民和剂局方》）加减。组成：人参、茯苓、白术、桔梗、山药、甘草、白扁豆、莲肉、砂仁、薏苡仁。血尿持续不消者，可加参三七、当归养血化瘀止血；舌质淡暗或有瘀点者，加丹参、红花、泽兰活血化瘀。

### （三）特色治疗

**1. 名老中医经验**

（1）董廷瑶经验：董老结合小儿之特点和临床多见三气犯肺等肺经先受邪的情况，认为小儿急性肾炎的病理机制，在一定程度上是肺经直接受邪或诱发引起所致。在证型的辨治上，治疗常兼加肺经药物，如蝉衣、苏叶、射干、沙参、黄芩之类，收效甚佳。证型的辨治上，董老一般分为四大类型：风水郁表证治以祛风利水，越婢汤主之。水湿浸渍证治以通阳利水，方用五苓散合五皮饮为主。湿热壅结证治以清热解毒，利湿消肿，此型还分湿热之孰重孰轻，如湿偏重，可选用三仁汤合甘露消毒丹；如热偏重，症见舌红苔黄燥，烦渴或热，便秘溲赤，方可选用黄连解毒汤合五味消毒饮为主。热盛损津证治宜清上滋下，用清金滋水汤（董氏方，由北沙参、黄芩、蝉衣、板蓝根、石斛、麦冬、生地、川柏、怀山组成，此方之意重在清肺）少佐滋阴，以达到金清则水清，水清则络宁之目的。

（2）云鹰经验：云教授认为急性肾小球肾炎多因感受风热邪气，侵犯肺卫，盘踞咽喉，热毒循经下移伤及膀胱肾络，血溢脉外。症见尿血，血色鲜红或镜下血尿，恶风发咳嗽，咽痛，口渴，舌质红，苔薄黄或黄厚，脉浮数或数。治以清热解毒，凉血清利。方用银翘散加清热凉血止血药，如生地黄、白茅根、牡丹皮、赤芍、旱莲草等。咽痛明显者加玄参、马勃、鲜芦。注重咽喉症状的治疗，清上以利下。

（3）丁樱经验：丁樱教授治疗风热伤络型尿血，常治以疏风清热，凉血止血，方以丁氏清热止血颗粒合银翘散加减，药用金银花、忍冬藤、连翘、竹叶、牛蒡子、荆芥、薄荷、芦根、生地黄、牡丹皮、丹参、墨旱莲、赤芍、三七、小蓟、茜草、海风藤、甘草等。血分热胜者，加水牛角粉、乌梅；咽干咽痛者加凌霄花；眼面目浮肿者加车前草（丁氏清热止血颗粒由生地黄、牡丹皮、丹参、墨旱莲、赤芍、三七、小蓟、茜草、甘草等组成）。

**2. 中药成药**

（1）银黄口服液：每服 5 ~ 10 ml，每日 2 ~ 3 次。用于急性期风热及热毒证。

（2）肾炎清热片：每服 3g，每日 2 ~ 3 次。用于急性期风热、热毒、湿热等证。

（3）肾炎消肿片：每服 2 片，每日 2 ~ 3 次。用于急性期寒湿证，也可用于恢复期气虚邪恋证。

（4）知柏地黄丸：每服 3g，每日 2 ~ 3 次。用于恢复期阴虚邪恋证。

**3. 食疗**

（1）防风粥：防风 15g，葱白（连须）2 根，粳米 100g。先煎防风、葱白取汁去渣。粳米按常法煮粥，待粥将熟时加入药汁，熬成稀粥服用。用于急性期风寒证。

（2）冬瓜皮薏仁汤：冬瓜皮 50g，薏苡仁 50g，赤小豆 100g，玉米须（布包）25g。加水适量，同煮至赤小豆熟透，食豆饮汤。用于急性期水肿明显，或伴有高血压者。

## 六、西医治疗

**1. 治疗原则**

目前尚缺乏直接针对肾小球免疫过程的特异性有效治疗，基本上是对症治疗，防治急性期并发症，保护肾功能，促进其自然恢复。

**2. 常用方法**

（1）一般治疗：注意休息和饮食，急性期需卧床 2 ~ 3 周，对有水肿、高血压者应限食盐及水。

（2）感染灶治疗：对仍有咽部及皮肤感染灶者，应给予青霉素或其他敏感抗生素治疗 10 ～ 14 日。

（3）对症治疗：利尿可用氢氯噻嗪、呋塞米、依他尼酸等；降压可用硝苯地平、卡托普利、肼苯达嗪、利血平、哌唑嗪等。

## 七、预防调护

### 1. 预防

（1）防止感染是预防急性肾炎最重要的措施。减少呼吸道及皮肤感染，对急性扁桃体炎、猩红热及脓疱疮患儿尽早地、彻底地用青霉素或其他敏感抗生素治疗。并于感染 1 ～ 3 周内随访尿常规，及时发现和治疗本病。急性肾小球肾炎痊愈后再次发病者极少见，无需定期给予长效青霉素。

（2）避免居住在潮湿和空气污浊的环境中。

### 2. 调护

（1）急性期需卧床休息 2 ～ 3 周，直到肉眼血尿消失、水肿消退、血压正常，即可下床做轻微活动。血沉正常可上学，但仅限于完成课堂作业。3 个月内应避免重体力活动。尿沉渣细胞绝对计数正常后方可恢复体力活动。

（2）急性期对蛋白和水应予一定限制。对有水肿及高血压者应限制盐和水的摄入。食盐摄入量成人一般以每日 1 ～ 2g 为宜，小儿以每日 60mg/kg 为宜。有氮质血症者应限制蛋白摄入，可给优质动物蛋白每日 0.5g/kg 以减轻肾脏排泄负担。

（3）尿少尿闭时，应限制高钾食物。

（4）水肿期应每日准确记录尿量、入水量和体重，以掌握水肿增减情况。

## 八、疗效判定标准

根据《中药新药临床研究指导原则》拟定。①临床痊愈：水肿等症状、体征消失，尿蛋白定性阴性或24h 尿蛋白定量小于 100mg，尿红细胞消失，肾功能正常。②显效：水肿等症状、体征消失，尿蛋白定性持续降至微量以下或 24h 尿蛋白定量持续降至 300mg 以下，尿红细胞不超过 6 个 / 高倍视野，肾功能正常。③有效：水肿等症状、体征改善，尿常规检查进步，肾功能正常。④无效：水肿等症状、体征改善不明显，尿常规检查无进步，或肾功能无改善。

## 第二节　肾病综合征

### 一、概述

肾病综合征（简称肾病）是一组由多种病因引起的临床综合征，以大量蛋白尿、低蛋白血症、高脂血症及不同程度的水肿为主要特征。本病多发生于 2 ~ 8 岁小儿，其中以 2 ~ 5 岁为发病高峰，男多于女，部分患儿因多次复发，病程迁延。

小儿肾病属中医学“水肿”范畴，且多属阴水，以肺脾肾三脏虚弱为本，尤以脾肾亏虚为主。

### 二、病因病机

小儿禀赋不足，久病体虚，外邪入里，致肺脾肾三脏亏虚是发生本病的主要因素。而肺脾肾三脏功能虚弱，气化、运化功能失常，封藏失职，精微外泄，水液停聚则是本病的主要发病机制。正如《景岳全书·肿胀》说：“凡水肿等证，乃肺脾肾三脏相干之病。盖水为至阴，故其本在肾；水化于气，故其标在肺；水惟畏土，故其制在脾。今肺虚则气不化精而化水，脾虚则土不制水而反克，肾虚则水无所主而妄行。”可见肾病的病本在肾与脾，其标在肺。外感、水湿、湿热、瘀血及湿浊是促进肾病发生发展的病理环节，与肺脾肾脏虚弱之间互为因果。

总之，肾病的病因病机涉及内伤、外感，关系脏腑、气血、阴阳，均以正气虚弱为本，邪实蕴郁为标，属本虚标实、虚实夹杂的病证。

### 三、辨病

本病分为单纯型肾病和肾炎型肾病。

（1）单纯型肾病：具备四大特征。①全身水肿；②大量蛋白尿（尿蛋白定性常在+++以上，24h 尿蛋白定量 > 0.1g/kg）；③低蛋白血症（血浆白蛋白：儿童 < 30g/L，婴儿 < 25g/L）；④高脂血症（血浆胆固醇：儿童 > 5.7 mmol/L，婴儿 > 5.2 mmol/L）。其中以大量蛋白尿和低蛋白血症为必备条件。

（2）肾炎型肾病：除单纯型肾病四大特征外，还具有以下四项中之一项或多项。①明显血尿：尿中红细胞 > 10 个 /HP（见于 2 周内 3 次离心尿标本）；②高血压持续或反复出现，学龄儿童血压 > 130/90mmHg（17.3/12 kPa），学龄前儿童血压 > 120/80mmHg（16.0/10.7 kPa），并排除激素所致者；③持续性氮质血症（血尿素氮 > 10.7mmol/L），并排除血容量不足所致者；④血总补体量（CH50）或血 C3 反复降低。

## 四、类病鉴别

（1）IgA 肾病：多有上呼吸道感染等诱因，可以有不同程度的蛋白尿，部分可表现为肾病综合征，但以发作性肉眼血尿和持续性镜下血尿最为常见，肾脏病理为主要鉴别依据。

（2）乙肝相关性肾炎：大多可表现为肾病综合征，但肉眼血尿、高血压和肾功能不全较少，大多数血 HbsAg 阳性，肾活检为主要鉴别依据。

## 五、中医论治

### （一）治疗原则

肾病的治疗以扶正培本为主，重在益气健脾补肾、调理阴阳，同时注意配合宣肺、利水、清热、化瘀、化湿、降浊等祛邪之法以治其标。对肾病之重症，出现水凌心肺、邪侵心肝或湿浊毒邪内闭之证，应结合西药抢救治疗。

### （二）分证论治

#### 1. 肺脾气虚证

证候：全身浮肿，面目为著，小便减少，面白身重，气短乏力，纳呆便溏，自汗出，易感冒，或有上气喘息，咳嗽，舌淡胖，脉虚弱。

治法：益气健脾，宣肺利水。

处方：防己黄芪汤（《金匮要略》）合五苓散（《伤寒论》）加减。组成：防己、黄芪、白术、猪苓、茯苓、泽泻、桂枝、甘草等。浮肿明显者，加五皮饮，如生姜皮、陈皮、大腹皮；咳嗽者加麻黄、杏仁、桔梗宣肺止咳。

#### 2. 脾肾阳虚证

证候：全身明显浮肿，按之深陷难起，腰腹下肢尤甚，面白无华，畏寒肢冷，神疲倦卧，小便短少不利，可伴有胸腔积液、腹水，纳少便溏，恶心呕吐，舌质淡胖或有齿印，苔白滑，脉沉细无力。

治法：温肾健脾，化气行水。

处方：以脾阳虚为主用实脾饮（《重订严氏济生方》）；肾阳虚为主用真武汤（《伤寒论》）。组成：实脾饮药用附子、干姜、茯苓、白术、木瓜、厚朴、木香、草果、槟榔、生姜、大枣、甘草；真武汤药用附子、茯苓、白术、生姜、白芍。偏脾阳虚者加砂仁、黄芪、益智仁；偏肾阳虚者加补骨脂、肉桂。

#### 3. 肝肾阴虚证

证候：浮肿或重或轻，头痛头晕，心烦躁扰，口干咽燥，手足心热或有面色潮红，目睛干涩或视物不清，痤疮，失眠多汗，舌红苔少，脉弦细数。

治法：滋阴补肾，平肝潜阳。

处方：知柏地黄丸（《医方考》）加减。组成：知母、黄柏、生地黄、茯苓、牡丹皮、泽泻、山药、山萸肉等。胃纳欠佳者，加砂仁、陈皮；头痛头晕者，加夏枯草、石决明。

**4. 气阴两虚证**

证候：面色无华，神疲乏力，汗出，易感冒或有浮肿，头晕耳鸣，口干咽燥或长期咽痛，咽部暗红，手足心热，舌质稍红，舌苔少，脉细弱。

治法：益气养阴，化湿清热。

处方：六味地黄丸（《小儿药证直诀》）加黄芪。组成：生地黄、茯苓、牡丹皮、泽泻、山药、山萸肉、黄芪。气虚证突出者重用黄芪，加党参、白术；阴虚偏重者加玄参、怀牛膝、麦冬、枸杞子；阴阳两虚者，应加益气温肾之品，如淫羊藿、肉苁蓉、菟丝子、巴戟天。

### （三）特色治疗

**1. 专方专药**

（1）加减防己黄芪汤：适用于风水相搏型肾病综合征。组成与用法：防己10g，黄芪30g，白术10g，桂枝10g，茯苓15g，炙甘草6g，生姜3片，大枣5枚。若兼腹痛者，加白芍9g；喘者，加麻黄6g；水湿偏重，腰膝肿甚者，加泽泻10g，大腹皮15g。每日1剂，水煎150ml，分2次饭后温服，30日为1个疗程。同时嘱患儿注意饮食，严格控制食盐摄入量，忌油腻、生冷、辛辣之品，避免过度劳累和精神刺激。

（2）化瘀通络方：适用于瘀血阻络型肾病综合征。组成与用法：水蛭3g，大黄2g，丹参、山萸肉、党参、黄芪各10g，土茯苓、白茅根各15g，甘草5g。服药方法：上药水煎浓缩，每日1剂，分早、中、晚3次温服。

（3）益气补肾活血方：适用于肺脾肾气亏虚、瘀血阻络型肾病综合征。组成与用法：黄芪15～30g，茯苓10～15g，山茱萸6～10g，熟地10～15g，车前草10～15g，丹参10～15g，川芎5～10g，桃仁6～10g。兼脾肾阳虚者，加附子、干姜；兼肝肾阴虚者，加旱莲草、知母、黄柏；兼湿热内蕴者，加茵陈、滑石。中药剂量根据患儿年龄、体质量酌情使用。水煎，每日1剂，分2～3次口服。

（4）加减桂枝茯苓汤：适用于脾虚湿盛瘀血型肾病综合征

组成与用法：桂枝12g，茯苓10g，丹参12g，桃仁10g，益母草15g，琥珀10g，黄芪15g，党参12g，白术9g。每日1剂，水煎适量，分2次服，连续服用8周。激素减量维持阶段使用方案与对照组一致，总疗程6～9个月。

**2. 名老中医经验**

（1）董廷瑶经验：董师以为其确切地应属“阴水”“风湿肿”，常因禀赋不足、久病体虚、外邪入里等而致，其病理变化在肺脾肾三脏，而重点在脾肾。在治疗上，应紧扣“本元虚怯，脾肾两亏，而水湿泛滥之本虚标实”的病机，以扶正培本为主，重在益气健脾补肾，同时配合祛邪之法以治其标。初期治标利水常用五皮饮加减，治本常用济生肾气丸或六味地黄丸。

（2）丁樱经验：丁教授认为肾病综合征的病机为小儿禀赋不足，久病体虚，外邪入里，致使肺脾肾三脏亏虚，肺失通调，脾失运化，肾失封藏，水液停聚则发为水肿，精微下泄则见蛋白尿。病机属本虚标实，虚实夹杂。肾病病机错综复杂，临证应首辨标证与本证，分清主次。丁教授认为疾病初起，水肿突出阶段，以面目水肿为主，属标实为主，应祛邪兼扶本，治标为主；后发展为全身水肿，以四肢腰腹肿为主，属邪正相当，应扶正祛邪并重，标本兼治；疾病中后期、蛋白尿持续阶段，水肿消退或减轻，则以本虚为主，应扶正佐祛邪，治本为主。初发者本证以肺脾气虚、脾肾阳虚为主，久病者亦常见到肝肾阴虚、气阴两虚等证型，难治者，则以肺脾气虚和肾阴阳两虚为核心。标证包括外感、水湿、湿热、瘀血、湿浊等，其中又以外感、湿热及血瘀最为常见，可见于肾病的各个阶段。故治疗小儿难治性肾病应以健脾补肺、阴阳双补为主要方法，并随证辅以宣肺解表、清热利湿、活血化瘀，方能效验临床。其自拟肾病经验方为生黄芪 30g，太子参、菟丝子、桑寄生、大腹皮、猪苓、泽泻、山药、薏苡仁、当归、丹参各 10g，干姜、桂枝、甘草各 6g。

（3）常克经验：常教授认为，蛋白尿病因不仅为虚，热、湿、毒、瘀皆可致，治疗以清热、祛湿、解毒、化瘀、补虚为大法，辨清标本，标本同治。本病初期多为热毒蕴结，治疗宜注重清热解毒逐邪，配合清热利湿、活血行气等治法，临床常用自拟消蛋汤加减，消蛋汤以喜树果、半枝莲、黄药子、刘寄奴为主方。以喜树果为君，清热解毒、通经逐邪；半枝莲、黄药子为臣，助君药解毒；刘寄奴为佐解毒化瘀散结，全方共奏解毒化瘀、逐邪消蛋之功。

**3. 中药成药**

（1）雷公藤多苷片：每日 1mg/kg，分 2 ~ 3 次口服，3 个月为 1 个疗程。用于肾病的各种证型。

（2）肾康宁片：每服 2 片，每日 2 ~ 3 次。用于肾阳虚弱，瘀水互结证。

（3）肾炎消肿片：每服 2 片，每日 2 ~ 3 次。用于脾虚湿困证。

（4）六味地黄丸：每服 3g，每日 2 ~ 3 次。用于肝肾阴虚证。

**4. 外治**

（1）消水膏：大活田螺 1 个，生大蒜 1 片，鲜车前草 1 根。将田螺去壳，用大蒜瓣和鲜车前草共捣烂成膏状，取适量敷入脐孔中，外加纱布覆盖，胶布固定。待小便增多，水肿消失时，即去掉药膏。用于轻度水肿者。

（2）逐水散：甘遂、大戟、芫花各等量，共碾成极细末。每次 1 ~ 3g 置脐内，外加纱布覆盖，胶布固定，每日换药 1 次，10 次为 1 个疗程，用于治疗水肿。

**5. 食疗**

（1）黄芪杏仁鲤鱼汤：生黄芪 60g，桑白皮 15g，杏仁 15g，生姜 2 片，鲤鱼 1 尾（约 250g）。将鲤鱼去鳞及内脏，同上药一起煎煮至熟，去药渣食鱼喝汤。用于脾虚湿困证。

（2）鲫鱼冬瓜汤：鲫鱼 120g，冬瓜皮 60 ~ 120g。先将鲫鱼去鳞，剖去肠脏，与冬瓜皮同煮，炖汤不放盐。喝汤吃鲫鱼。用于肾病各型水肿及蛋白尿。

（3）薏仁绿豆粥：生薏仁 30g，赤小豆 30g，绿豆 60g。共煮粥食用，每日 1 次。用于脾虚兼湿热水肿。

（4）黄芪炖母鸡：炙黄芪 120g，嫩母鸡 1 只（约 1000g）。宰鸡，去毛及内脏，将黄芪放于鸡腹中，文火炖烂，放食盐少许。分次食肉喝汤。用于益气利水消肿。

## 六、西医治疗

### 1. 治疗原则

本病的治疗主要是正确使用肾上腺皮质激素为主的综合治疗。其中包括控制水肿、维持水电解质平衡、供给适量的营养、预防和控制伴随感染。应用激素强调“始量要足，减量要慢，维持要长”的原则。

### 2. 常用方法

（1）肾上腺糖皮质激素：为目前治疗肾病综合征的首选药物，能有效诱导蛋白尿消失，多选用中效制剂泼尼松（强的松）。短程疗法（4 周）易于复发，现已很少采用。初治多采用中疗程（6 个月）或长疗程（9 ~ 12 个月）。初用泼尼松，每日 1.5 ~ 2mg/kg，最大量每日 60mg，分次服用。尿蛋白转阴后巩固 2 周，一般足量不少于 4 周，最长 8 周。然后进入巩固维持阶段，激素缓慢减量直至停药。复发病例应延长隔日服药时间；频繁反复或复发，对激素依赖或耐药者，可加用免疫抑制剂如环磷酰胺、苯丁酸氮芥、长春新碱、6- 硫鸟嘌呤等；对少数持续不缓解病例，可酌情慎重采用甲泼尼龙或地塞米松冲击疗法或环孢霉素 A。

（2）对症治疗：严重水肿、少尿时选用利尿剂，氢氯噻嗪、螺内酯、呋塞米等，必要时应采用扩容利尿剂，如低分子右旋糖酐、血浆及无盐人血白蛋白。持续高血压者，可选用心痛定或卡托普利等；严重高凝或并发肾静脉血栓时，可选用肝素或抗栓酶。并发严重感染时，应采用足量、有效抗生素以控制感染。

## 七、预防调护

### 1. 预防

（1）尽量寻找病因，若有皮肤疮疖痒疹、龋齿或扁桃体炎等病灶应及时处理。

（2）注意接触日光，呼吸新鲜空气，防止呼吸道感染。保持皮肤及外阴、尿道口清洁，防止皮肤及尿道感染。

### 2. 调护

（1）水肿明显者应卧床休息，病情好转后可逐渐增加活动量。

（2）水肿期及血压增高者，应限制盐摄入，并控制水入量。

（3）水肿期应给清淡易消化食物。蛋白质摄入量应控制在 1.5 ~ 2.0g/kg，避免过高或过低。

（4）水肿期，每日应准确记录患儿的饮水量及尿量，测体重 1 次，以了解水肿的增减程度。

**八、疗效判定标准**

根据《临床肾脏病学》拟定①完全缓解：尿蛋白检测 3 次呈阴性，尿蛋白定量 < 0.15g/24h，血白蛋白正常或接近正常。②显著缓解：检测 3 次以上，尿蛋白定量均 <1g/24h，血白蛋白显著改善。③部分缓解：蛋白尿减轻，检测 3 次以上，尿蛋白定量均 <50mg/（kg · 24h），血白蛋白改善。④无效：尿蛋白及血白蛋白与治疗前比较无差别或变化不明显。

## 第三节　遗尿

### 一、概述

遗尿是指 3 岁以上的小儿不能自主控制排尿，经常睡中小便自遗，醒后方觉的一种病证。婴幼儿时期，由于形体发育未全，脏腑娇嫩，“肾常虚”，智力未全，排尿的自控能力尚未形成；学龄儿童也常因白天游戏玩耍过度，夜晚熟睡不醒，偶然发生遗尿者，均非病态。年龄超过 3 岁，特别是 5 岁以上的儿童，睡中经常遗尿，轻者数日 1 次，重者可一夜数次，则为病态，方称遗尿症。

本病发病男孩高于女孩，部分有明显的家族史。病程较长，或反复发作，重症病例白天睡眠也会发生遗尿，严重者产生自卑感，影响身心健康和生长发育。

遗尿的文献记载，最早见于《内经》，如《灵枢 · 九针》曰：“膀胱不约为遗溺”，明确指出遗尿是由于膀胱不能约束所致。《诸病源候论 · 小儿杂病诸候》亦云：“遗尿者，此由膀胱虚冷，不能约于水故也。”以后历代医家多有阐述。现代医学通过 X 线诊断，发现某些顽固性遗尿的患儿与隐性脊柱裂有关，这类患儿治疗困难。

本病可归入中医“遗尿”“遗溺”或“尿床”等证范畴。

### 二、病因病机

遗尿最早的记载在《灵枢 · 九针论》“膀胱不约为遗溺”，认为本病是膀胱不能约制所致。《针灸甲乙经》指出“虚则遗溺”，认为本病是因虚所致。《诸病源候论 · 小便病诸候》说：“遗尿者，此由膀胱虚冷，不能约于水故也”，认为是由膀胱虚寒所致。而《幼幼集成》指出“此皆肾与膀胱虚也”，认为是由于膀胱俱虚所致。《诸病源候论 · 尿床候》指出“夫人有于睡眠不觉尿出者，是其秉质阴气偏盛，阳气偏虚也”，认为遗尿可能与先天禀赋有关。《张氏医通・遗尿》曰：“膀胱者，州都之官，津液藏焉。卧则阳气内收，肾与膀胱之气虚寒，不能约制，入睡中遗尿”，指出夜间阳气下降，正气不足也是原因之一。《金匮翼》指出“肺脾气虚，不能约束水道而病不禁者”，认为遗尿与肺脾气虚有关。《灵枢・本输篇》曰：“三焦者，足少阴太阳之所将，实则闭癃，虚则遗溺”，认为三焦气化不利也可致遗尿。综上所述，遗尿首先是由虚所致，膀胱与肾因虚致寒，不能约制、固摄是其主要原因。另外，有人认为它可能同时与肺、脾、肝、心、三焦等脏腑有密切的关系，再次先天禀赋不足、夜间及冬季阳气不足等因素也可能是其病因。

近代有报道认为热邪也可导致遗尿，此热邪可由外入里或由内而生，热与湿相合，湿热下注膀胱，内扰膀胱所致。感染蛲虫有时也可引起遗尿。另外，《景岳全书・遗溺》中说：“其有小儿从幼不加检束而纵肆常遗者，此惯而无碑，意志之病也，当责其神，非药所及”，认为小儿遗尿症也有可能是因为小时候没有养成良好的排尿习惯所致。

## 三、辨病

### 1. 症状

一般入睡后 2 ～ 3h 即尿床，可数日 1 次或每晚 1 次，甚至一晚尿床 2 ～ 3 次。严重病例白天睡眠时也有尿床。患儿深睡不易唤醒，尿后不自知。日久有自卑心理，不合群。个别患儿睡时精神特别紧张，唯恐睡后遗尿，晚上睡眠时间少，影响第二天的活动及学习，食欲不振。

### 2. 体征

体格检查多无特殊发现，注意观察患儿是否存在神经病变体征，如脊柱畸形、异常步态、异常腱反射、不对称性足萎缩和高足弓等；是否存在脊髓发育不良体征，如包块、色素沉着、小凹、多毛和臀裂倾斜等。进行腹部触诊，了解膀胱充盈情况和左下腹是否存在粪块。另外，还应进行肛门指检、会阴区的感觉和反射等检查。

### 3. 辅助检查

常规进行尿常规和尿培养，排除尿路感染、糖尿病和蛋白尿。存在可疑病例和联合治疗 1 年以上没有明显疗效时需进行自由尿流率和残余尿量检查，必要时进行侵入性尿动力学及影像学检查，明确是否存在膀胱尿道功能障碍。

### 4. 分类

（1）遗尿症首先可分为原发性和继发性遗尿症两种。①原发性遗尿症：指自出生后即出现遗尿症状，从未间断，多数为功能性，研究发现临床上大约 80% 的患儿膀胱容量比同龄正常儿童小，且大多有家庭史。②继发性遗尿症：指已有一段时间已经能在入睡后控制排尿，而后来因为一些其他因素如换新环境、患病之后、情绪抑郁等，复出现遗尿的情况。

（2）小儿遗尿症也可分为单纯性和复杂性两种。①单纯性遗尿症指只有夜间出现尿床症状，白天无排尿功能异常，一般不伴有器质性病变。②复杂性遗尿症指除有出现夜间尿床的症状外，白天也伴有尿失禁的症状，常继发于其他疾病。在临床上儿童最常见的是原发性单纯性遗尿症。

## 四、类病辨别

（1）尿失禁：尿液不自主流出，多为先天发育不全或脑病后遗症所致。

（2）神经性尿频：白昼尿频尿急，入睡后尿频消失。

（3）尿路感染：多数伴有尿路刺激征，小便常规检查有白细胞或脓细胞，必要时可行尿培养鉴别。

## 五、中医论治

### （一）论治原则

遗尿日久，小便清长，量多次频，兼见形寒肢冷、面白神疲、乏力自汗者是为虚寒；遗尿初起，尿黄短涩，量少灼热，形体壮实，睡眠不宁者属于实热。虚寒者多责之于肾虚不固、气虚不摄、膀胱虚冷；实热者多责之于肝经湿热。故以温肾固涩，补肺健脾，清心滋肾，疏肝清热为治疗原则。

### （二）分证论治

#### 1. 肾气不固证

证候：睡中经常遗尿，甚者一夜数次，尿清而长，醒后方觉，神疲乏力，面白肢冷，腰腿酸软，智力较差，舌质淡，苔薄白，脉沉细无力。

治法：温补肾阳，固涩小便。

处方：菟丝子散（《医宗必读》）合缩泉丸（《校注妇人良方》）加减。组成：菟丝子、肉苁蓉、附子、五味子、牡蛎、鸡内金、益智仁、山药、台乌药等。神疲乏力，纳差便溏者，加党参、白术、茯苓、山楂益气健脾，和中助运；智力较差者，加人参、菖蒲、远志补心气，开心窍。

#### 2. 脾肺气虚证

证候：睡中遗尿，少气懒言，神倦乏力，面色少华，常自汗出，食欲不振，大便溏薄，舌淡，苔薄，脉细少力。

治法：益气健脾，培元固涩。

处方：补中益气汤（《内外伤辨惑论》）合缩泉丸（《校注妇人良方》）加减。组成：黄芪、党参、白术、炙甘草、升麻、柴胡、当归、陈皮、益智仁、山药、台乌药等。

常自汗出者，加煅牡蛎、五味子潜阳敛阴止汗；食欲不振，便溏者，加砂仁、焦神曲运脾开胃，消食止泻；痰盛身肥者，加苍术、山楂、半夏燥湿化痰；困寐不醒者，加石菖蒲、麻黄醒神开窍。

**3. 心肾失交证**

证候：梦中遗尿，尿量不多，气味腥臊，尿色较黄，寐不安宁，或夜间梦语，舌红，苔薄少津，脉沉细。

治法：清心滋肾，安神固涩。

方药：导赤散（《小儿药证直诀》）合交泰丸（《韩氏医通》）加减。组成：生地黄、竹叶、木通、甘草、黄连、肉桂等。舌苔黄腻者，加黄柏、滑石清利湿热。若久病不愈，身体消瘦，舌红苔少，脉细数，虽有郁热但肾阴已伤者，可用知柏地黄丸，滋肾阴，清虚火。

**4. 肝经湿热证**

证候：睡中遗尿，尿黄量少，尿味臊臭，性情急躁易怒，或夜间梦语磨牙，舌红，苔黄或黄腻，脉弦数。

治法：清热利湿，泻肝止遗。

处方：龙胆泻肝汤（《医方集解》）加减。组成：龙胆草、黄芩、栀子、泽泻、木通、车前子、当归、生地、柴胡、甘草等。夜寐不宁者加黄连、竹叶、连翘清心除烦；尿味臊臭重，舌苔黄腻者，加黄柏、滑石清利湿热。若痰湿内蕴，困寐不醒者，加胆星、半夏、菖蒲、远志清化痰湿，开窍醒神。

### （三）特色治疗

**1. 专方专药**

（1）中成药：五子衍宗丸每服 3 ~ 5g，每日 3 次，适用于下元虚寒证；补中益气丸每服 3 ~ 5g，每日 3 次，适用于肺脾气虚证；缩泉丸每服 3 ~ 5g，每日 3 次，适用于遗尿虚证；龙胆泻肝丸每服 3 ~ 5g，每日 3 次，适用于肝经湿热证；知柏地黄丸每服 3 ~ 5g，每日 3 次，适用于阴虚火旺证。

（2）夜尿警觉汤：益智仁 12g，麻黄、石菖蒲各 10g，桑螵蛸 15g，猪膀胱 1 个。将猪膀胱洗净先煎半小时，然后纳诸药再煎半小时，去渣取汁，分 2 次服。每日 1 剂，连用 4 ~ 8 剂。用于肾虚痰蒙之遗尿。

（3）节泉汤：党参 10g，鸡内金 10g，桑螵蛸 12g，菟丝子 12g，酸枣仁 15g。水煎，每日 1 剂，10 日为 1 个疗程。适用于脾肾两虚之遗尿。

（4）遗尿灵：黄芪 20 ~ 30g，桑螵蛸 10g，金樱子 10g，菟丝子 20g，川芎 10g，石菖蒲 10g。共研细粉，制成片剂，每片含生药 0.5g，每次 4 ~ 6 片，每日 3 次，2 周为 1 个疗程。适用于遗尿之虚证。

（5）控尿饮：生枣仁 15 ~ 30g，牡蛎 15 ~ 30g，甘草 6 ~ 10g。水煎频服，适用于遗尿症因惊吓所致者。

**2. 名老中医经验——董廷瑶经验**

董廷瑶教授认为若心火不能下济于肾，导致心肾失交，肾气失利，膀胱失约而遗尿，症见睡中遗尿，夜梦纷纭，甚则惊叫，形瘦色黄，五心烦热，纳少喜饮。故治以清养心神，滋养肾阴，方予甘麦大枣汤合交泰丸加减。常用药：炙甘草、淮小麦、大枣、川连、肉桂、生地、制首乌、五味子、桑螵蛸。甘麦大枣汤本为《金匮要略》治脏躁之证，但其方亦有坚志除烦、养心宁神之功，用于因情志紧张而引起的遗尿确有奇效，此亦异病同曲之功也。

**3. 针灸**

（1）下元虚寒证

主穴：百会、关元、三阴交、中极、肾俞、膀胱俞、阴陵泉。

配穴：照海、神门、太渊、列缺。

操作：毫针刺，用补法，每次取 3 ~ 5 穴，针后可加灸，隔日 1 次，10 次为 1 个疗程。

（2）肝经湿热证

主穴：关元、中极、阴陵泉、三阴交、商丘、曲泉

配穴：行间、大陵。

操作：毫针刺，用泻法，隔日 1 次，10 次为 1 个疗程。

**4. 推拿**

（1）揉丹田 200 次，摩腹 20min，揉龟尾 30 次，按揉三阴交 100 次。

（2）下元虚寒证：加补肾经 800 次，推三关 300 次，揉肾俞、擦八髎以热为度。

（3）肺脾气虚证：加按百会 50 次，补脾经 800 次，补肺经 800 次，揉外劳 50 次，揉中脘 50 次。

（4）肝经湿热证：加清肝经 200 次，清小肠 200 次，退六腑 20min。

（5）捏脊柱：沿脊柱自长强穴开始，沿督脉上升至风府穴。操作：用两手示指及拇指将皮肤提起，边推边捏反复 5 遍，每遍捏推三下时，将两手间的皮肤向后提一下（走三提一），尤其在肾俞、关元俞及膀胱俞重点按揉。每日 1 次，3 次为 1 个疗程。

**5. 外治**

（1）固元止遗散（云南省中医医院儿科验方）：由覆盆子、金樱子、菟丝子、五味子等药组成，临床运用近 60 年，用该药外敷神阙、关元、气海治疗遗尿症疗效显著。

（2）耳穴压籽：治以调神补肾。取主穴为耳中、肾、兴奋点、尿道、膀胱，配穴为枕、额、肝。每次辨证选取 1 ~ 2 穴。每日早中晚各按压 1 次，每次 20 ~ 30 下。3 ~ 5 日更换 1 次益智仁籽，10 次为 1 个疗程，疗程间可休息 1 周，3 个疗程后观察效果。

**6. 食疗**

（1）韭菜子 9g，研末，和面做饼，蒸熟后分 2 次食，连食 3 ~ 5 日。适用于

下元虚寒之遗尿症。

（2）芪蛋汤：南芪15g，红枣15枚，鸡蛋2个，置锅内加水同煮，蛋熟后剥去蛋壳，再放锅内煮片刻，即可吃蛋喝汤。每日1次，连服2～3个月。

（3）莲芡汤：莲子肉20g，芡实15g，红枣12g，同煮熟，加少许白糖，作早点或点心，连服数日。

（4）核桃仁五味子茶：核桃仁15g，五味子3g，同置锅内加适量清水，文火煎煮45min，取汁调入蜂蜜或冰糖适量，代茶饮用，适于脾肾两虚患儿。

## 六、西医治疗

### （一）治疗原则

本病的治疗主张以预防为主，早期的适当教育尤为重要。首先，在小儿2岁以内，对其进行排尿方面的训练，避免不正确的教养态度，诸如过分严格规定排便时间、过分迁就忽视排便训练，偶尔遗尿则被训斥等。应耐心地训练小儿膀胱收缩，使其自主排尿并养成良好的排尿习惯。其次，精神因素也很重要，在日常生活中，注意多与孩子进行交流与沟通，多进行关心与爱抚，让孩子感受到温暖与快乐，使其在舒适温馨的环境中成长。另外，在生活中白天应避免过劳，傍晚勿过度兴奋，晚餐不应过晚，睡前不应饮水，睡前排尿，早睡早起，建立合理的生活制度，养成良好的生活作息习惯。临床应根据患儿具体情况制订个体化治疗方案。

### （二）常用方法

**1. 遗尿报警器或闹钟唤醒训练**

（1）遗尿报警器：是一种临床上应用方便，安全且有一定疗效的治疗方法。它是通过在床单上放置一种感应器，这种感应器对湿度敏感，当患儿尿床时，床单尿湿，这种湿度会使感应器发出警报，从而能够及时唤醒睡梦中的患儿及家长，使其将余尿排净。长期的不断反复训练，可以使患儿形成一种条件反射，从而最终使患儿感受到尿意而自主醒来排尿。

（2）闹钟唤醒：此种方法更需要家长的高度配合，首先家长应在平时多观察夜间患儿遗尿情况，如患儿在睡眠中突然出现手足乱动或翻转不定，可能会出现尿床，此时先唤醒患儿并记录时间，充分掌握患儿的遗尿时间规律，最后设定时间，在其尚未尿床前用闹钟唤醒患儿，令其清醒，起床自己排尿，经如此多次反复训练，最终能使患儿自觉醒来排尿。父母正确的养育训练方式可以减少遗尿发生率。

**2. 膀胱功能训练**

临床上，一般小儿膀胱的尿液储存量约为300ml。因此，应在白天让孩子多吃流食的东西，鼓励其多饮水，并尽量使两次排尿的时间延长，有意识地使膀胱多储尿，渐渐使膀胱的容量增大，当尿液增至 350ml 以上时，从而慢慢地增强患儿膀胱储存尿液的能力。随后可以慢慢鼓励患儿在排尿时，暂时终止排尿，慢慢数数秒后再继续把尿排尽，以此训练患儿膀胱括约肌调控功能，增大膀胱容量，达到令其可以自主控制排尿的目的。此种方法多适用于夜间多次尿床或白天偶有尿湿的患儿。

**3. 心理治疗**

首先家长应该正确对待患儿的遗尿问题，对患儿进行正面教育，使患儿不仅认识到治疗该病的重要性，而且不要有过度的心理负担，一旦患儿一夜没有出现尿床现象时，及时对患儿进行鼓励，树立信心，消除其紧张情绪，建立其治愈本病的决心和愿望。其次家长平日就应积极多与患儿交流，多沟通，理解患儿心里的想法，对症去缓解其压力，尤其是睡前交谈，使其不要有心理压力，多给予患儿关怀和安慰，不要打骂、责备患儿，不要对外宣扬此事，以免伤害患儿的自尊心。再次家长平时应该培养患儿多种爱好及兴趣，使其从中体会到自我价值，从而培养自信心，提升自我认知，增强心理承受及抗压能力。

**4. 药物治疗**

（1）抗利尿激素：去氨加压素是一种人工合成的抗利尿激素类药物，它是血聚抗利尿激素（ADH）的一种高效同类药物，虽然其升压效果比 ADH 差，但抗利尿作用时间长，且维持剂量产生的作用可持续 8 ～ 10h，比 ADH 更能抵御肽酶的降解作用，减少尿量，浓缩尿液，促进觉醒，对于临床上确切因 ADH 分泌减少，尿量增多的患儿疗效确切。该药的使用可以通过口服或鼻腔喷雾给药，吸收效果均较好，但是口服时药物易被胃酶所破坏，故口服给药时需大剂量。本品一般适用于 5 岁以上患儿。口服给药，每日 1 次，每次 0.2mg，睡前半小时口服，效果欠佳时剂量可加倍，疗程一般为 3 ～ 6 个月。服药期间应注意在服药前 1h 到服药后 8h 应注意限水。另外，此药禁用于高血压、体液及电解质紊乱、颅内压增高者。

（2）三环类抗抑郁药：最常用的药物是盐酸丙咪嗪，临床上其用于治疗小儿遗尿有史已久，疗效尚可，但其作用机制仍不明确。一般认为，它是一种抗抑郁药物，能抑制副交感神经，兴奋大脑；刺激抗利尿激素的产生，减少尿量；缓解膀胱平滑肌痉挛，扩大膀胱容量。药物推荐剂量，6 ～ 8 岁患儿 25mg，每日 1 次，睡前 1 ～ 2h 口服；较大患儿可口服 50mg。此药物较常出现轻度的焦虑、失眠、口干和恶心症状，服用过量可导致许多不良后果甚至死亡。适量地服用本药物在临床上治疗小儿夜间遗尿症疗效确定。

## 七、预防调护

（1）患儿白天不要玩耍过度，睡前少饮水。

（2）训练患儿有规律地生活，起床、吃饭、学习等都要形成规律，不要过于迁就，加强管理，及时疏导。

（3）关心体谅患儿，对其行为及学习进行耐心的帮助与训练，要循序渐进，不责骂不体罚，稍有进步，给予表扬和鼓励。

（4）晚餐以干食为主，辅食略咸一些，但晚餐后尽量不喝水，对减少尿量、减少遗尿有帮助。

（5）避免长时间观看电视或长时间沉溺于电脑游戏之中，防止元神失藏，继而遗尿。

### 八、疗效判定标准

根据中华人民共和国中医药行业标准《中医病证诊断疗效标准》提出的疗效标准进行评定。①临床治愈：治疗后夜间不再遗尿。②显效：治疗后夜间遗尿次数减少 50% 以上，睡眠中能叫醒排尿。③有效：治疗后夜间遗尿次数减少但不到 50%。④无效：治疗前后夜间遗尿次数无明显好转。

## 第四节　尿路感染

### 一、概述

尿路感染即泌尿系感染，简称尿感，是指病原体直接侵入尿路而引起的炎症。按照病原体侵袭的部位不同，一般分为肾盂肾炎、膀胱炎、尿道炎。肾盂肾炎又称上尿路感染，膀胱炎和尿道炎合称为下尿路感染。由于小儿时期感染局限在尿路某一部位者少见，临床定位困难，故统称为尿路感染。患儿症状及体征可因感染部位、年龄及病程而异，新生儿、婴幼儿以全身症状为主，泌尿系局部症状可以不明显；年长儿除全身症状外，局部症状明显。

小儿时期任何年龄均可发病，2 岁以下幼儿多见，女孩发病率为男孩的 3 ~ 4 倍，若男孩反复发生尿路感染，多伴有泌尿系统结构异常，应认真查找原因。本病多属于中医学“尿频”“淋证”等范畴。

### 二、病因病机

本病的外因为感受实热之邪，内因与素体虚弱有关，外因是尿感发生的主要原因。主要病机为湿热蕴结膀胱，膀胱气化不利。病位主要在膀胱，可涉及肾、肝。湿热之邪可来自外感，如因坐地嬉戏，外阴不洁，使湿热上熏膀胱；也可为内伤，如恣食肥甘，滋生湿热，流注膀胱，或者肝胆湿热，迫注膀胱所致。湿热之邪长期留恋，日久耗气伤阳，脾肾阳虚则气化不利，致使小便淋漓次频。湿热久恋，损伤肾阴，或素体阴虚，可致虚热内生，客于膀胱，膀胱失约而小便淋漓不畅。

本病日久则变生多端。湿热日久，损伤膀胱血络则为血淋；煎熬尿液，结为砂石则为石淋；脾肾阳虚日久，阳不化气，气不化水，可致水肿。

## 三、辨病

### 1. 症状

（1）新生儿临床症状极不典型，可表现为发热或体温不升，面色灰白，厌食或呕吐，腹泻，生长迟缓，体重不增，有时可见黄疸，伴随有中枢神经系统症状如烦躁、嗜睡甚至抽搐。

（2）婴幼儿全身症状明显，常以发热为突出症状，见排尿哭闹，精神不振或烦躁，或者腹痛、吐泻。如有排尿时哭闹，尿布恶臭，顽固性尿布疹或会阴红斑应考虑本病。

（3）年长儿临床表现与成人相近。下尿路感染，有尿频、尿急、尿痛，可有终末血尿或遗尿。上尿路感染全身症状较明显，可有发热、寒战、周身不适，伴腰痛及肾区叩痛、肋脊角压痛，可兼有尿路刺激征。部分病例可有血尿、少量蛋白尿。

（4）病情迁延超过 6 个月以上者为慢性尿路感染，主要表现为间歇发热、腰酸乏力、贫血等。

### 2. 辅助检查

（1）尿常规：白细胞增多或见脓细胞，可见白细胞管型，肾盂肾炎或膀胱炎可见不同程度的红细胞及少量尿蛋白。

（2）中段尿培养：清洁中段尿培养是目前最常用的方法，如菌落计数≥ $10^5$/ml，方可确诊；$10^4$ ~ $10^5$/ml 为可疑；< $10^4$/ml 为污染。但该检查应结合患儿性别、有无症状、细菌种类综合评价临床意义。

（3）膀胱穿刺细菌阳性即可确诊。

（4）离心尿沉渣涂片革兰氏染色找菌，细菌数 > 1 个 /HP，结合临床尿感症状也可确诊。

（5）静脉肾盂造影、超声波检查：反复感染患儿应进行静脉肾盂造影、泌尿系超声检查，以了解肾脏大小、肾盂形态、肾内瘢痕的病变及尿路梗塞性损伤等。

## 四、类病辨别

（1）肾小球肾炎：早期可有轻微的尿路刺激症状，少数患者尿中白细胞增多，但多有水肿、高血压、红细胞明显增多，抗“O”升高及补体规律性改变，尿细菌培养阴性。

（2）肾结核：患儿常有尿路刺激症状，易误诊为尿路感染。肾结核多有结合病史，起病缓慢，常见低热、盗汗，结核菌素试验阳性。尿沉渣中可找到结核杆菌，普通细菌尿培养阴性。

## 五、中医论治

### （一）论治原则

本病治疗以通利小便为治疗原则，实证宜清利湿热，虚证宜温补脾肾或滋阴清热，并要标本兼顾，攻补兼施。

### （二）分证论治

**1. 湿热下注证**

证候：起病急，小便频数，短赤，尿道灼热疼痛，小腹坠胀、腰部酸痛，婴儿常伴啼哭不安，可伴有发热、烦躁、口渴、恶心呕吐，舌质红，苔薄腻微黄或黄腻，脉数有力。

治法：清热利湿，通利膀胱。

处方：八正散（《太平惠民和剂局方》）加减。组成：车前草、萹蓄、瞿麦、栀子、滑石、生地、木通、甘草梢等。发热者加柴胡、黄芩以清热解表；小便带血，尿道刺痛，排尿突然中断者，可重用金钱草，加海金沙利尿通淋；若小便赤涩，尿道灼热刺痛，口渴心烦，舌尖红少苔者，为心经热盛，移于小肠，可用导赤散。

**2. 脾肾阳虚证**

证候：病程日久，小便频数，淋漓不尽，尿液不清，神疲乏力，甚则畏寒怕冷，手足不温，纳呆，便溏，舌质淡，或有齿痕，苔薄腻，脉细弱。

治法：温补脾肾，升提固摄。

处方：缩泉丸（《校注妇人良方》）加减。组成：台乌、山药、益智仁、五味子、桑螵蛸、熟地、甘草等。夜尿增多者加生龙骨缩泉止遗；小便淋漓涩痛者，加白花蛇舌草、瞿麦以清热利湿。

**3. 阴虚内热证**

证候：病程日久，小便频数或短赤，低热，盗汗，颧红，五心烦热，咽干口渴，唇干舌红，舌苔少，脉细数。

治法：滋阴补肾，兼清湿热。

处方：知柏地黄丸（《医方考》）加减。组成：知母、黄柏、丹皮、泽泻、茯苓、山药、生地黄、山茱萸等。尿急、尿痛、尿赤明显者，加淡竹叶、萹蓄、瞿麦清热利湿；低热者加青蒿、地骨皮退虚热。

### （三）特色治疗

**1. 专方专药**

（1）三金片：成人口服，大片每次 3 片，小片每次 5 片，每日 3 ~ 4 次，儿童根据年龄酌减。

（2）知柏地黄丸：每次口服 3g，每日 2 ~ 3 次，用于肾阴不足证兼有膀胱湿热者。

**2. 名老中医经验**

（1）李幼昌经验：李幼昌医案曾记载尿感医案一则。杨某，男，1 岁，因反复发热 20 余日，经多种抗生素及抗痨药物治疗无效而求诊，伴症见小便黄，汗出多，大便干燥，指纹青窜至风关以上，脉细数，舌微红苔薄白，且尿培养检出大肠杆菌。李老辨证为“感受暑热，发为暑温”，治以清热涤暑生津，以清暑汤加味治疗，组方：青蒿 5g，扁豆 15g，连翘 5g，茯苓 10g，滑石 10g，淡竹叶 10g，麦冬 5g，通草 5g，苇根 10g，青皮 5g，郁李仁 15g，甘草 3g。患儿服药后体温渐平，诸症显减。李老认为小儿稚阴稚阳之体，以清凉涤暑法治疗小儿尿感，不贸投凉药，收效甚捷。此外，对于肾阴不足，湿热不化的尿感患者，则拟滋阴清热，利水通淋治法，予知柏八味汤加减：熟地黄、粉丹皮、怀山药、茯苓、焦柏、山茱萸、知母、泽泻。经曰“阴无阳无以生，阳无阴无以化”，此方已补泻同用，标本兼顾，若一味补益或一味清利，则恐犯“虚虚实实”之弊。

（2）丁樱经验：丁樱治疗小儿尿路感染，倡导三法。①急性期首先清热通淋，利水渗湿，以清热解毒、轻凉滋润为侧重，忌用大凉苦寒劫阴之品，验方为黄芩 12g，柴胡 12g，生白芍 12g，当归 12g，香附 6g，黄连 6g，升麻 6g，郁金 12g，地骨皮 10g，车前草 12g，通草 10g，益母草 15g，炒大白 12g，甘草 10g。②扶正固本，以图巩固疗效：多酌情选用四君子汤加黄芪、山药、菟丝子、肉苁蓉、巴戟天、枸杞等；脾肾阴虚，常用六味地黄丸、二至丸、左归饮加减化裁以扶助正气，增强抗病祛邪能力。经验方为车前草 15g，通草 12g，银柴胡 15g，青蒿 15g，地骨皮 15g，生地黄 15g，益母草 15g，知母 15g，草果 15g，厚朴 12g，黄芩 15g，白芍 15g，炒大白 15g，制大黄 6g，甘草 10g。③活血化瘀贯穿始终：即方中应配伍 2 ~ 3 味活血化瘀之品，如当归、川芎、红花、桃仁、赤芍、丹参、益母草等，能达到助气化、通脉络、治淋漓、利小便的功效。

（3）袁美凤经验：袁美凤教授认为，治疗本病以清热化湿法为基本治则，尤其是常用的清热解毒药如鱼腥草、连翘、凤尾草、荠菜、忍冬藤、黄芩、蒲公英、紫花地丁、淡竹叶、黄柏、半枝莲、白茅根等，临床有较好效果。慢性者则属正虚邪恋，应用健脾补肾化湿或养阴清热，扶正祛邪相结合的治疗方法是提高疗效的重要方法之一。尿路感染迁延不愈，往往存在气滞。血瘀情况，当用活血祛瘀药如当归、白茅根、丹参、赤芍、川芎、益母草、丹皮等，可获一定疗效。有尿路结构异常者，应予纠正。临床辨证论治常分为：①膀胱湿热者，治宜清热利湿，方选八正散加减。若小便赤涩，尿道灼热刺痛，口渴烦躁，为心经热盛，移于小肠，可用导赤散加减，以清心火，利小便。②肝胆郁热者，治宜泻火解毒，清利肝胆，方选龙胆泻肝汤加减。发热恶寒者加葛根、连翘、金银花解肌退热；腹满便溏者去大黄，加大腹皮、薏苡仁；恶心呕吐者加竹茹、佩兰降逆止呕。③三焦湿困者，治宜清热利湿，以三仁汤加减。④脾肾气虚者，治宜健脾补肾，佐以渗湿，方选缩泉丸加减。夜尿增多者加桑螵蛸、覆盆子、金樱子。⑤肾阴亏损者，治宜滋阴补肾，方选知柏地黄丸加减。若仍有尿急、尿痛、尿赤者，加黄连、淡竹叶、灯心草、瞿麦以清心火，利湿热；低热者加白薇、地骨皮以退热除蒸。湿热留恋不去的治疗一般较难掌握，滋阴之品容易滞湿留邪，清利之品又易耗伤阴液，在临床应用时，本病若缠绵日久，损伤正气，往往形成虚实夹杂之复杂证候，此时要分清虚实之孰多孰少，或以补为主，或以清为主，或攻补兼施。

**3. 推拿**

有研究显示，治疗小儿尿路感染可取小腹、气海、关元、中极、脾俞、肾俞、命门、三阴交（双侧）。操作时患者取仰卧位，医生用手掌部顺时针方向揉小腹 5min，频率为 150 次 / 分左右，然后用手指按揉气海、关元、中极各 2min；患者取俯卧位，医生用手指按揉脾俞、肾俞、命门、三阴交各 2min。用以上推拿方法治疗小儿急性尿路感染 68 例，总有效率达 94.2%。推测该法可通过直接刺激穴位或神经节段来调整脏腑之间的正常生理功能活动，达到扶正祛邪的治疗目的。

## 六、西医治疗

### （一）治疗原则

积极控制感染，根除病原体，祛除诱因，防止复发。

### （二）常用方法

**1. 基础治疗**

（1）鼓励患儿多饮水，勤排尿，促进细菌、细菌毒素及炎性分泌物加速排出，女孩应注意外阴清洁。

（2）勤换尿布和内裤，不穿开裆裤，不坐地玩耍。

（3）对症治疗：对高热、头痛、腰痛的患儿给予解热镇痛剂缓解症状；对尿路刺激症状明显者，可口服碳酸氢钠碱化尿液等。

**2. 抗感染治疗**

（1）抗生素选用原则：根据感染部位及感染途径选择抗生素；先选择对革兰阴性菌有效的抗生素，然后根据尿细菌培养结果和药敏报告调整用药；在尿培养标本留取后再使用抗生素；选择对肾功能损害小的药物。

（2）上尿路感染：对有尿路感染表现且伴发热的患儿，应尽早开始抗生素治疗。> 3 月龄患儿，可选择应用第 2 代或第 3 代头孢菌素，口服至少 3 ~ 4 日；有发热症状则建议静脉使用抗生素至热退，并继续口服抗生素 7 ~ 14 日。< 3 月龄患儿或由非大肠杆菌感染导致的复杂型尿路感染患者，推荐全程静脉抗生素治疗 10 ~ 14 日。疗效判断：如治疗有效，患儿尿液检查一般在 24h 后显示变为无菌，白细胞尿液在 3 ~ 4 天后消失，90% 的患儿在治疗 24 ~ 48h 后体温恢复正常。

下尿路感染：经验用药初治可选阿莫西林 / 克拉维酸钾 20 ~ 40mg/（kg·d），分 3 次；或复方磺胺甲恶唑 30 ~ 60 mg/（kg·d），分 2 次，连用 7 ~ 10 日。

## 七、预防调护

泌尿系统感染的预防非常重要，应认真做好预防护理工作。

（1）婴幼儿每次大便后应清洗臀部，尿布应常换洗，最好用开水烫洗，婴儿所用毛巾及盆应与成人分开，尽量不穿开裆裤等。

（2）在儿童期应加强教育，注意会阴卫生，如经常洗臀部、勤换内裤等。

（3）注意平时多饮水，勤排尿。

## 八、疗效判定标准

参照《中药新药临床研究指导原则》制订。①治愈：临床症状、体征消失，尿常规检查连续 3 次正常，中医证候积分减少≥ 95%。②显效：临床症状显著减轻，体征和尿常规检查显著改善，中医证候积分减少≥ 70%。③有效：临床症状减轻，体征和尿常规检查改善，但程度不如显效者，中医证候积分减少≥ 30%。④无效：症状、体征无改善甚或加重，尿常规检查无变化，中医证候积分减少< 30%。

# 第五节　血尿

## 一、概述

血尿（hematuria）是指尿液中红细胞排泄超过正常。仅在显微镜下发现红细胞增多者称为镜下血尿；肉眼即能见尿呈“洗肉水”色或血样甚至有凝块者称为“肉眼血尿”。血尿是儿科常见的临床症状，如伴有发热、浮肿、尿频、尿痛、腹痛等其他临床症状，称为症状性血尿；如不伴有任何其他临床症状，称为无症状性血尿。尿血归属于中医“血证”范畴，是指血液不循常道，下泄于前阴所形成的病证。

## 二、病因病机

血不循经，溢出脉络，发生尿血。《太平圣惠方》曰："虚劳之人，阴阳不和，因生客热，则血渗于脬，血得温则妄行，故因热而流散，致渗于脬而尿血也。"就其病机而言，主要为热伤脉络、脾肾不固及瘀阻脉络。《景岳全书·血证》谓："血本阴精，不宜动也，而动则为病，血主荣气，不宜损也，而损则为病。盖动者多由于火，火盛则逼血妄行，损者多由于气，气伤则血无以存。"中医学认为感受外邪特别是风、湿、热、毒为本病的主要外因；肾元亏虚、肾体受伤是发病的主要内因；而劳累过度、饮食不节、汗出当风等则为发病诱因。具体而言，其病机不外三条，其一为火热伤络，迫血妄行，溢出脉外；其二为脾肾亏虚，血失统摄，溢于脉外；其三为瘀血阻络，脉络壅塞，络破血溢。

## 三、辨病

### （一）症状

血尿是泌尿系统疾病常见的症状，指尿液中红细胞排泄超过正常范围。一般分为肉眼血尿和镜下血尿。

### （二）体征

一般当尿红细胞＞ $2.5\times10^9$/L（1000ml 尿中含 0.5ml 血液）即可出现肉眼血尿，肉眼血尿的颜色与尿液的酸碱度有关，中性或弱碱性尿颜色鲜红或呈洗肉水样，酸性尿呈浓茶样或烟灰水样。镜下血尿的常用标准有：① 1 周内有 3 次尿中红细胞（RBC）数目超出正常范围即离心尿时 RBC ≥ 3 个 / 高倍视野（HPF）或≥ 8000 个 /ml，非离心尿时 RBC ≥ 1 个 /HPF 时，具有病理性意义；② Addis 计数：红细胞＞ 50 万 /12 h，即可诊断血尿。近年来主张采用 1h 尿细胞计数法，其方法为清晨 5 时将尿排去，并饮水约 200ml，准确收集患者 5 ～ 8 时 3h 的尿液，立即离心沉淀计数红细胞，所得数按 1h 折算，如果红细胞＞ 10 万，即可诊断，如果红细胞介于（3 万～ 10 万）/h，属可疑，应结合临床情况考虑。

### （三）辅助检查

**1. 常规检查**

（1）尿分析仪检查：潜血阳性并不等于血尿，尿潜血试验仅为血尿的过筛检查，诊断血尿必须依据尿液镜检有红细胞超过正常范围。尿红细胞病情分级量化如下：0 级，尿常规 RBC ＜ 10 p/μl 或尿沉渣 RBC（ － /HP）（记 0 分）；Ⅰ级，尿常规 RBC 为 10 ～ 30 p/μl 或尿沉渣 RBC（ ＋ /HP）（记 1 分）；2 级，尿常规 RBC 为

31 ~ 60 p/μl 或尿沉渣 RBC（ + + /HP）（记 2 分）；3 级，尿常规 RBC > 60 p/μl 个或尿沉渣 RBC（ + + + 及以上 /HP）（记 3 分）。

（2）肾脏 B 超检查：对肾脏的实质性及囊性占位、结石、肾盂积水、肾周围脓肿或血肿有诊断价值。此外，显示弥漫性肾实质回声增强者，可提示肾实质病变。

（3）尿红细胞相位差镜检：在新鲜离心尿 RBC 计数≥ 3 个 / HP 或 > 10 000 个 /ml 的基础上，采用相位差显微镜观察，如 RBC 70% 以上为异常形态（畸形或多型性）可确定为肾小球性血尿。

（4）尿蛋白检测：对血尿病因的定位诊断极有帮助。下列结果通常提示肾小球病变：①尿蛋白定性显示镜下血尿时 > + 、肉眼血尿时 > + +；②尿蛋白定量镜下血尿≥ 0.5g/d、肉眼血尿 > 1.0g/d；③尿蛋白分析示白蛋白含量明显增高，IgG 增高；④尿圆盘电泳示中分子蛋白尿，或伴有高分子区带蛋白尿。

（5）尿三杯检查：清洗外阴及尿道口后，将最初 10 ~ 20ml 尿液留于第一杯中，中间 30 ~ 40ml 尿液留在第二杯中，终末 5 ~ 10ml 留在第三杯中。如三杯尿呈均匀血色，镜检都有大量红细胞，多见于肾结核、泌尿系统炎症、尿路结石、肾结石、肾炎，也可见于血液系统疾病，如血友病、血小板减少性紫癜等；仅有前段血尿者，见于尿道损伤、肿瘤、前列腺炎及肉阜等；仅有后段（第三杯）血尿者，见于急性膀胱炎、膀胱结石或肿瘤、前列腺病变等。根据血尿出血部位不同，临床上将血尿分为肾小球性和非肾小球性血尿。

**2. 特殊检查**

肾脏细胞学及组织学检查：①细针穿刺抽吸肾脏占位性病变组织细胞做细胞学检查，明确恶性或良性病变；②血尿原因为肾实质病变者有必要进行粗针肾穿刺活检，以明确病理诊断。

## 四、类病辨别

尿血属于中医“血证”范畴。血淋属于中医“淋证”范畴。尿血是指小便中混有血液或伴有血块夹杂而下，随出血量多少的不同，而使小便呈淡红色、鲜红色或茶褐色。尿时没有疼痛感觉。血淋的临床表现特点为小便短涩，滴沥刺痛，欲出未尽，小便拘急，或痛引腰腹，小便红赤或夹有血块。所以中医学通常以痛者为“血淋”，不痛者为“尿血”。

## 五、中医论治

### （一）论治原则

扶正祛邪是治疗本病的基本原则，病初邪毒犯心者，治以清热解毒，养心活血；

湿热侵心者，治以清化湿热，解毒达邪；气阴亏虚者，治以益气养阴，宁心安神；痰瘀阻络者，治以豁痰活血，化瘀通络。

### （二）分证论治

**1. 风热伤络证**

证候：起病较急，症见尿血鲜红，恶风，常有皮肤紫癜，颜色鲜明，偶有腹痛，关节痛，舌红，苔薄黄，脉浮数。

治法：疏风散邪，解毒泻火。

处方：连翘败毒散（《医方集解》）加减。组成：金银花、连翘、白茅根、大小蓟、鲜芦根、生地、黄芩、甘草等。发热者加生石膏、薄荷；咽喉肿痛者加玄参、牛蒡子、板蓝根；咳嗽者加麻黄、桑白皮、桔梗；血尿明显者加大小蓟、仙鹤草。

**2. 热结膀胱证**

证候：起病突然，小便短赤，多有尿急、尿频，或发热口干、腰酸腰痛、少腹作胀、大便秘结，舌红苔黄腻，脉弦数。

治法：清热利湿，凉血止血。

处方：八正散（《太平惠民和剂局方》）加减。组成：车前草、扁蓄、生山栀、生地、滑石、生大黄、黄连、黄柏、土茯苓、甘草梢等。尿血量多者加地榆、丹皮、旱莲草、蒲黄、琥珀凉血止血而不留瘀；尿中有砂石或尿钙、尿酸高者加金钱草、海金沙、鸡内金、虎杖、石韦、牛膝（金鸡虎石汤）以清利排石；小腹胀痛者加延胡索、川楝子以理气止痛；肝经湿热下注者用龙胆泻肝汤加味，龙胆草有肾毒性，不可久用。

**3. 湿热内浸证**

证候：起病突然，小便黄赤而少，尿血鲜红，或有头面浮肿，皮肤疮毒或发热口渴，五心烦热，头身困重，舌红苔黄腻，脉弦数。

治法：清热利湿，凉血止血。

处方：小蓟饮子（《济生方》）合五味消毒饮（《医宗金鉴》）合四妙丸（《成方便读》）加减。组成：小蓟、藕节、丹皮、生山栀、生地、滑石、蒲黄、银花、猪鬃草、连翘、蒲公英、紫花地丁、野菊花、丹皮、车前草、大小蓟、白茅根、甘草梢等。尿血量多者加地榆、茜草、旱莲草、琥珀凉血止血而不留瘀；尿中有白细胞、脓细胞者加鱼腥草、黄柏、白茅根；尿有管型者加猫爪草。

**4. 阴虚火旺证**

证候：病程较长，症见尿浊夹血伴精神委靡，小便频短，五心烦热，形体消瘦，口干多饮，舌红，苔薄黄或光剥，脉细数。

治法：滋阴降火，凉血止血。

处方：知柏地黄丸（《医宗金鉴》）加减。组成：生地、丹皮、山萸肉、泽泻、山药、知母、黄柏、旱莲草、蒲黄、小蓟等。咽干咽红者加玄参、麦冬、山豆根；低热颧红盗汗者加地骨皮、银柴胡、鳖甲以滋阴清热；腰膝酸软者加桑寄生、川断以滋补肾阴。

**5. 脾肾两虚证**

证候：久病血尿，尿色淡红，纳食减少，神疲乏力，面色萎黄，气短声低，头晕耳鸣，腰膝酸软，形寒肢冷，便溏或见浮肿，或伴齿衄、肌衄，舌质淡，苔白，脉沉弱。

治法：健脾固肾，固涩止血。

处方：归脾汤（《正体类要》）合济生肾气丸（《济生方》）加减。组成：熟地、山萸肉、枸杞子、菟丝子、党参、茯苓、当归、桑寄生、金樱子、茜草、炒蒲黄、仙鹤草等。纳少便溏者加白术、山药、苍术、薏苡仁以健脾燥湿止泻；肾阳虚者加肉桂、附片或右归丸；尿血量多者加藕节炭、煅龙牡、阿胶以收涩止血；肾精亏虚者可用左归丸加减。

**6. 气滞血瘀证**

证候：多见于跌扑损伤或久病伤络，病程迁延，症见尿血反复不止，面色晦暗，伴腰部酸困，或少腹刺痛拒按，或可触到积块，舌暗红或紫或边有紫斑，苔薄白，脉细涩。

治法：理气化瘀，活血止血。

处方：桃仁汤（《温疫论》）合菖蒲丸（《张氏医通》）加减。组成：桃仁、红花、菖蒲、赤芍、当归、生地、川牛膝、柴胡、枳壳、甘草等。外伤所致者可用云南白药以化瘀止血；瘀血郁久化热而有发热者，可加黄连、栀子、丹皮；气虚者可用补阳还五汤加减；尿血量多者加紫草、茜草根、琥珀、参三七等。

## （三）特色治疗

**1. 专方专药**

（1）血尿胶囊（棕榈子、菝葜、薏苡仁等），功能：清热利湿，凉血止血，用于湿热蕴结证。

（2）血尿安胶囊（白茅根、小蓟、肾茶、黄柏等），功能：清热利湿，凉血止血，用于湿热蕴结证。

（3）肾炎康复片（西洋参、人参、地黄、炒杜仲、山药、白花蛇舌草、黑豆、土茯苓、益母草、丹参、泽泻、白茅根、桔梗等），功能：益气养阴，补肾健脾，清除余毒，用于气阴两虚，脾肾不足，毒热未清证。

（4）黄葵胶囊（黄蜀葵花），功能：清利湿热，解毒消肿，用于湿热证。断血流颗粒（断血流），功能：凉血止血，用于血热妄行证。此外，槐杞黄颗粒也被用于过敏性紫癜性血尿。血尿常用中成药说明书中很少有儿童按年龄分层剂量，多数临床治疗时采用酌减方法。

**2. 名老中医经验**

（1）王雪峰经验：对血尿的治疗可归纳为治火、治气、治血三个原则。治火有清热泻火、滋阴降火之分；治气有补气、理气之别；治血有凉血止血、固涩止血、活血止血之不同。张景岳《景岳全书·溺血论治》曰：“溺孔之血，其来近者，出自膀胱……其来远者出自小肠……盖小肠与心为表里……故无论焦心劳力或厚味酒浆，而上中二焦五志口腹之火，凡从清道以降者必皆由小肠达膀胱也。”患儿平日要保持良好的精神状态，避免情绪过激；饮食清淡，忌过食辛辣肥甘厚味之品。疲劳往往也是血尿诱发和反复的原因。因而血尿患儿应注意休息，避免剧烈活动，重视血尿患儿预后的中医调护。

（2）马融经验：马融教授在治疗紫癜湿阻脾胃时，针对紫癜迁延，疹点稀疏，反复发生，或见瘙痒，关节疼痛，腹部不适，镜下血尿，面色少黄，纳差便溏，舌淡红，苔薄白，脉滑或弱，治以运脾化湿，调畅中焦。方选不换金正气散加减，药用藿香、苏叶、枳壳、桔梗、厚朴、陈皮、苍术、半夏、紫草、蝉蜕、白茅根、甘草。尿血者，加小蓟、藕节炭。

（3）汪受传经验：汪受传教授针对紫癜性肾炎的患者予丹芍颗粒。药物组成：赤芍药、丹参、水牛角等。制成颗粒剂予口服，经治疗后临床症状、体征消失，尿蛋白阴性（24 h 尿蛋白定量 < 0.15g），血尿消失（红细胞 < 5 个 /HP），血生化正常。证明有效。

（4）熊磊经验：熊磊教授针对血尿患者采用益气凉血法治疗，方用补中益气汤合二至丸加味。处方：太子参、黄芪各 20g，芡实、莲子、覆盆子各 15g，柴胡、炙升麻、白茅根、仙鹤草、女贞子、旱莲草、大蓟、小蓟各 10g，白豆蔻、甘草各 5g。每日 1 剂，连用 3 日后隐血从 +++ 减至 ++，6 剂后镜下血尿消失。

**3. 针灸**

针刺血海、三阴交、关元、中极、气海、肾俞等以补肾气，疏通气机而止血。

## 六、西医治疗

**1. 治疗原则**

及早检查、明确诊断、定期复查。

**2. 常用方法**

（1）一般治疗：卧床休息，无盐或低盐饮食，注意维持和调节水与电解质紊乱，纠正代谢性酸中毒。

（2）对症治疗：尿路感染需抗感染治疗等；如是肾小球性血尿，在临床上表现为单纯性血尿、镜下血尿不超过 6 个月、不伴有蛋白尿，无需特殊治疗；伴高血压时可加用降压药；对原发疾病需给予相应的治疗。在药物治疗过程中慎用导致血尿的药物。

（3）ACEI 治疗或 ARB 治疗：硝苯地平，初始计量为 0.25mg/（kg·d），最大剂量为 1mg/（kg·d），分 3 次口服。卡托普利，初始计量为 0.5 mg/（kg·d），最大剂量为 5 ~ 6mg/（kg·d），分 2 ~ 3 次口服。

（4）糖皮质激素：对无禁忌证者可用此疗法，冲击治疗剂量为 15 ~ 30 mg/（kg·d），最大剂量不超过 1g/d，溶于 5% 葡萄糖 100 ~ 200ml 内 1 ~ 2h 静脉滴注，每日或隔日 1 次，3 次为 1 个疗程，可用 1 ~ 3 个疗程，以后可改为口服泼尼松维持，剂量为 1 ~ 2mg/kg。

（5）环磷酰胺冲击疗法：剂量为 0.5 ~ 0.6g/$m^2$，每月 1 次，最大量不超过 1g/次，连用6次或直至病情缓解。也有应用口服环磷酰胺，起始剂量为2 mg/（kg·d）。

（6）抗凝治疗：可预防半月体形成，可加双嘧达莫及抗凝剂如尿激酶、肝素、华法林，可作为辅助治疗。

（7）透析和肾移植：近年来多主张早期透析，有利于病变肾脏的休息和病情的改善。如肾功能不恢复者则予长期血液透析。本病可于数月至数年内复发，因此随访免疫学指标尤为重要，可待病情稳定后进行肾移植，但抗肾抗体阳性者，须等待其阴转后再进行，否则可使移植肾再次发生病变。

## 七、预防调护

保持良好的精神状态，避免情绪过激；饮食清淡，忌过食辛辣肥甘厚味之品。疲劳往往也是血尿诱发和反复的原因。因而血尿患儿要应注意休息，避免剧烈活动。

## 八、疗效判定标准

根据《中药新药临床研究指导原则》拟定。①完全缓解：临床症状及体征完全消失，高倍镜下尿红细胞消失，尿沉渣计数正常，随访 2 个月无复发。②好转：临床症状及体征明显好转，高倍镜下红细胞不超过 5 个，尿沉渣红细胞计数 < 40，随访 2 个月无加重。③无效：临床表现及上述实验室检查均无明显改善或加重。

# 第十三章

# 传染病

## 第一节　麻疹

### 一、概述

麻疹指由感受麻疹疫毒所致，以发热咳嗽、泪水汪汪、唇内颊“麻疹黏膜斑”及满身布发红疹为特征，是好发于冬春季节的乙类传染病。因皮疹如麻粒大，故名“麻疹”。

本病一年四季均可发生，但多流行于冬春季节，传染性很强。好发于 6 个月 ~ 5 岁小儿。患病之后，可获得较持久免疫力，二次发病者少见。随着 20 世纪 60 年代以来麻疹减毒活疫苗的推广，本病发病率极大下降，但出现症状不典型、发病年龄向大年龄推移等变化。

根据本病的主要临床表现，属于中医学“麻疹”范畴。

### 二、病因病机

麻疹的病因主要由感受麻毒时邪，传染流行所致。《麻疹会通》云：“麻非胎毒，皆属时行，气候暄热，传染而成。”

麻毒时邪，从口鼻而入，侵犯肺脾。肺主皮毛，开窍于鼻，毒邪犯肺，郁于肺卫，则发热、咳嗽、喷嚏、流涕等，类似感冒，但易出现泪水汪汪、畏光羞明表现，此为初热期。脾主肌肉，麻毒入于气分，正气与麻毒相搏，透疹外出，皮疹出现于全身，达于四末，此为见形期。疹透之后，邪毒随疹外达，热去津伤，疹子渐退，此为收没期。这是麻疹顺证的规律。如及时治疗，合理调护，则预后良好。正气不足，不能托毒外出，或邪盛化火，疹毒内陷，则可并发麻毒闭肺、麻毒攻喉、邪陷心肝等，为逆证、险证，预后较差，严重者可危及生命。

## 三、辨病

### 1. 症状

初起有发热、咳嗽、喷嚏等类似感冒的表现，但发热渐高，眼红多泪，发热 3 ~ 4 日则出疹，从耳后发际及颜面开始，逐渐遍及全身，皮疹出齐后，热渐退，疹渐回。邪毒深重者，可出现咳喘、声音嘶哑、呼吸困难、昏厥抽搐等危象。

### 2. 体征

初期于口腔颊黏膜近臼齿处可见灰白色斑点，绕以红晕，称为“麻疹黏膜斑”，为麻疹的特殊体征。顺证周身皮疹颜色红活，高出皮肤，压之褪色，疹间皮肤正常。逆证皮疹颜色紫暗，点粒难分，抚之多平坦，皮疹常连接成片。合并肺炎者可见三凹征阳性，肺部听诊可闻及固定细湿啰音；合并喉炎者可见咽充血、扁桃体红肿。

### 3. 辅助检查

（1）常规检查：血常规：血白细胞总数可减少，粒细胞及淋巴细胞几乎相等。

（2）特殊检查：有条件者可于麻疹前期时，行口腔黏膜或鼻咽拭子涂片，找到多核巨细胞，有助于诊断。

## 四、类病辨别

（1）风疹：为风疹病毒感染所致，起病时亦可发热，但一般不高，全身症状较轻，伴耳后淋巴结肿大。出疹较快，一般半天到一天时间即出齐，疹点细小，颜色淡红。皮肤可有瘙痒感，手足心无皮疹。皮疹收没后无色素沉着及脱屑。

（2）幼儿急疹：为人疱疹病毒 6 型感染所致，多见于 2 岁以内小儿，发热较高，但全身症状较轻，食欲及精神尚可。皮疹多于发热 72h 后出现，为淡红色斑丘疹。皮疹出后热即退。皮疹收没后无色素沉着及脱屑。

（3）猩红热：为感染 A 组乙型溶血性链球菌所致，发热较高，发热后迅速出疹，为弥漫性猩红色皮疹，伴咽喉红肿疼痛，甚至化脓。面部无皮疹，口周呈苍白色。皮肤皱褶处可见疹点密集成线。舌红起芒刺，状如杨梅。血常规符合细菌感染表现。

## 五、中医论治

### （一）论治原则

麻疹治疗轻重、顺逆、常变有别，应以病程分证候阶段，以症状轻重分顺逆，区别治疗。麻疹总以透疹达邪，清凉解毒为基本治则，疹前期治以宣肺发表，解肌透疹；出疹期治以清热解毒，透疹达邪；疹回期治以养阴清化。逆证则透疹、解毒，加以扶正为基本治则。变证中，麻毒闭肺治以宣肺开闭，清热解毒；麻毒攻喉治以清泻肺胃，开闭利咽；内陷厥阴治以清热解毒，芳香开窍，息风止痉等。

## （二）分证论治

### 1. 顺证

1）疹前期（初热期）

证候：从开始发热到出疹3日左右。发病之初，证似感冒，但汗出热不解，热势渐升，喷嚏流涕，目赤畏光，泪水汪汪，或可伴咳嗽，倦怠思睡，纳少口干，发热第2～3日见口腔颊黏膜红赤明显，近臼齿处可见灰白色小点，绕以红晕，小便短少，大便不调，舌苔薄白或薄黄，脉浮数或指纹浮紫。

治法：辛凉透表，轻宣肺卫。

处方：宣毒发表汤（《痘疹活幼至宝》）加减。组成：升麻、葛根、前胡、桔梗、枳壳、荆芥、防风、薄荷、通草、连翘、牛蒡子、淡竹叶、蝉蜕、甘草。咽喉红肿疼痛者加射干、马勃清热利咽；喷嚏流涕者加苏叶、白芷、刺蒺藜疏风通窍；大便溏泄，食欲不振者，加藿香、佩兰、神曲运脾化湿。

2）出疹期（见形期）

证候：皮疹从见点到透齐3日左右。发热不退，热势起伏如潮，出疹时热更高，咳嗽加剧，疹点先见于耳后、发际，渐及头面、胸背、腹部、四肢，最后手掌、足底、鼻准见疹，即为出齐。疹色呈暗红色斑丘疹，压之褪色，抚之碍手，大便干结，小便短少，舌质红，苔黄，脉洪数或指纹紫滞。

治法：清热解毒，凉营透疹。

处方：清解透表汤（经验方）加减。组成：金银花、连翘、芦根、桑叶、前胡、葛根、生地、玄参、蝉蜕、牛蒡子、升麻、丹皮、紫草、薄荷、甘草。疹出不透者，可加苏叶、浮萍以透疹；疹色淡红而暗者可加当归活血；疹点稠密，颜色红绛，浑身壮热者，可加栀子、黄芩以清热凉血解毒。

3）疹回期（收没期）

证候：从疹点透齐至收没3日左右。发热渐退，咳嗽减轻，疹点依次渐回，疹退处皮肤呈糠状脱屑，留有色素沉着，舌质红，少津，苔少，脉细数或指纹淡红。

治法：益气养阴，清化余热。

处方：沙参麦冬汤（《温病条辨》）加减。组成：北沙参、麦冬、天花粉、玉竹、桑叶、紫草、扁豆、甘草。潮热不退者，可加牡丹皮、白薇、青蒿以养阴除热；唇红口干，食欲不振者，可加山药、石斛、山楂以养阴清热开胃；神倦自汗者，可加太子参、五味子以益气养阴。

按上述三期发展，疹点均匀，色泽红，疹子透齐后即顺序消退，同时热退咳减，无合并症发生者，即为顺证。

### 2. 逆证

邪毒炽盛者，可出现下列严重证候：

1）邪毒闭肺证

证候：高热烦躁，咳嗽气促，鼻煽，喉间痰鸣，疹点紫暗或隐没，甚则面色青灰，口唇紫绀，大便秘结，小便短赤，皮疹稠密，疹点紫暗，或疹出不齐，或疹出即没，舌红，苔薄黄或黄腻而干，脉数有力或指纹紫滞。

治法：宣肺开闭，清热解毒。

处方：麻杏石甘汤（《伤寒论》）加减。组成：麻黄、生石膏、杏仁、前胡、黄芩、虎杖、芦根、甘草等。痰多咳嗽者，加浙贝母、鱼腥草、丝瓜络清热化痰；皮疹紫暗稠密者，加丹参、紫草、桃仁活血化瘀。

2）邪毒攻喉证

证候：身热不退，咽喉肿痛，声音嘶哑，或咳声重浊，状如犬吠，喉间痰鸣，甚则呼吸困难，面色发紫，烦躁不安，舌质红，苔黄腻，脉数有力。

治法：清泻肺胃，开闭利咽。

处方：清咽栀豉汤（《疫喉浅论》）加减。组成：炒栀子、淡豆豉、金银花、薄荷、连翘、水牛角末、僵蚕、马勃、蝉蜕、芦根、淡竹叶、荆芥、甘草等。咽干咽痛明显者，加玄参、桔梗、射干清热利咽；痰黏难咳者，加瓜蒌壳、牛蒡子化痰下气。如出现呼吸困难，面色发绀等喉梗阻表现时，应采取中西医结合治疗措施。

3）邪陷心肝证

证候：高热，烦躁，谵语，喉间痰鸣，恶心呕吐，皮肤疹点密集成片，色紫红，或见鼻衄，甚则神昏抽搐，舌绛起刺，苔黄糙，脉数有力或指纹紫滞。

治法：清热解毒，平肝息风。

处方：清瘟败毒饮（《疫疹一得》）加减。组成：生石膏、生地黄、水牛角末、黄连、栀子、桔梗、黄芩、知母、赤芍、川贝、竹茹、钩藤、甘草等。壮热神昏者，加羚羊角粉清热解毒；痰多谵妄者，加郁金、胆南星、石菖蒲开窍涤痰醒神；脘腹胀满，大便秘结者，加大黄、玄明粉通腑邪热。

## （三）特色治疗

### 1. 专方专药

（1）紫草：在临床中多用于疹点密集、紫暗，属于血分证者，现代药理研究发现紫草含有乙酰紫草素等有机成分，可促进外周循环，促进毒素排泄。

（2）贯众：现代药理研究发现绵马贯众的水、乙醇提取物对多种病毒均有一定抑制作用，对部分病毒不仅可以直接灭活，且对吸附于细胞表面及进入细胞内部的病毒均有抑制作用。

（3）清开灵口服液：主要成分为胆酸、珍珠母、脱氧胆酸、栀子、水牛角、黄芩苷、板蓝根、金银花等，是以“安宫牛黄丸”为基础开发的中药制剂，具有解热、镇静、抗惊厥及免疫调节作用。在针对麻疹患者的临床观察中，研究人员发现清开灵口服液具有减轻、缓解麻疹中毒症状；促进皮疹顺序出透、消退，缩短病程；使麻疹病毒导致的血白细胞总数下降恢复正常；以及促进肝损害恢复等作用，可以作为符合气分、营分和血分热证为特征的麻疹患者的首选药物。

（4）痰热清注射液：主要成分为黄芩、熊胆粉、山羊角、金银花、连翘等。治疗麻疹具有宣肺清热、降温、镇静、抗病毒、抗炎、化痰作用，减少肺部感染的发生率，使患儿的病死率下降。对麻疹的治疗及预防并发症发生疗效确切。

**2. 名老中医经验**

（1）董廷瑶经验：董廷瑶认为麻疹治疗应以“首重透发”为治疗原则，将麻疹分八型论治。①风寒阻表：用三拗汤加荆芥、防风、生姜，冬季手指冷者，酌加桂枝尖 0.9g；②风温阻表：用银翘散；③湿热积滞：用宣疹发表汤；④气血不和：用解毒活血汤加减；⑤血虚阳衰：用养血汤加附片；⑥泄泻痧陷，用升麻葛根汤；⑦暑天出疹：用六一散和香薷饮；⑧秋令出疹：用清肺汤。董廷瑶认为疹毒透发，与血分关系密切，常酌用活血药，助解毒药发挥效用，常用桃仁、红花、当归尾、赤芍、紫草等。

（2）刘以敏经验：刘以敏认为麻疹早期类似感冒，但需注意一些特殊表现：畏光明显，麻疹患儿在光线忽然发生变化时尤其有明显畏惧表现；高热，但常有手足指端、臀部清冷；部分患儿可见耳后有红筋。关于判断麻疹是否出透，认为手心、足心、鼻准等部，出现一点皮疹即可视为麻疹已透。关于疹回期治疗，刘以敏认为除清解余热、益气生阴之外，尤其需要兼用养血，如用沙参麦冬汤加紫草、当归等，可促进疾病恢复。

**3. 针灸**

体针：高热神昏者，针十宣或十二井穴、委中、曲泽出血；泻大椎、肺俞、心俞、曲池、合谷、外关、足三里、丰隆。并发喉炎者，泻少商、商阳、人迎、风池、天柱、合谷。并发肺炎者，沿皮向外横刺风门、肺俞，针后拔罐。

**4. 外治**

熏蒸法：紫苏叶、紫背浮萍各 1.5g，芫荽子 9g，苎麻 60g，加水 1kg，煮沸 10min，加黄酒 60g，倾入盆中。患儿卧于有蚊帐的床上，将盆放在蚊帐中，用药液熏洗患儿头面四肢。用于风寒外感，热陷内闭而疹点未透者。或用西河柳 500g 煎汤熏洗，用于麻疹不出，咳嗽喘促者，麻疹已透或体虚多汗者忌用。

刮痧法：云南名老中医李继昌对麻疹正出时复感寒邪，致使高热喘促、麻毒内陷、烦乱不安且吐者，取铜币一枚，蘸菜油先刮患儿肩背两侧及前胸，然后刮委中、曲泽穴。治疗后烦乱渐平，疹点复出。

**5. 食疗**

（1）猪肝煲丝瓜汤：猪肝 250g，丝瓜 500g，洗净切片煲 20min。功能清肝明目，用于麻疹愈后，两目畏光羞明者。

（2）猪肉豆腐：豆腐 5 块，猪瘦肉 500g，葱 2 茎。将豆腐加葱头、油、盐少许，炒后水煮熟，瘦肉切片，盐腌 10min，倒入豆腐内煮 15min，加葱花。功能益胃生津清热，用于麻疹愈后，余热未除，口渴疲倦者。

## 六、西医治疗

### 1. 治疗原则

注意休息，控制病毒感染，预防并发症。

### 2. 常用方法

（1）基础治疗：饮食清淡，初热期及出疹初期发热者为不影响出疹，一般不予退热剂，如体温超过 40℃可酌情给予退热剂。伴烦躁不安或有惊厥表现者应予苯巴比妥、地西泮或 10% 水合氯醛等以镇静。

（2）麻疹病毒肺炎可予利巴韦林注射液，10 ~ 15mg/（kg·d），分 2 次静脉滴注。同时有细菌性肺炎者，可根据药敏试验结果选用敏感抗生素。并发心功能不全者，应以强心、利尿、吸氧等治疗。

（3）麻疹病毒喉炎出现痰黏咳嗽时，可予镇咳剂及祛痰剂。有细菌感染征象者可选用抗生素。

## 七、预防调护

（1）按计划进行麻疹减毒活疫苗的接种。麻疹流行期有麻疹接触史者，可注射丙种球蛋白进行主动免疫。

（2）麻疹流行期间，小儿应避免到公共场所和流行区域，减少感染机会。

（3）易感儿接触传染源后，应隔离观察 21 日。麻疹患儿应隔离至出疹后 5 日，合并肺炎者应隔离至出疹后 10 日。

（4）麻疹患儿急性期应卧床休息，居室空气流通，温度、湿度适宜，避免直接吹风或强光刺激，环境安静。

（5）注意补足水分，饮食清淡易消化，出疹期避免油腻辛辣之品，收没期根据食欲增加营养丰富的事物。

（6）保持眼睛、鼻腔、口腔、皮肤的清洁。

## 八、疗效判定标准

根据中华人民共和国中医药行业标准《中医儿科病证诊断疗效标准》提出的疗效标准进行评定。①治愈：麻疹如期回没，咳嗽消失，体温恢复正常。有逆证者，症状、体征均获消失。②好转：麻疹虽回，但发热未清，咳嗽未除。有逆证者，症状、体征改善。③未愈：麻疹透发不顺，高热不退，出现逆证恶化者。

# 第二节　水痘

## 一、概述

水痘是由水痘－带状疱疹病毒感染所引起的急性出疹性时行疾病。临床以发热，皮肤及黏膜分批出现斑丘疹、疱疹、结痂，各类疹形同时存在为主要特征。本病因疱疹浆液清亮如水，疹形椭圆似豆，《小儿卫生总微论方·疮疹论》则正式立名为“水痘”。此后又有水疱、水疮、水花、风痘等别名。

西医学亦称本病为水痘。其病原是水痘－带状疱疹病毒，水痘和带状疱疹患者是传染源，以水痘患者为主。出疹前1日至疱疹完全结痂均有传染性，主要通过空气飞沫传播，也可通过接触患者疱疹液而传播。人群普遍易感，主要发生于儿童，10岁以内小儿多见。病后免疫力持久。本病一年四季均可发病，冬春季节多见，传染性很强，易在集体儿童机构中流行。

本病一般病情较轻，变证少见，愈后皮肤一般不留瘢痕，预后良好。但免疫缺陷者，应用皮质激素、免疫抑制剂治疗者及患有恶性疾病者，罹患本病病情较重，甚至危及生命。

## 二、病因病机

本病由感受水痘时毒所致。水痘时毒自口鼻而入，郁于肺胃（脾），与内湿相搏，外透肌肤而发病。邪毒较轻，主要侵犯肺卫，表卫失和，肺气失宣，则见发热、咳嗽、流涕；累犯脾胃，与湿相搏，外透肌肤，水痘布露，表现较轻。少数患者邪毒炽盛，毒热内犯气营，则见壮热、烦渴；毒热夹湿外透肌肤，则见疮疹，表现较重。甚则毒热化火，内陷心肝，而见神昏、抽搐，或损伤其他脏腑发生病变。综上，水痘时毒郁于肺胃（脾），与内湿相搏，外发肌肤为主要病因病机。因毒轻病浅，侵入营血者少见。

## 三、辨病

### 1. 症状

（1）多在冬春季节发病，可造成流行，本病有潜伏期。患儿常在发病前2～3周前有水痘接触史。

（2）常证：皮疹可见于全身，呈向心性分布，躯干部较密集，常伴瘙痒感，分批出现，丘疹、疱疹、干痂并见，形态椭圆，大小不一，周围红晕，结痂后不留瘢痕，可有发热，多为低热，常伴全身不适、纳差等症状。

（3）变证：多发生在体质虚弱患儿，皮疹稠密，疱疹较大，疹色赤紫，根盘红晕明显，疱浆混浊，紫癜，呕吐，发热，烦躁；或见嗜睡，谵语，神昏，惊厥；或见咳嗽频作，喘促。

（4）先天性水痘：孕母有水痘史，先天性畸形，出生低体质量，皮肤瘢痕，播散性水痘，智力低下。

**2. 辅助检查**

（1）血常规：白细胞总数正常或稍低。

（2）病原学检查：将疱疹液直接接种入人胎羊膜组织培养分离病毒，单纯-免疫荧光法检测病毒抗原。

（3）血清学检查：补体结合抗体高滴度或双份血清抗体滴度4倍以上升高可明确病原。

## 四、类病辨别

（1）脓疱疮：多发生于夏天炎热季节，一般无发热等全身症状，皮疹为脓性疱疹，疱疹液不透亮，经搔抓脓液流溢蔓延而传播，头面部和四肢暴露部位多见，无分批出现。

（2）丘疹样荨麻疹：为婴幼儿过敏性皮肤病，无发热等全身症状，皮疹为红色丘疹，形态多样，顶部有小疱疹，皮厚坚实，不易破，不结痂，痒甚，四肢及躯干部位多，易反复发作。

（3）手足口病：本病皮疹多以疱疹为主，疱疹出现的部位以口腔、手掌、足底为主，疱疹分布以离心性为主。

## 五、中医论治

### （一）论治原则

本病治疗，以清热解毒利湿为基本原则。清热宜分清表热、里热，表热宜辛凉宣散，里热应根据在气、营、血分之不同，分别施以清气泻热、清营透热、凉血解毒等法。祛湿亦根据湿邪在表、在里之不同，而分别采用芳香化湿、淡渗利湿之法。同时应视湿与热之轻重而治疗有所侧重，目的是使邪热得清，水湿得化，则水痘自除。患儿应饮食清淡，禁止使用水杨酸制剂和激素，对已长期应用激素而感染的患儿应及时减少至维持量。患儿衣物及生活用品需消毒处理。

### （二）分证论治

**1. 常证**

1）邪伤肺卫证

证候：轻度发热，鼻塞流涕，喷嚏，咳嗽，痘疹稀疏，疹色红润，疱浆清亮，根脚红晕不著，舌苔薄白微腻，脉浮数，指纹浮紫。

治法：疏风清热，解毒利湿。

处方：银翘散（《温病条辨》）合六一散（《素问·宣明论方》）加减。组成：金银花、连翘、荆芥、薄荷、淡竹叶、牛蒡子、桔梗、甘草、滑石、车前子等。咳嗽咽红者加浙贝母；痘疹痒甚者，加蝉蜕、僵蚕、蒺藜；乳蛾肿痛者加马勃、山豆根；素体气虚，疱疹色淡者，加黄芪、薏苡仁。

2）邪炽气营证

证候：壮热不解，烦躁不安，口渴欲饮，面红唇赤，痘疹稠密，颜色紫暗，疱浆混浊，根脚红晕显著，大便干结，小便黄赤，舌质红绛，舌苔黄厚，脉洪数有力，指纹紫滞。

治法：清气凉营，化湿解毒。

处方：清胃解毒汤（《痘疹传心录》）加减。组成：黄连、黄芩、生地黄、连翘、升麻、牡丹皮、赤芍、紫草、生石膏（先煎）、栀子、车前草等。壮热不退，烦躁不安，口渴引饮，气分热证尤甚者，加生石膏、知母；疹色深红或见紫暗者，加紫草、栀子；牙龈肿痛者，加黄连、紫花地丁；大便干结者加大黄、玄明粉；神昏抽搐者加安宫牛黄丸、紫雪丹。

**2. 变证**

1）邪陷心肝证

证候：高热不退，头痛呕吐，迷糊嗜睡，或昏迷抽搐，疱液稠浊，疹色紫暗，舌质红绛，舌苔黄厚，脉数有力。

治法：清热解毒，镇惊开窍。

处方：清瘟败毒饮（《疫疹一得》）合羚角钩藤汤（《通俗伤寒论》）加减。组成：生石膏、生地黄、水牛角片、黄连、栀子、黄芩、知母、赤芍、玄参、连翘、牡丹皮、紫草、羚羊角粉、钩藤、甘草等。壮热不退者加柴胡、寒水石；高热烦躁神昏者加服安宫牛黄丸；神昏惊厥者加服紫雪丹；神昏谵语痰盛者加服至宝丹。

2）邪毒闭肺证

证候：皮疹稠密，疱疹较大，疹色赤紫，根盘红晕明显，疱浆混浊，伴咳嗽频作，喘促，舌质绛红，舌苔黄腻，脉滑数。

治法：清热解毒，开肺定喘。

处方：麻杏石甘汤（《伤寒论》）合黄连解毒汤（《肘后备急方》）加减。组成：麻黄、苦杏仁、生石膏、桑白皮、葶苈子（包煎）、紫苏子、黄芩、黄连、栀子、紫草、牡丹皮、甘草等。热重者加虎杖、连翘、知母；咳重痰多者加前胡、天竺黄、浙贝母、瓜蒌；腹胀便秘者加生大黄（后下）、玄明粉（溶入）、枳实、厚朴；喘促而面唇青紫者加丹参、赤芍。

3）毒染痘疹证

证候：发热不退，疱疹破溃，疱液混浊，或见流出脓液，皮肤发红肿痛，甚则溃烂、坏疽，舌质红绛，舌苔黄厚，脉数有力。

治法：清热解毒，透脓排毒。

处方：仙方活命饮（《校注妇人良方》）加减。组成：金银花、当归尾、赤芍、野菊花、紫花地丁、白芷、天花粉、皂角刺、甘草等。壮热不退者加柴胡、葛根；大便干结者加生大黄、玄明粉。

## （三）特色治疗

### 1. 专方专药

（1）板蓝根颗粒（板蓝根）：每袋装 10g（相当于饮片 14g）。成人剂量：每服 0.5 ~ 1 袋，每日 3 ~ 4 次，开水冲服。儿童应在医师指导下使用。用于邪伤肺卫证。

（2）热毒宁注射液（青蒿、金银花、栀子）：静脉滴注，3 ~ 5 岁最高剂量不超过 10ml，溶入 5% 葡萄糖注射液或 0.9% 氯化钠注射液 50 ~ 100ml 内，滴速为 30 ~ 40 滴 / 分，每日 1 次。6 ~ 10 岁每次 10ml，以 5% 葡萄糖注射液或 0.9% 氯化钠注射液 100 ~ 200ml 稀释后使用，滴速为 30 ~ 60 滴 / 分，每日 1 次。11 ~ 13 岁每次 15ml，以 5% 葡萄糖注射液或 0.9% 氯化钠注射液 200 ~ 250ml 稀释后静脉滴注，滴速为 30 ~ 60/ 分，每日 1 次。14 ~ 17 岁每次 20ml，以 5% 葡萄糖注射液或 0.9% 氯化钠注射液 250ml 稀释后静脉滴注，滴速为 30 ~ 60 滴 / 分，每日 1 次。或遵医嘱。本品使用后需 5% 葡萄糖注射液或 0.9% 氯化钠注射液冲洗输液管后，方可使用第二 种药物。用于邪伤肺卫证、邪炽气营证、毒染痘疹证。

（3）痰热清注射液（黄芩、熊胆粉、山羊角、金银花、连翘）：静脉滴注，成人剂量：每次 20ml，重症患者可用至 40 ml，溶入 5% 葡萄糖注射液或 0.9% 氯化钠注射液 250 ~ 500 ml 内，注意控制滴速在 60 滴 / 分内，每日 1 次。儿童按 0.3 ~ 0.5ml/kg，最高剂量不超过 20ml，溶入 5% 葡萄糖注射液或 0.9% 氯化钠注射液 100 ~ 200 ml 内，控制滴速在 30 ~ 60 滴 / 分，每日 1 次。或遵医嘱。用于邪伤肺卫证、邪炽气营证、邪毒闭肺证。

### 2. 名老中医经验

（1）李继昌经验：李继昌先生是云南省名老中医李幼昌先生的父亲，亦是享誉云南省的中医名家，李老从事中医临床工作 80 余年，享年百余岁，临证经验颇丰。李老治疗“水痘正出之候”，以疏风清热，透邪解毒为法，拟方：生荆芥 6g，防风 6g，粉葛 6g，苍耳子 3g，前胡 4.5g，蝉蜕 3g，薄荷 6g，淡豆豉 6g，芫荽 3 颗，川芎 3g，吴白芷 6g，甘草 3g。待体温恢复正常、水痘透发后，再以绿豆饮加味清扫余毒，处方：绿豆 15g，黑豆 15g，赤小豆 3g，老丝瓜 6g，粉丹皮 6g，桑白皮 6g，蝉蜕 3g，连翘 3g，炒黄芩 3g，甘草 3g。治疗期间嘱家属精心护理，切忌复感风寒，并不可抓破疱疹，或用不洁之水洗涤，以免重染疮疡，且慎用过凉过温之品。

（2）李幼昌经验：李幼昌先生系云南省名老中医，治疗小儿水痘以清血解毒为法，认为水痘是肺胃之余毒不尽，伏于血络所致，临证常用自拟清热扫毒汤治疗水痘，组方：老丝瓜 10g，粉丹皮 10g，蝉蜕 6g，赤芍 6g，连翘 6g，牛蒡子 6g，薄荷 6g，淡豆豉 10g，淡竹叶 10g。李老认为水痘轻者一般不需治疗，只要加强护理，忌服香燥鱼腥等物即可。如果热毒较深，且已窜入血分，宜清热解毒，佐以透邪，从外从下导余毒外出。

（3）徐小圃经验：徐小圃先生治疗水痘以辛散疏邪，清热渗湿为法。如见发热较高，痘形红赤等邪毒较重之症，兼用清热凉血法。选用荆芥、防风、蝉衣、牛蒡、薄荷、僵蚕、羌活、豆豉、白蒺藜等辛散疏风止痒；杏仁、象贝、郁金等化痰宣肺；赤芍、猪苓、苡仁、六一散等淡渗利湿；茅术、厚朴、半夏、陈皮等燥湿和中；磁石、龙齿、钩藤等平肝宁神；银花、连翘、黄连、玄参等清热凉血。

（4）赵心波经验：赵老认为水痘乃因湿毒内蕴，复感外邪，内外熏蒸，郁结肌表而成，治宜散风清热，解毒利湿，常用验方：蒲公英 6g，银花 10g，紫花地丁 6g，连翘 10g，黄芩 5g，芦根 10g，炒栀衣 3g，薄荷 2.4g，蝉蜕 3g，滑石 10g，甘草 3g。方中蒲公英、紫地丁、银花、连翘解毒；黄芩、炒栀衣清热；芦根、滑石利湿之中加重清热之力；蝉蜕、薄荷解表散风；甘草调和诸药。如果患儿体质较弱，感染严重，可形成重症水痘，表现为发病急、热势高、痘疹密度大，全身症状明显，甚至有口腔、鼻、肠道的出血症状，此时治疗要加重清热解毒凉血之品。赵老常用清瘟败毒饮加减，同时可服用紫雪散，以防湿热毒邪深陷，变生险疾。

**3. 外治**

（1）蒲公英、黄芩、益母草、苦参各 20g，黄连、黄柏各 10g，每日 1 剂，水煎，外洗每日 2 次。用于毒染痘疹证。由于小儿服用中药相对困难，故中药外洗能补内服汤药之不足，不仅具有水疗和止痒的作用，还具有中药对机体产生医疗效能的优势，提高了临床疗效，缩短了病程，易于操作。

（2）青黛散麻油调后外敷，每日 1 ～ 2 次。用于疱疹破溃化脓者。

（3）锡类散、冰硼散、珠黄散，任选一种吹口，每日 2 ～ 3 次。用于口腔黏膜水疱破溃成溃疡者。

## 六、西医治疗

**1. 治疗原则**

水痘是自限性疾病，无合并症时以一般治疗和对症处理为主。

**2. 常用方法**

（1）对症治疗：皮肤瘙痒者可应用含 0.25% 冰片的炉甘石洗剂或 5% 碳酸氢钠溶液局部涂擦。

（2）抗病毒治疗：抗病毒药物首选阿昔洛韦，应尽早使用，一般应在皮疹出现的 48h 内开始。口服，每次 2mg/kg，每日 4 次；重症患者需静脉给药，每次

10 ~ 20mg/kg，每 8h 1 次。此外，早期使用 α－干扰素能较快抑制皮疹发展，加速病情恢复。

（3）继发皮肤细菌感染时加用抗生素。糖皮质激素可导致病毒播散，影响水痘病程，一般应禁用。

## 七、预防调护

### 1. 预防

（1）隔离患儿至疱疹全部干燥结痂，有接触史的易感儿童应检疫 3 周。

（2）水痘流行季节，易感儿童尽量少去公共场所，也应避免接触带状疱疹患者；患者停留过的房间、呼吸道分泌物及污染物要消毒。

（3）细胞免疫缺陷者、皮质激素及免疫抑制剂治疗者、恶性疾病患者在接触水痘 72h 内可予以水痘－带状疱疹免疫球蛋白肌内注射。

### 2. 调护

（1）患儿应充分休息，供给足够的水分，饮食宜易消化而富有营养。

（2）保持患儿皮肤清洁，勿使搔抓，以防抓伤感染外邪。

（3）正在使用皮质激素或免疫抑制剂治疗者，应尽快减量或停用。

## 八、疗效判定标准

根据中华人民共和国中医药行业标准《中医儿科病证诊断疗效标准》提出的疗效标准进行评定。①痊愈：患儿水疱全部结痂，体温恢复正常，且患儿并未出现感染情况。②有效：患儿水疱部分消失，水痘范围明显缩小，部分患儿出现感染。③无效：患者临床症状变化不明显或皮损范围扩大。

# 第三节　手足口病

## 一、概述

手足口病是由感受手足口病时邪所引起的急性发疹性传染病，以手、足、口腔等部位出现斑丘疹、疱疹，或伴发热为特征。本病一年四季皆可发生，尤以 5 ~ 7 月份发病最多，约占年总病例数的 60%。任何年龄均可发病，多发生于学龄前儿童，尤以 3 岁以下发病率最高。本病传染性强，易引起流行，据国外文献报道，本病每隔 2 ~ 3 年流行 1 次，引发手足口病的肠道病毒有 20 多种（型），主要为柯萨奇病毒 A 组 16、4、5、9、10 型，B 组 2、5、13 型，以及埃可病毒Ⅱ型和肠道病毒 71

型。其中普通病例多见为柯萨奇病毒 A16 型（CoxA16），重症病例多见为肠道病毒 71 型（EV71）。该病的潜伏期为 2 ~ 7 天，患者及健康带毒者是本病的传染源。在急性期，患者粪便排毒 3 ~ 5 周，咽部排毒 1 ~ 2 周。疱疹液中含大量病毒，破溃时病毒溢出。该病传播方式多样，可通过疱疹液、粪便等传播；也可通过污染的手、毛巾、手绢、牙杯、玩具、食具、奶具、床上用品、内衣等间接接触传播；患者咽喉分泌物及唾液中的病毒可通过飞沫传播；如接触被病毒污染的水源，亦可经水感染；门诊交叉感染和口腔器械消毒不合格亦是造成传播的原因之一。本病一般预后较好，少数重症病例可出现脑膜炎、脑炎、脑脊髓炎、肺水肿、循环障碍、心肌炎等，多由肠道病毒 71 型（EV71）感染引起，致死原因主要为重症脑干脑炎及神经源性肺水肿。

手足口病是现代新认识的发疹性传染病，中医古籍无明确记载，据其发病特点，一般将其归属中医学"温病""疮疹"范畴。历代医籍中有大量关于"温病""疮疹"的论述，为我们以中医学理论认识本病提供了借鉴。有关疮疹的论述首推宋代钱乙，其在《小儿药证直诀·疮疹候》有"小儿在胎十月，食五脏血秽，生下则其毒当出，故疮疹之状，皆五脏之液"及"……并疮疹证，此天行之病也……"其中叙述了疮疹的成因是由于内禀胎毒，伏于肺腑，外感天行时气而发病。"而始发潮热三刚以上，热运入皮肤，即发疮疹而不甚多者，热留肤腠之间故也。潮热随出，如早食潮热不已，为水疱之类也"，则表述了疮疹初起，皮肤出疹的病机为"热留肌腠"。另有"其疮出有五名：肝为水疱，以泪出如水，其色青小；肺为脓疱，如涕稠浊，色白而大；心为斑，主心血，色赤而小，次于水疱；脾为疹，小次斑疮，其主裹血，故赤色黄浅也"的表述，提出疮疹有多种，病变脏腑分别涉及肝、肺、心、脾。元代朱丹溪《丹溪心法·痘疮九十五》有"小儿疮疹……始发之时，有因伤风寒而得者，有因时气传染而得者，有因伤食呕吐而得者，有因跌仆惊恐蓄血而得者"，将小儿疮疹的病因发展为感受风寒、时气传染、伤食、跌仆惊恐四种。清代医家吴谦在《医宗金鉴·痘疹心法要诀》有"肝泡肺浓心赤小，脾大黄浅肾黑形"的相关描述，提出疮疹的病变脏腑除肝、肺、心、脾外，还涉及肾脏。《万氏家传痘疹心法·疹毒症治歌括》"疹毒乃天行气运变迁之使然"及《幼幼集成·万氏痘麻》"四时之疫疠，动五脏之皮囊……四大成疮"等的相关描述，认为疮疹为时行疫毒之邪相互传染而成。

## 二、病因病机

### 1. 病因

本病内因为正气虚弱，外因为外感手足口病时邪。

（1）正气虚弱：肺属金，主宣发肃降，外合皮毛，小儿肺脏娇嫩，不耐邪扰；脾属土，司运化，为水谷之海，主肌肉四肢，开窍于口，小儿脾常不足，易受邪侵。肺脾不足，外感手足口病时邪，由口鼻而入，内侵肺脾而发病。或饮食不节，损伤脾胃，运化失司，水湿内停，郁久化热，湿热内蕴。邪气侵袭，外邪与湿热相搏结于肺脾，外透于黏膜肌肤而发病。

（2）时邪疫毒：外感时邪疫毒，由口鼻而入，内犯于肺，中侵于脾，肺脾受损，水湿内停，与时行邪毒相搏，正气奋起抗邪外出，毒随气泄，上熏于口，外达肌肤而出疱疹。

**2. 病机**

（1）病变脏腑主要在肺脾：时行邪毒由口鼻而入，内犯于肺，中侵于脾，肺脾受损，水湿内停，与时行邪毒相搏，熏蒸于外，则发生本病。肺主表，为人身之华盖，风湿疫邪首犯肺卫，肺失宣肃，肺气上逆则咳嗽，窍道不利则鼻塞流涕，邪正交争则发热；脾主四肢肌肉，运化水湿及水谷精微，时疫之邪与脾经内蕴湿热相搏结，上蒸于咽喉，外泄于体表，则可见手足口红色斑丘疹、疱疹；咽喉为肺胃之门户，时疫之邪与内蕴湿毒相搏结，上蒸口腔、咽喉，故见口腔黏膜、咽喉疱疹、溃疡。

（2）邪陷心肝或邪毒犯心为变证：因手足口病发病多在夏季，暑气当令，暑为阳邪，易入心营。若感邪较重，邪盛正衰，湿热蒸盛，内燔气营，外灼肌肤，则见壮热口渴，面赤心烦，溲赤便秘，疱疹稠密，波及四肢、臀部。若邪毒炽盛，气分热邪不能及时清解，则邪毒化火内陷心肝，生痰生风，而致气营两燔，痰热闭窍，风火相煽，而出现神昏、抽搐等症。若湿热滞留，邪毒犯心，气阴耗损，则出现心悸气短、胸闷乏力等症，甚或阴损及阳，心阳虚衰而脱，危及生命。

## 三、辨病

### （一）临床表现

**1. 普通病例表现**

急性起病，发热，口腔黏膜出现散在疱疹，手、足和臀部出现斑丘疹、疱疹，疱疹周围可有炎性红晕，疱内液体较少，可伴有咳嗽、流涕、食欲不振等症状。部分病例仅表现为皮疹或疱疹性咽峡炎。多在1周内痊愈，预后良好。部分病例皮疹表现不典型，如单一部位或仅表现为斑丘疹。

**2. 重症病例表现**

少数病例（尤其是小于3岁者）病情进展迅速，在发病1～5日出现脑膜炎、脑炎（以脑干脑炎最为凶险）、脑脊髓炎、肺水肿、循环障碍等，极少数病例病情危重，可致死亡，存活病例可留有后遗症。

（1）神经系统表现：精神差、嗜睡、易惊、头痛、呕吐、谵妄甚至昏迷；肢体抖动，肌阵挛、眼球震颤、共济失调、眼球运动障碍；无力或急性弛缓性麻痹；惊厥。查体可见脑膜刺激征，腱反射减弱或消失，巴氏征等病理征阳性。

（2）呼吸系统表现：呼吸浅促、呼吸困难或节律改变，口唇紫绀，咳嗽，咳白色、粉红色或血性泡沫样痰液；肺部可闻及湿啰音或痰鸣音。

（3）循环系统表现：面色苍灰、皮肤花纹、四肢发凉，指（趾）发绀；出冷汗；毛细血管再充盈时间延长。心率增快或减慢，脉搏浅速或减弱甚至消失；血压升高或下降。

## （二）实验室检查

（1）血常规：白细胞计数正常或降低，病情危重者白细胞计数可明显升高。

（2）血生化检查：部分病例可有轻度谷丙转氨酶（ALT）、谷草转氨酶（AST）、肌酸激酶同工酶（CK-MB）升高，病情危重者可有肌钙蛋白（cTnI）、血糖升高。C 反应蛋白（CRP）一般不升高。乳酸水平升高。

（3）血气分析：呼吸系统受累时可有动脉血氧分压降低，血氧饱和度下降，二氧化碳分压升高，酸中毒。

（4）脑脊液检查：神经系统受累时可表现为脑脊液外观清亮，压力增高，白细胞计数增多，多以单核细胞为主，蛋白正常或轻度增多，糖和氯化物正常。

（5）病原学检查：CoxA16 、EV71 等肠道病毒特异性核酸阳性或分离到肠道病毒，咽分泌物、气道分泌物、疱疹液、粪便阳性率较高。

（6）血清学检查：急性期与恢复期血清 CoxA16、EV71 等肠道病毒中和抗体有 4 倍以上的升高

## （三）物理学检查

（1）胸 X 线检查：可表现为双肺纹理增多，网格状、斑片状阴影，部分病例以单侧为著。

（2）磁共振：神经系统受累者可有异常改变，以脑干、脊髓灰质损害为主。

（3）脑电图：可表现为弥漫性慢波，少数可出现棘（尖）慢波。

（4）心电图：无特异性改变。少数病例可见窦性心动过速或过缓，Q—T 间期延长，ST—T 改变。

## （四）诊断标准

### 1. 临床诊断病例

（1）在流行季节发病，常见于学龄前儿童，婴幼儿多见。

（2）发热伴手、足、口、臀部皮疹，部分病例可无发热。

极少数重症病例皮疹不典型，临床诊断困难，需结合病原学或血清学检查做出诊断。

无皮疹病例，临床不宜诊断为手足口病。

### 2. 确诊病例

临床诊断病例具有下列之一者即可确诊。

（1）肠道病毒（CoxA16 、EV71 等）特异性核酸检测阳性。

（2）分离出肠道病毒，并鉴定为 CoxA16、EV71 或其他可引起手足口病的肠道病毒。

（3）急性期与恢复期血清 CoxA16、EV71 或其他可引起手足口病的肠道病毒中和抗体有 4 倍以上的升高。

**3. 临床分类**

（1）普通病例：手、足、口、臀部皮疹，伴或不伴发热。

（2）重症病例：①重型：出现神经系统受累表现。如精神差、嗜睡、易惊、谵妄；头痛、呕吐；肢体抖动，肌阵挛、眼球震颤、共济失调、眼球运动障碍；无力或急性弛缓性麻痹；惊厥。体征可见脑膜刺激征，腱反射减弱或消失。②危重型：出现下列情况之一者，频繁抽搐、昏迷、脑疝；呼吸困难、紫绀、血性泡沫痰、肺部啰音等；休克等循环功能不全表现。

具有以下特征，尤其 3 岁以下的患者，有可能在短期内发展为危重病例，应密切观察病情变化，进行必要的辅助检查，有针对性地做好救治工作。

A. 持续高热：体温（腋温）大于 39℃，常规退热效果不佳。

B. 神经系统表现：出现精神委靡、呕吐、易惊、肢体抖动、无力、站立或坐立不稳等，极个别病例出现食欲亢进。

C. 呼吸异常：呼吸增快、减慢或节律不整。若安静状态下呼吸频率超过 30 ~ 40 次 / 分（按年龄），需警惕神经源性肺水肿。

D. 循环功能障碍：出冷汗、四肢发凉、皮肤花纹，心率增快（>140 ~ 150 次 / 分，按年龄）、血压升高、毛细血管再充盈时间延长（>2s）。

E. 外周血白细胞计数升高：外周血白细胞超过 $15 \times 10^9$/L，除外其他感染因素。

F. 血糖升高：出现应激性高血糖，血糖大于 8.3mmol/L。

## 四、类病辨别

（1）水痘：由水痘 – 带状疱疹病毒（VZV）感染引起，多在冬春季节发病，以 6 ~ 9 岁小儿多见。皮肤黏膜分批出现斑丘疹、疱疹、结痂。疱疹多呈椭圆形，较手足口病疱疹稍大，呈向心性分布，以躯干、头面多，四肢少，疱壁薄，易破溃结痂，其长轴与躯体的纵轴垂直。在同一时期、同一部位斑丘疹、疱疹、结痂三型并见为其特点。

（2）疱疹性咽颊炎：由柯萨奇病毒 A（2 ~ 10 型）感染引起，夏秋季节发病率高，多见于 5 岁以下小儿。起病较急，常突发高热、咽痛、流涕、头痛，体检可见软腭、悬雍垂、舌腭弓、扁桃体、咽后壁等口腔后部出现灰白色小疱疹，周围红赤，1 ~ 2 天内疱疹破溃形成溃疡，疼痛明显，伴流涎、拒食、呕吐等，皮疹很少累及颊黏膜、舌、龈及口腔以外部位皮肤。

（3）口蹄疫：由口蹄疫病毒引起，主要侵犯猪、牛、马等家畜。对人虽然可致病，但不敏感。一般发生于畜牧区，主要为饮用未经消毒的病牛乳或接触病牛而感染，成人牧民多见，四季均有。口腔黏膜疱疹易融合成较大溃疡，手背及指、趾间出现小水疱和溃烂，有时也出现于手掌、鼻翼和面部，有痒痛感。

## 五、中医论治

### （一）证候辨别

本病应以脏腑辨证为纲，结合卫气营血辨证，根据病程、疱疹特点及临床伴随症状来判定病情轻重，区别病变脏腑。

**1. 辨轻重**

属轻症者，病在卫分或及气分，病程短，疱疹仅现于手足掌心及口腔部，疹色红润，稀疏散在，根盘红晕不著，疱液较清亮，全身症状轻微，或伴低热、流涕、咳嗽、口痛、流涎、恶心、呕吐、泄泻等肺脾二经症状。若为重证，则病在气分、营分，病程长，疱疹除累及手足掌心及口腔外，四肢、臀部等其他部位也可累及，疹色紫暗，分布稠密，或成簇出现，根盘红晕显著，疱液混浊，全身症状较重，常伴高热、烦躁、口痛、拒食等，甚或出现邪毒内陷心肝、邪毒犯心等心经、肝经变证。部分重症病例，疫毒炽盛，可迅速内陷心肝，毒炽营血，毒不外达，皮疹少见，而出现高热神昏、抽搐、胸闷、心悸、咳喘、咯血、肢体瘫痪等，可危及生命。

**2. 辨湿热**

辨别湿与热的偏盛程度是本病在卫、气分阶段的辨证关键。不规则发热，热势低，口渴喜热饮，精神不振，胸脘满闷，恶心呕吐，大便黏腻不爽，疱疹较大，为湿重于热；壮热持续，口渴喜冷饮，烦躁，大便干，疱疹稠密，根盘深红，为热重于湿；热势较高，口渴不欲饮，疱疹散在手足掌心或口周、口内、臀部等部位，根盘红晕，疱浆清亮，为湿热并重。

### （二）治疗原则

手足口病时邪疫毒，属湿热之邪，临证多为实证、热证，故治疗以清热祛湿解毒为原则。轻证治以宣肺解表，清热化湿；重证治以清气凉营，解毒祛湿。出现邪毒内陷或邪毒犯心者，又当配伍清心开窍、息风镇惊，或益气养阴、活血祛瘀等法。因小儿脾胃薄弱，故遣方用药还应注意，解表不可过于辛散，祛湿不可峻利温燥，清热解毒不可过于寒凉，应中病即止，以免耗气伤阴，损脾败胃，冰伏邪气。

### （三）分证论治

#### 1. 常证

1）邪犯肺脾证

证候：口腔及手足掌心丘疹、疱疹，分布稀疏，疱液较清亮，发热，咳嗽咽痛，纳呆，恶心呕吐，泄泻，舌红苔薄黄腻，脉浮数。

治法：宣肺解表，清热化湿。

处方：甘露消毒丹（《医效秘传》）加减。组成：金银花、连翘、黄芩、薄荷、白蔻仁、藿香、石菖蒲、滑石、茵陈、板蓝根、射干、浙贝母等。恶心呕吐者加苏梗、竹茹和胃降逆；泄泻者加泽泻、薏苡仁祛湿止泻；高热者加葛根、柴胡解肌退热；肌肤痒甚者加蝉蜕、白鲜皮祛风止痒；恶寒者加防风、荆芥祛风解表。

2）湿热蒸盛证

证候：高热，口腔、手足、臀部斑丘疹疱疹，量多稠密，疱液混浊根盘红赤，烦躁口渴，大便秘结，甚或拒食，舌质红绛，苔黄厚腻或黄燥，脉滑数。

治法：清热凉营，解毒祛湿。

处方：清瘟败毒饮（《疫疹一得》）加减。组成：黄连、黄芩、山栀、连翘、生石膏（先煎）、知母、生地黄、赤芍、牡丹皮、板蓝根、紫草、石菖蒲、茵陈、车前草等。偏于湿重者，去知母、生地黄，加藿香、滑石、竹叶清热利湿；大便秘结者加生大黄（后下）、玄明粉（冲）泻热通便；腹胀满者加枳实、厚朴理气除胀；口渴喜饮者加麦门冬、芦根养阴生津；烦躁不安者加淡豆豉、莲子心清心除烦；瘙痒重者加白鲜皮、地肤子祛风止痒。

3）疹后阴伤证

证候：身热渐退，皮疹渐消，咽干不适，口唇干燥，或有干咳，食欲缺乏，舌红少津，苔剥脱，脉细数或指纹红。

治法：养阴生津，清热润咽。

处方：沙参麦冬汤（《温病条辨》）加减。组成：沙参、麦门冬、天花粉、玉竹、桑叶、桔梗、扁豆、甘草等。口干咽痛、舌红少津明显者，加生地黄、芦根养阴生津，清热润咽；大便干结者，加瓜蒌仁、火麻仁清肠润燥。若有低热不清者，加地骨皮、银柴胡、生地黄养阴清热。

4）肺脾气虚证

证候：病程较长，低热反复，面色少华，多汗易汗，或咳嗽无力，或纳呆便溏，神疲乏力，舌质淡，苔薄白或白腻，脉细无力或指纹淡红。

治法：补肺健脾，益气助运。

处方：参苓白术散（《太平惠民和剂局方》）加减。组成：太子参、茯苓、白术、甘草、炙黄芪、防风、陈皮、山药、焦山楂、莲子肉等。咳嗽痰多者加远志、法半夏、杏仁化痰止咳；咳嗽频作者加款冬花、紫菀肃肺止咳；多汗，动则尤甚者，加煅牡蛎、浮小麦敛表止汗；若汗多不温者，加桂枝、白芍调和营卫；食欲缺乏者加炒谷芽、炒麦芽健脾助运；大便溏薄者加苍术、煨木香、煨葛根健脾升阳止泻。病后肢体痿软不用者以补阳还五汤加减，配合推拿、针灸治疗。

**2. 变证**

1）邪陷心肝证

证候：高热不退，烦躁谵语，疱疹疹色混浊紫暗，甚或神昏抽搐，舌质红绛，舌苔厚腻，脉数有力。

治法：平肝息风，清心开窍。

处方：羚角钩藤汤（《通俗伤寒论》）加减合安宫牛黄丸（《温病条辨》）。组成：羚羊角粉（冲服）、钩藤、代赭石（先煎）、黄芩、菊花、连翘、水牛角片（先煎）、生地黄、白芍、甘草等。另服安宫牛黄丸。高热者加生石膏（先煎）、蚤休、生大黄清热解毒；头痛剧烈者加龙胆草、山栀、黄连清肝泻火。

中成药：醒脑静注射液静脉滴注。高热、神昏、抽搐者，加紫雪口服；痰涎壅盛者，加猴枣散口服。

2）邪毒闭肺证

证候：手足口部疱疹，身热不退，咳频气急，胸闷心悸，不能平卧，烦躁不宁，甚则唇指青紫，舌质黯红，舌苔白腻，脉沉细无力。

治法：开肺涤痰，泻肺逐水。

处方：麻杏石甘汤（《伤寒论》）合己椒苈黄丸（《金匮要略》）加减。组成：炙麻黄、杏仁、桑白皮、前胡、葶苈子、大黄（后下）、生石膏（先煎）、黄芩、虎杖、防己、车前子等。咯血者加用水牛角片（先煎）、生地黄、赤芍清肺凉血。若见面色灰白，四肢厥冷，汗出脉微，是心阳虚衰之危象，应急用参附龙牡救逆汤：人参、附子、龙骨、牡蛎、白芍、炙甘草。

中成药：痰热清注射液静脉滴注。咳嗽气促者加儿童清肺口服液口服；痰热喘嗽者加肺热咳喘口服液口服；心悸气短、四肢厥冷、汗出、脉弱欲绝者加生脉注射液静脉滴注。

## （四）特色治疗

**1. 专方专药**

（1）热毒宁注射液（青蒿、金银花、栀子）：每支 10ml。静脉滴注，3 ~ 5 岁最高剂量不超过 10 ml，加入 5% 葡萄糖注射液或 0.9% 氯化钠注射液 50 ~ 100ml 内稀释，滴速为 30 ~ 40 滴 / 分，每日 1 次。6 ~ 10 岁每次 10 ml，以 5% 葡萄糖注射液或 0.9% 氯化钠注射液 100 ~ 200 ml 稀释后使用，滴速为 30 ~ 60 滴 / 分，每日 1 次。11 ~ 13 岁每次 15 ml，以 5% 葡萄糖注射液或 0.9% 氯化钠注射液 200 ~ 250 ml 稀释后静脉滴注，滴速为 30 ~ 60 滴 / 分，每日 1 次。14 ~ 17 岁每次 20 ml，以 5% 葡萄糖注射液或 0.9% 氯化钠注射液 250 ml 稀释后静脉滴注，滴速为 30 ~ 60 滴 / 分，每日 1 次。或遵医嘱。本品使用后需用 5% 葡萄糖注射液或 0.9%

氯化钠注射液冲洗输液管后，方可使用第二种药物。用于邪犯肺脾证、邪陷心肝证。

（2）蒲地蓝消炎口服液（蒲公英、板蓝根、苦地丁、黄芩）：每支 10 ml。成人剂量：口服，每服 10 ml，每日 3 次。建议用法用量：口服，每服 < 1 岁，1/3 支；1 ～ 3 岁，1/2 支；3 ～ 5 岁，2/3 支；> 5 岁，1 支，每日 3 次。用于邪犯肺脾证。

（3）蓝芩口服液（板蓝根、黄芩、栀子、黄柏、胖大海）：每瓶 10 ml。口服，每服 < 1 岁，3 ml；1 ～ 5 岁，5ml；> 5 岁，10 ml，每日 3 次。

**2. 药物外治**

（1）西瓜霜、冰硼散、珠黄散、喉风散、锡类散：任选 1 种，涂搽口腔患处，每日 3 次。用于口腔内疱疹破溃形成口疮者。

（2）金黄散、青黛散、紫金锭：任选 1 种，麻油调，敷于手足疱疹患处，每日 3 次。用于手疱疹重，或搔破感染者。

## 六、西医治疗

### （一）处置流程

门诊医师在接诊中要仔细询问病史，着重询问周边有无类似病例，以及接触史、治疗经过；体检时注意皮疹、生命体征、神经系统及肺部体征。

（1）临床诊断病例和确诊病例按照《传染病防治法》中丙类传染病要求进行报告。

（2）普通病例可门诊治疗，并告知患者及家属在病情变化时随诊。3 岁以下患儿，持续发热、精神差、呕吐，病程在 5 日以内应密切观察病情变化，尤其是心、肺、脑等重要脏器功能，根据病情给予针对性的治疗。

（3）重症病例应住院治疗。危重病例及时收入重症医学科（ICU）救治。

### （二）普通病例

（1）一般治疗：注意隔离，避免交叉感染。适当休息，清淡饮食，做好口腔和皮肤护理。

（2）对症治疗：发热等症状采用中西医结合治疗。

### （三）重症病例

根据卫生部手足口病临床专家组制订的《肠道病毒 71 型（EV71）感染重症病例临床救治专家共识》（2011 年版），按其发病机制和临床表现，将 EV71 感染分为五期。

第一期（手足口出疹期）：主要表现为发热，手、足、口、臀等部位出疹（斑丘疹、丘疹、小疱疹），可伴有咳嗽、流涕、食欲不振等症状。部分病例仅表现为皮疹或疱疹性咽峡炎，个别病例可无皮疹。此期病例属于手足口病普通病例，绝大多数病例在此期痊愈。

第二期（神经系统受累期）：少数 EV71 感染病例可出现中枢神经系统损害，多发生在病程 1 ~ 5 日内，表现为精神差、嗜睡、易惊、头痛、呕吐、烦躁、肢体抖动、急性肢体无力、颈项强直等脑膜炎、脑炎、脊髓灰质炎样综合征、脑脊髓炎的症状、体征。脑脊液检查为无菌性脑膜炎改变。脑脊髓 CT 扫描可无阳性发现，MRI 检查可见异常。此期病例属于手足口病重症病例重型，大多数病例可痊愈。

第三期（心肺功能衰竭前期）：多发生在病程 5 日内。目前认为可能与脑干炎症后自主神经功能失调或交感神经功能亢进有关，亦有认为 EV71 感染后免疫性损伤是发病机制之一。本期病例表现为心率、呼吸增快，出冷汗、皮肤花纹、四肢发凉，血压升高，血糖升高，外周血白细胞升高，心脏射血分数可异常。此期病例属于手足口病重症病例危重型。及时发现上述表现并正确治疗，是降低病死率的关键。

第四期（心肺功能衰竭期）：病情继续发展，会出现心肺功能衰竭，可能与脑干脑炎所致神经源性肺水肿、循环功能衰竭有关。多发生在病程 5 日内，年龄以 0 ~ 3 岁为主。临床表现为心动过速（个别患儿心动过缓），呼吸急促，口唇紫绀，咳粉红色泡沫痰或血性液体，持续血压降低或休克。亦有病例以严重脑功能衰竭为主要表现，肺水肿不明显，出现频繁抽搐、严重意识障碍及中枢性呼吸循环衰竭等。此期病例属于手足口病重症病例危重型，病死率较高。

第五期（恢复期）：体温逐渐恢复正常，对血管活性药物的依赖逐渐减少，神经系统受累症状和心肺功能逐渐恢复，少数可遗留神经系统后遗症状。

### （四）治疗措施

#### 1. 一般治疗

注意隔离，避免交叉感染；清淡饮食，做好口腔和皮肤护理；药物及物理降温退热；保持患儿安静；惊厥病例使用地西泮、咪达唑仑、苯巴比妥等抗惊厥；吸氧，保持气道通畅；注意营养支持，维持水、电解质平衡。

#### 2. 液体疗法

EV71 感染重症病例可出现脑水肿、肺水肿及心力衰竭，应适当控制液体入量。在脱水降颅压的同时限制液体摄入。给予生理需要量：60 ~ 80 ml/（kg/d）（脱水剂不计算在内），建议匀速给予，即 2.5 ~ 3.3 ml/（kg·h）。注意维持血压稳定。

第四期：休克病例在应用血管活性药物的同时，予生理盐水 10 ~ 20ml/kg 进行液体复苏，30min 内输入，此后可酌情补液，避免短期内大量扩容。仍不能纠正者给予胶体液输注。

有条件的医疗机构可采用中心静脉压（CVP）、有创动脉血压（ABP）、脉搏指数连续心输出量监测（PICCO）指导补液。

#### 3. 脱水药物应用

应在严密监测下使用脱水药物。无低血压和循环障碍的脑炎及肺水肿患者，液体管理以脱水剂和限制液体为主；如患者出现休克和循环衰竭，应在纠正休克、补充循环血量的前提下使用脱水药物。常用脱水药物包括：

（1）高渗脱水剂：① 20％甘露醇每次 0.5 ～ 1.0 g/kg，4 ～ 8h 1 次，20 ～ 30min 快速静脉注射，静脉注射 10min 后即可发挥脱水作用，作用可维持 3 ～ 6h。严重颅内高压或脑疝时，可加大剂量至每次 1.5 ～ 2 g/kg，2 ～ 4h 1 次。② 10％甘油果糖每次 0.5 ～ 1.0 g/kg，4 ～ 8h 1 次，快速静脉滴注，注射 10 ～ 30min 后开始利尿，30min 时作用最强，作用可维持 24h。危重病例可采用以上两药交替使用，3 ～ 4h 使用 1 次。

（2）利尿剂：有心功能障碍者，可先注射呋塞米 1 ～ 2 mg/kg，进行评估后再确定使用脱水药物和其他救治措施（如气管插管使用呼吸机）。

（3）人血白蛋白：通过提高血液胶体渗透压，减轻脑水肿，且半衰期长，作用时间较长。用法：每次 0.4 g/kg，常与利尿剂合用。

**4. 血管活性药物使用**

（1）第三期：此期血流动力学常是高动力高阻力，表现为皮肤花纹、四肢发凉，但并非真正休克状态，以使用扩血管药物为主。常用米力农注射液：负荷量 50 ～ 75μg/kg，维持量 0.25 ～ 0.75μg /（kg·min），一般使用不超过 72h。血压高者将血压控制在该年龄段严重高血压值以下、正常血压以上，可用酚妥拉明 1 ～ 20μg/（kg·min），或硝普钠 0.5 ～ 5μg/（kg·min），一般由小剂量开始逐渐增加剂量，逐渐调整至合适剂量。

（2）第四期：治疗同第三期。如血压下降，低于同年龄正常下限，停用血管扩张剂，可使用正性肌力药及升压药物。可给予多巴胺 [5 ～ 15μg/（kg·min）]、多巴酚丁胺 [2 ～ 20μg/（kg·min）]、肾上腺素 [0.05 ～ 2μg/（kg·min）]、去甲肾上腺素 [0.05 ～ 2μg/（kg·min）] 等。儿茶酚胺类药物应从低剂量开始，以能维持接近正常血压的最小剂量为佳。

以上药物无效者，可试用左西孟旦 [ 起始以 12 ～ 24μg/kg 负荷剂量静脉注射，而后以 0.1μg/（kg/min）维持）、血管加压素（每 4h 缓慢静脉注射 20μg/kg，用药时间视血流动力学改善情况而定）等。

**5. 静脉丙种球蛋白应用**

在病毒感染治疗中应用丙种球蛋白（IVIG），主要是针对严重脓毒症。从 EV71 感染重症病例发病机制看，有证据支持下丘脑和（或）延髓的损伤导致交感神经系统兴奋，发生神经源性肺水肿和心脏损害，但 EV71 感染能否导致严重脓毒症尚不清楚，而且 IVIG 治疗 EV71 感染重症病例的确切疗效尚缺乏足够的循证医学证据。基于文献报道和多数临床专家经验，第二期不建议常规使用 IVIG，有脑脊髓炎和高热等中毒症状严重的病例可考虑使用。第三期应用 IVIG 可能起到一定的阻断病情作用，建议应用指征为：精神委靡、肢体抖动频繁；急性肢体麻痹；安静状态下呼吸频率超过 30 ～ 40 次 / 分（按年龄）；出冷汗、四肢发凉、皮肤花纹，心率增

快 >140 ~ 150 次 / 分（按年龄）。可按照 1.0g/（kg·d）（连续应用 2 日）应用。第四期使用 IVIG 的疗效有限。目前，已有国内企业生产出特异性 EV71 免疫球蛋白和含有 EV71 中和抗体的 IVIG，但尚未应用于临床。

**6. 糖皮质激素应用**

糖皮质激素有助于抑制炎症反应，降低微血管通透性，稳定细胞膜并恢复钠泵功能，防止或减弱自由基引起的脂质过氧化反应。多数专家认为，糖皮质激素有助于减轻 EV71 感染所致的脑水肿和肺水肿，但尚缺乏充分的循证医学证据支持。

第二期一般不主张使用糖皮质激素。第三期和第四期可酌情给予糖皮质激素治疗。可选用甲基泼尼松龙 1 ~ 2mg/（kg·d），氢化可的松 3 ~ 5 mg/（kg·d），地塞米松 0.2 ~ 0.5 mg/（kg·d）。病情稳定后，尽早停用。是否应用大剂量糖皮质激素冲击治疗还存在争议。

**7. 抗病毒药物应用**

目前尚无确切有效的抗 EV71 病毒药物。利巴韦林体外试验证实有抑制 EV71 复制和部分灭活病毒作用，可考虑使用，用法为 10 ~ 15 mg/（kg·d），分 2 次静脉滴注，疗程 3 ~ 5 日。

**8. 机械通气应用**

（1）机械通气时机：早期气管插管应用机械通气，尤其是呼气未正压通气（PEEP）对减少肺部渗出、阻止肺水肿及肺出血发展、改善通气和提高血氧饱和度非常关键。机械通气指征为：①呼吸急促、减慢或节律改变；②气道分泌物呈淡红色或血性；③短期内肺部出现湿啰音；④胸部 X 线检查提示肺部渗出性病变；⑤脉搏容积血氧饱和度（$SpO_2$）或动脉血氧分压（$PaO_2$）明显下降；⑥频繁抽搐伴深度昏迷；⑦面色苍白、紫绀；血压下降。

（2）机械通气模式：常用压力控制通气，也可选用其他模式。有气漏或顽固性低氧血症者可使用高频振荡通气。

（3）机械通气参数调节：①目标：维持 $PaO_2$ 在 60 ~ 80mmHg 以上，二氧化碳分压（$PaCO_2$）在 35 ~ 45 mmHg，控制肺水肿和肺出血。②有肺水肿或肺出血者，建议呼吸机初调参数：吸入氧浓度 60% ~ 100%，PIP 20 ~ 30 $cmH_2O$（含 PEEP），PEEP 6 ~ 12 $cmH_2O$，f 20 ~ 40 次 /min，潮气量 6 ~ 8 ml/kg。呼吸机参数可根据病情变化及时调高与降低，若肺出血未控制或血氧未改善，可每次增加 PEEP 2$cmH_2O$，一般不超过 20$cmH_2O$，注意同时调节 PIP，确保潮气量稳定。③仅有中枢性呼吸衰竭者，吸入氧浓度 21% ~ 40%，PIP 15 ~ 25$cmH_2O$（含 PEEP），PEEP 4 ~ 5$cmH_2O$，f 20 ~ 40 次 / 分，潮气量 6 ~ 8ml/kg。④呼吸道管理：避免频繁、长时间吸痰造成气道压力降低，且要保持气道通畅，防止血凝块堵塞气管导管。此外，适当给予镇静、镇痛药，常用药物包括：咪唑安定 0.1 ~ 0.3mg/（kg·h），芬太尼 1 ~ 4μg/（kg·h）；预防呼吸机相关性肺炎及呼吸机相关性肺损伤。

（4）撤机指征：①自主呼吸恢复正常，咳嗽反射良好。②氧合指数（$OI=PaO_2/FiO_2$）≥ 300mmHg，胸片好转。③意识状态好转。④循环稳定。⑤无其他威胁生命的并发症。

**9. 体外膜氧合应用**

虽然体外膜氧合（extracorporeal membrane oxygenation，ECMO）已成功救治很多心肺功能衰竭患者，但治疗 EV71 感染重症病例的经验很少。

当 EV71 感染重症病例经机械通气、血管活性药物和液体疗法等治疗无好转时，可考虑应用 ECMO。而脑功能衰竭患者不宜应用 ECMO。

**10. 神经系统受累治疗**

（1）控制颅内高压：限制入量，积极给予甘露醇降颅压治疗，每次 0.5 ~ 1.0g/kg，每 4 ~ 8h 1 次，20 ~ 30min 快速静脉注射。根据病情调整给药间隔时间及剂量。必要时加用呋塞米。

（2）酌情应用糖皮质激素治疗，参考剂量：甲基泼尼松龙 1 ~ 2mg/（kg・d）；氢化可的松 3 ~ 5mg/（kg・d）；地塞米松 0.2 ~ 0.5mg/（kg・d），病情稳定后，尽早减量或停用。个别病例进展快、病情凶险可考虑加大剂量，如在 2 ~ 3 日内给予甲基泼尼松龙 10 ~ 20mg/（kg・d）（单次最大剂量不超过 1g）或地塞米松 0.5 ~ 1.0mg/（kg・d）。

（3）酌情应用静脉注射免疫球蛋白，总量 2g/kg，分 2 ~ 5 日给予。

（4）其他对症治疗：降温、镇静、止惊。

（5）严密观察病情变化，密切监护。

**11. 呼吸、循环衰竭治疗**

（1）保持呼吸道通畅，吸氧。

（2）确保两条静脉通道通畅，监测呼吸、心率、血压和血氧饱和度。

（3）呼吸功能障碍时，及时气管插管使用正压机械通气，建议呼吸机初调参数：吸入氧浓度 80% ~ 100%，PIP 20 ~ 30cm$H_2O$，PEEP 4 ~ 8cm$H_2O$，f 20 ~ 40 次 / 分，潮气量 6 ~ 8ml/kg。根据血气、X 线胸片结果随时调整呼吸机参数。适当给予镇静、镇痛。如有肺水肿、肺出血表现，应增加 PEEP，不宜进行频繁吸痰等降低呼吸道压力的护理操作。

（4）在维持血压稳定的情况下，限制液体入量（有条件者根据中心静脉压、心功能、有创动脉压监测调整液量）。

（5）头肩抬高 15° ~ 30°，保持中立位；留置胃管、导尿管。

（6）药物应用：根据血压、循环的变化可选用米力农、多巴胺、多巴酚丁胺等药物；酌情应用利尿药物治疗。

（7）保护重要脏器功能，维持内环境的稳定。

（8）监测血糖变化，严重高血糖时可应用胰岛素。

（9）抑制胃酸分泌：可应用胃黏膜保护剂及抑酸剂等。

（10）继发感染时给予抗生素治疗。

**12. 恢复期治疗**

（1）促进各脏器功能恢复。

（2）功能康复治疗

（3）中西医结合治疗。

## 七、预防调护

**1. 预防**

（1）加强本病流行病学监测：在流行期间，勿带孩子去公共场所，发现疑似患者，应及时进行隔离。对密切接触者应隔离观察 7 ~ 10 日，并给板蓝根冲剂冲服；体弱者接触患儿后，可予丙种球蛋白肌内注射，以做被动免疫。

（2）注意搞好个人卫生，养成饭前便后洗手的习惯。对被污染的日常用品、食具等应及时消毒处理，患儿粪便及其他排泄物可用 3% 漂白粉澄清液或 84 溶液浸泡，衣物置阳光下暴晒，室内保持通风换气。

（3）加强体育锻炼，增强体质。注意饮食起居，合理供给营养。保持充足睡眠，避免阳光暴晒，防止过度疲劳，降低机体抵抗力。

（4）预防方药：手足口病流行期间，可以选用以下方药预防性服用。其中汤剂处方剂量适用于 3 ~ 6 岁儿童，3 岁以内婴幼儿可减量服用，6 岁以上者可加量服用。①抗病毒口服液、蒲地蓝消炎口服液、双黄连口服液口服：用于与患儿有密切接触者。②双花防毒饮：金银花 10g，野菊花 10g，地锦草 15g，白术 10g，甘草 3g。上药加水 300ml，浸泡 30min，以武火煎煮沸腾，改用文火煎煮 15min，煎成药液 150ml。每日 1 剂，分 2 ~ 3 次服。用于与患儿有密切接触者。③金银花 10g，连翘 6g，大青叶 10g，蝉蜕 6g，白鲜皮 6g，牛蒡子 6g，柴胡 6g。煎服方法同双花防毒饮。适用于实热体质儿童，平素易见咽红、便干、口臭等症状者。④金银花 10g，连翘 6g，板蓝根 10g，葛根 5g，苏叶 6g，蝉蜕 6g，白鲜皮 6g，炒薏苡仁 10g，藿香 6g。煎服方法同双花防毒饮。适用于脾虚体质儿童，平素易感冒，常见多汗、大便不成形等症状者。⑤金银花 12g，白菊花 6g，板蓝根 10g，竹叶 6g。水煎服，每日 1 剂，少量频服。适用于平素健康儿童。⑥黄芪 12g，防风 6g，炒白术 6g，蚤休 6g。水煎服，每日 1 剂，少量频服。适用于平素体弱易感者。

**2. 护理**

（1）患病期间，应注意卧床休息，房间空气流通，定期开窗透气，保持空气新鲜。

（2）给予清淡无刺激、富含维生素的流质食物或软食，温度适宜，多饮温开水。进食前后可用生理盐水或温开水漱口，清洁口腔，以减轻食物对口腔的刺激。

（3）注意保持皮肤清洁，对皮肤疱疹切勿挠抓，以防溃破感染。对已有破溃感染者，可用金黄散或青黛散麻油调后涂搽患处，以收敛燥湿，助其痊愈。

（4）密切观察病情变化，及早发现邪陷心肝及邪毒闭肺等并发症。

## 八、疗效判定标准

### 1. 评价标准

根据国家中医药管理局医政司《22 个专业 95 个病种中医诊疗方案》传染科中医诊疗方案手足口病（普通型）诊疗方案中提出的疗效标准进行评定：

（1）中医症状 / 体征疗效：①痊愈：临床症状 / 体征疗程结束时消失。②显效：临床症状 / 体征疗程结束时下降两个等级。③有效：临床症状 / 体征疗程结束时下降一个等级。④无效：临床症状 / 体征疗程结束时无改变或恶化者。

（2）中医证候疗效标准：①痊愈：中医临床症状、体征明显改善，证候积分减少≥ 90％或消失。②显效：中医临床症状、体征明显改善，证候积分减少≥ 70％。③有效：中医临床症状、体征均有好转，证候积分减少≥ 30％。④无效：中医临床症状、体征无明显改善，甚或加重，证候积分减少＜ 30％。

### 2. 临床症状、体征分级标准（表 13-1）

表 13-1　手足口病中医临床症状体征量化分级标准

| 症状 / 体征 | 正常 | 轻度 | 中度 | 重度 |
|---|---|---|---|---|
| 主要症状 / 体征 | （0） | （2 分） | （4 分） | （6 分） |
| 发热 | <37.3℃ | 37.3 ～ 38.5℃ | 38.5 ～ 39.5℃ | >39.5℃ |
| 手足疱疹 | 无 | 散在稀疏 | 介于两者之间 | 密集或成簇 |
| 疹色 | 无 | 淡红 | 鲜红 | 紫红 |
| 口咽疱疹 | 无 | 少量散在 | 介于两者之间 | 大量密集 |
| 口腔疼痛 | 无 | 轻微疼痛 | 疼痛但不影响进食 | 疼痛剧烈，不能进食 |
| 次要症状 / 体征 | （0） | （1 分） | （2 分） | （3 分） |
| 乏力 | 无 | 轻微无力 | 活动量减少 | 明显减少，整日不活动 |
| 纳差 | 无 | 食量减少，常量 <1/3 | 明显减少常量 <1/2 | 显著减少，常量 <2/3 |
| 咳嗽 | 无 | 轻微 | 介于两者之间 | 频繁发生，影响睡眠 |
| 腹泻 | 无 | 轻微，日 <3 次 | 介于两者之间 | 频繁腹泻，日 >6 次 |
| 便秘 | 无 | 质硬难解，日行 1 次 | 介于两者之间 | 质硬难解，3-5 日一次 |
| 小便 | 正常颜色 | 淡黄 | 深黄 | 黄赤 |
| 舌质 | 淡红计 0 分 | 鲜红计 2 分 | | |
| 舌苔 | 薄白计 0 分 | 腻计 2 分 | | |
| 脉象 | 数计 2 分 | 细数计 4 分 | 脉细数或迟缓，或脉微欲绝计 6 分 | |
| 指纹 | 指纹红紫计 2 分 | 指纹紫暗计 4 分 | | |

3. 评价方法

（1）中医证候疗效：治疗前后评价，采用尼莫地平法：积分减少（%）=（疗前积分 - 疗后积分）/ 疗前积分 ×100%；总有效率 =（临床痊愈 + 显效 + 有效）例数 / 总例数 ×100%。

（2）中医症状疗效：治疗前后评价单项症状变化情况。

## 第四节　流行性腮腺炎

### 一、概述

流行性腮腺炎是由腮腺炎病毒引起的急性呼吸道传染病，以腮腺的非化脓性肿胀和疼痛为特征。传染源为患者及隐性感染者，主要通过直接接触、飞沫、唾液污染食具和玩具等途径传播。本病传染期为自腮腺肿大前 24h 至消肿后 3 日。中医学称本病为“痄腮”。

### 二、病因病机

引起本病的原因为感受腮腺炎病毒，其病变部位在足少阳胆经和足厥阴肝经。足少阳之脉起于目外眦，上抵头角，下耳后，绕耳而行，腮腺位于足少阳胆经循行所过之处。若风温邪毒蕴结少阳经脉，气血壅滞不散，则耳下腮部肿痛。

（1）邪犯少阳：风温邪毒从口鼻而入，首犯肺卫。肺卫失宣，卫阳郁遏，故初起可见发热、恶寒、头痛、咽痛等肺卫表证；邪毒入里，内犯少阳经脉，循经上攻，与气血相搏，结于耳下腮部，则腮腺肿胀疼痛。诚如《诸病源候论·诸肿候》所言：“肿之生也，皆由风邪、寒热、毒气客于经络，使血涩不通，壅结皆成肿也。”

（2）热毒壅盛：若感邪较重，或素体虚弱，正不胜邪，邪从火化。毒热炽盛，壅阻少阳经脉，气血凝滞，则致腮部胀甚疼痛，坚硬拒按，张口咀嚼不便；热毒炽盛，则高热不退；邪热扰心，则烦躁不安；热毒内扰脾胃，则致纳少、呕吐；热邪伤津，则致口渴欲饮、尿少而黄。

### 三、辨病

1. 症状

（1）本病潜伏期为 14 ~ 25 日，平均 18 日，常因腮腺肿大和疼痛就诊。

（2）初病时可有发热、头痛、咽痛。

（3）可并发脑膜脑炎、睾丸炎、卵巢炎、胰腺炎等。

**2. 体征**

腮腺肿大以耳垂为中心，向前、后、下扩大，边缘不清，触之疼痛，有弹性感。常一侧先肿大，2 ~ 3 日后对侧亦出现肿大。腮腺管口（位于上颌第二臼齿对面黏膜上）红肿，或同时有颌下腺肿大。

**3. 辅助检查**

（1）血常规：血白细胞总数正常或偏低，淋巴细胞相对增高，继发细菌感染者血白细胞总数及中性粒细胞均增高。

（2）血、淀粉酶测定：90% 的患者发病早期血清及尿中淀粉酶活性轻到中度增高，2 周左右恢复至正常，血脂肪酶升高有助于胰腺炎的诊断。

（3）血清学检查：近年来大多采用 ELISA 法检查患者血清中腮腺炎病毒特异性 IgM 抗体，可早期快速诊断（前提是 1 个月内未接种过腮腺炎减毒活疫苗）。双份血清特异性 IgG 抗体效价升高 4 倍以上有诊断意义。亦可用 PCR 技术检测腮腺炎病毒 RNA，有很高的敏感性。

（4）病毒分离：早期取患儿唾液、脑脊液、尿或血液标本，及时接种鸡胚或人胚肾细胞进行病毒分离试验，阳性标本采用红细胞吸附抑制试验或血凝抑制试验进行鉴定，阳性者可以确诊。

## 四、类病辨别

（1）化脓性腮腺炎：腮腺肿大多为一侧；红肿灼热明显；成脓时局部有波动感，按压腮部可见口腔内腮腺管口有脓液溢出；无传染性，血白细胞总数及中性粒细胞增高。

（2）其他病毒性腮腺炎：流感病毒、副流感病毒、巨细胞包涵体病毒、艾滋病病毒等都可引起腮腺肿大，对再次发生腮腺炎的病例，可依据血清学检查或病毒分离加以鉴别。

（3）其他原因引起的腮腺肿大：白血病、淋巴瘤、口眼干燥综合征或罕见的腮腺肿瘤等都可引起肋腺肿大。

## 五、中医论治

### （一）论治原则

本病治疗总以清热解毒，软坚散结为基本法则。轻证以疏风清热为主，重证以清热解毒为先。无论轻证、重证，都应佐以软坚散结之品，以期邪散毒解，壅滞疏通，肿消痛止。出现变证者，又当施以开窍息风、清肝泻火、活血通络等法。本病治疗在内服药物的同时，配合外治疗法，有助于腮部肿胀的消退。

### （二）分证论治

#### 1. 温毒在表证

证候：轻微发热恶寒，一侧或两侧耳下腮部漫肿疼痛，触之痛甚，咀嚼不便，或有头痛、咽红疼痛、纳少，舌质红，苔薄白或薄黄，脉浮数。

治法：疏风清热，散结消肿。

处方：柴胡葛根汤（《外科正宗》）加减。组成：柴胡、黄芩、牛蒡子、葛根、桔梗、金银花、连翘、板蓝根、夏枯草、赤芍、僵蚕等。热甚者加石膏；咽喉肿痛者加马勃、玄参、甘草；纳少呕吐者加竹茹、陈皮；发热恶寒者加白芷、苏叶；咳嗽者加前胡、浙贝母。

#### 2. 热毒壅盛证

证候：高热，一侧或两侧耳下腮部漫肿胀痛，范围大，坚硬拒按，张口咀嚼困难，或有烦躁不安，面赤唇红，口渴欲饮，头痛呕吐，咽红肿痛，颌下肿块胀痛，纳少，尿少而黄，大便秘结，舌质红，舌苔黄，脉滑数。

治法：清热解毒，软坚散结。

处方：普济消毒饮（《东垣试效方》）加减。组成：柴胡、黄芩、黄连、连翘、升麻、板蓝根、蒲公英、牛蒡子、马勃、桔梗、玄参、薄荷、夏枯草、陈皮、僵蚕等。热甚者加生石膏、知母；腮部肿胀甚，坚硬拒按者加海藻、昆布、牡蛎、赤芍、丹皮；呕吐者加竹茹；大便秘结者加大黄、玄明粉；口渴唇燥伤阴者，重用玄参，加天花粉。

#### 3. 邪陷心肝证

证候：高热不退，耳下腮部漫肿疼痛，坚硬拒按，头痛项强，烦躁，呕吐剧烈，神昏嗜睡，反复抽搐，舌红，苔黄，脉弦数。

治法：清热解毒，息风开窍。

处方：清瘟败毒饮（《疫疹一得》）加减。组成：栀子、黄连、连翘、板蓝根、水牛角、生地、生石膏、丹皮、赤芍、竹叶、玄参、芦根、钩藤、全蝎、僵蚕等。头痛剧烈者加用龙胆草、石决明清肝泻火；恶心呕吐甚者加竹茹、代赭石清热降逆止呕；神志昏迷者加服至宝丹清热镇惊开窍；抽搐频作者加服紫雪丹解毒平肝息风。

#### 4. 毒窜睾腹证

证候：腮部肿胀同时或腮肿渐消时，一侧或双侧睾丸肿胀疼痛，或脘腹疼痛，少腹疼痛，痛时拒按，或伴发热、呕吐，溲赤便结，舌红，苔黄，脉数。

治法：清肝泻火，活血止痛。

处方：龙胆泻肝汤（《医方集解》）加减。组成：龙胆草、栀子、黄芩、黄连、蒲公英、柴胡、川楝子、荔枝核、延胡索、桃仁、赤芍等。睾丸肿大明显者加青皮、莪术、皂刺理气活血消肿；伴腹痛呕吐者加郁金、竹茹、半夏清肝和胃止呕；少腹痛甚者加香附、木香、红花行气活血止痛；伴腹胀便秘者加大黄、枳壳理气通腑。若邪入胁肋脘腹，少阳、阳明同病，脘腹痛甚，胀满拒按，呕吐频繁，大便秘结者，选用大柴胡汤加减，外解少阳之热，内泻阳明热结。

### （三）特色治疗

#### 1. 专方专药

（1）板蓝根：现代药理研究发现，板蓝根中含有生物碱、有机酸、黄酮、木脂素类等。板蓝根灌胃给药 3 日可以降低内毒素所致的家兔发热，抑制内毒素所致巨噬细胞分泌 TNF-α、IL-6、NO。板蓝根有明显的抗病毒作用，对流行性腮腺炎病毒有明显的抑制作用。

（2）金银花：主要成分有黄酮类、有机酸、挥发油等。研究发现金银花具有抗菌、抗炎、解热等作用。

（3）银花连翘汤：主要由金银花、连翘、黄芩、柴胡、板蓝根组成。有学者观察银花连翘汤治疗流行性腮腺炎 68 例，治愈率为 97.06%。

#### 2. 名老中医经验

（1）刘树华经验：采用消腮饮治疗流行性腮腺炎百余例，取得了良好的临床疗效，其组方为板蓝根、蒲公英、大黄、醋柴胡、地龙、马勃、僵蚕、赤芍、忍冬藤、络石藤、前胡、玄参、桔梗、白茅根等。

（2）吴佩衡经验：用桂枝、柴胡合方加味治疗流行性腮腺炎。拟方如下：柴胡、黄芩、明党参、桂枝、杭芍、法夏、生姜、大枣、板蓝根、甘草等。

#### 3. 中药成药

（1）腮腺炎片：每服 4 ~ 6 片，每日 3 次。用于邪犯少阳证。

（2）五福化毒丹：每服 1 丸，每日 2 次。用于热毒壅盛证。

（3）赛金化毒散：每服 0.25 ~ 0.5g，每日 2 次。用于热毒壅盛证。

（4）安宫牛黄丸：每服 1 ~ 3g，每日 2 次。用于邪陷心肝变证。

（5）龙胆泻肝丸：每服 3 ~ 6g，每日 2 次。用于毒窜睾腹变证。

（6）醒脑净：每次 2 ~ 4ml/kg，加入葡萄糖液中静脉滴注，每日 2 次。用于邪陷心肝变证。

#### 4. 药物外治

（1）如意金黄散、青黛散、紫金锭（即玉枢丹）、玉露膏、大黄粉：任选 1 种，适量，以醋或茶水调，外敷患处。每日 1 ~ 2 次。用于腮部肿痛。已破溃者禁用。

（2）新鲜仙人掌：每次取 1 块，去刺，洗净后捣泥或切成薄片，贴敷患处。每日 2 次。用于腮部肿痛。

（3）鲜生地、鲜蒲公英、鲜芙蓉花叶、鲜败酱草、鲜马齿苋：任选 1 种，也可 2 种合用，适量，捣烂外敷患处。每日 1 ~ 2 次。用于腮部肿痛。

（4）鲜芙蓉叶、鲜败酱草各适量，捣烂；青黛 10g，大黄 10g，皂刺 10g，荔枝核 10g，研细末。将上药物混合、调匀，敷睾丸肿痛部位，并用布带托起睾丸，药干则用清水调湿继用。每日 1 次。用于睾丸肿痛者。

### 5. 针灸疗法

（1）体针：主穴取翳风、颊车、合谷、外关、关冲。随证加减：温毒郁表者加风池、少商；热毒壅盛者加商阳、曲池、大椎；睾丸肿痛者加太冲、曲泉；惊厥神昏者加人中、十宣；脘腹疼痛者加中脘、足三里、阳陵泉。用泻法，强刺激，每日1次，每次留针30min，或点刺放血。

（2）耳针：取穴耳尖、对屏尖、面颊、肾上腺。耳尖用三棱针点刺放血，余穴用毫针强刺激，每次留针20～30min，每日或隔日1次。用于腮部肿痛。

（3）耳穴压籽：取穴双侧腮腺、皮质下、肾上腺、面颊。用王不留行籽按压在穴位上，胶布固定，按压每个穴位，以耳郭发热为度。每日按4～5次，一般3～4日为1个疗程。用于腮部肿痛。

## 六、西医治疗

（1）对症治疗：高热时给予物理降温，或口服阿司匹林等退热剂；烦躁时可给予苯巴比妥等镇静剂；呕吐频繁，不能进食者应予输液，保证液体量和电解质平衡，口服甲氧氯普胺以止吐。

（2）并发症治疗：①脑膜（脑）炎：颅压高者，用20%甘露醇每次0.25～0.5g/kg，静脉注射。②睾丸炎：应卧床休息，用棉花及T字条带托起阴囊，以减轻疼痛，局部冷湿敷或用硫酸镁冷湿敷。肾上腺皮质激素可使睾丸肿痛在24h后明显减轻，促进肿胀消退。③胰腺炎：禁食，对症治疗，补充液体和能量。呕吐及腹痛剧烈者，给予山莨菪碱，每次0.5～1mg/kg，同时加用抗生素预防继发感染。

（3）抗病毒治疗：目前尚缺乏抗腮腺炎病毒的特效药。静脉应用利巴韦林和干扰素，可取得一定效果。

## 七、预防与调护

### 1. 预防

（1）流行性腮腺炎流行期间，易感儿应少去公共场所，以避免传染。

（2）未曾患过本病的儿童，可给予腮腺炎免疫球蛋白，被动免疫。

（3）生后14个月可给予减毒腮腺炎活疫苗，或麻疹、流行性腮腺炎、风疹的三联疫苗进行预防。

### 2. 调护

（1）发病期间应隔离治疗，直至腮部肿胀完全消退后3日为止。患儿的居室应空气流通，衣被、用具等物品均应煮沸消毒。

（2）患儿应卧床休息，直至热退、腮肿消退为止。并发睾丸炎者适当延长卧床休息时间。

（3）给予易消化、清淡流质饮食或软食为宜，忌食酸、硬、辣、油腻等刺激性和难消化食物。每餐后用生理盐水或4%硼酸溶液漱口或清洗口腔，以保持口腔清洁。要多饮开水，保证充足的液体摄入。

### 八、疗效判定标准

根据《中药新药临床研究指导原则》拟定：

**1. 疾病疗效判定标准**

①临床痊愈：体温正常，腮肿完全消失，其他有关症状、体征消失，化验检查结果正常。②显效：体温正常，腮肿明显减轻，其他有关症状、体征消失，化验检查结果基本正常。③有效：体温下降，腮肿及其他有关症状、体征减轻，化验检查结果改善。④无效：腮肿未见改善，其他有关症状、体征无减轻，化验检查结果无改善。

**2. 证候疗效判定标准**

①临床痊愈：中医临床症状、体征消失或基本消失，证候积分减少≥ 95%。②显效：中医临床症状、体征明显改善，证候积分减少≥ 70%。③有效：中医临床症状、体征均有好转，证候积分减少≥ 30%。④无效：中医临床症状、体征无明显改善，证候积分减少< 30%。

## 第五节　传染性单核细胞增多症

### 一、概述

传染性单核细胞增多症简称“传单”，是由传单时邪（EB 病毒）引起的急性感染性疾病。临床表现多样化，以发热、咽峡炎、淋巴结肿大和肝脾肿大、周围血象异形淋巴细胞和单核细胞增多为主要特征。

本病的发病，多数病例呈良性经过。任何年龄皆可发病，年长儿症状较重，秋冬季发病率稍高，多为散发，偶见流行。除发热持续、咽痛充血、扁桃体红肿、淋巴结肿大、肝脾肿大、皮疹、周围血象淋巴细胞总数及异形淋巴细胞增多外，严重病例可并发脑炎、格林巴利综合征、肺炎、呼吸道梗阻等。本病病程长短不一，自数周至数月不等，有并发症者病程较长。患病后一般可获终生免疫。

### 二、病因病机

传单时邪从口鼻而入，首犯肺胃，初起表现为畏寒发热、头痛咳嗽、咽痛咽红、烦渴、恶心呕吐、不思饮食等症。若兼夹湿，还可见困倦乏力、脘腹痞闷、面黄肢重等症。肺胃受邪，多以肺的病变较为突出。如发热咽痛、乳蛾红肿甚则溃烂，此为温疫时邪化热化火，肺热壅盛上熏咽喉所致，同时伴见咳嗽痰多。热毒由表入里，由卫气进入营血，可见壮热烦渴、皮疹发斑，或衄血尿血等气营血分症状。由于热毒炽盛，炼液为痰，痰火瘀结，充斥脏腑，流注经络，上攻咽喉，内窜营血，故可见全身性的热毒痰瘀之证。如痰火热毒流注经络，发为淋巴结肿大；热毒内灼，气血瘀滞，发为腹中积聚痞块（肝脾肿大）；热毒痰火上攻咽喉，发为咽喉肿痛溃烂；热毒内窜营血，迫血妄行，发为皮疹发斑、衄血尿血；热毒内陷心肝，发为抽搐昏迷；痰热内闭于肺，发为咳嗽痰喘；痰火流窜脑络，可致口眼㖞斜、失语瘫痪；湿热瘀滞肝胆，发为黄疸。热病耗气伤阴，加之病程较长，后期以损伤气阴为主，同时热毒痰瘀之邪不易速清，常瘀滞流连，症状消失缓慢。

## 三、辨病

### 1. 症状

有本病接触史，潜伏期 9 ～ 11 日。起病急缓不一，可有全身不适、畏寒发热、乏力、恶心呕吐、食欲不振等表现。

### 2. 体征

（1）不规则发热：体温 38 ～ 40℃，虽有高热但中毒症状不显著。

（2）咽峡炎：咽部充血，扁桃体肿大，可见灰白色假膜，易剥脱，少数有溃疡。

（3）淋巴结肿大：全身淋巴结均可肿大，在病程第 1 周就可出现，以颈部最为常见，滑车淋巴结肿大常提示本病。

（4）肝脾肿大：20% ～ 62% 的患者有肝肿大，可出现肝功能异常，约半数患者有脾肿大。

（5）皮疹：10％～ 20％的病例在病后 1 周出现皮疹，其形态呈多形性，或斑丘疹，或猩红热样皮疹，或麻疹样皮疹，以躯干部为主，数日内渐退。

### 3. 实验室检查

（1）血常规：早期白细胞总数可正常或偏低，以后逐渐升高 $> 10 \times 10^9/L$，高者可达（30 ～ 50）$\times 10^9/L$，以后淋巴细胞升高，并出现异性淋巴细胞。异性淋巴细胞超过 10% 或绝对值超过 $1.0 \times 10^9/L$ 时具有临床意义。

（2）血清嗜异性凝集试验：比值 > 1 ∶ 64，经豚鼠肾吸附后仍呈阳性具有诊断意义。此抗体在体内持续存在 2 ～ 5 个月。5 岁以下小儿试验多为阴性。

（3）EB 病毒抗体测定：IgM、IgG 在起病 1 周内即可出现，前者持续 4 ～ 8 周，后者终生存在。

（4）EBV-DNA 检测：采用 RT-PCR 法检测到血清中高浓度 EBV-DNA，提示存在病毒血症。

## 四、类病辨别

（1）巨细胞病毒感染：其症状酷似传染性单核细胞增多症，应予鉴别。巨细胞病毒感染很少出现咽痛和淋巴结肿大，且血清嗜异性凝集试验阴性。通过血清特异性巨细胞病毒 IgM 抗体测定和巨细胞病毒分离可确诊。尿中发现巨细胞病毒包涵体也有助于鉴别。

（2）溶血性链球菌感染引起的咽峡炎：传单早期发热、咽峡炎、淋巴结肿大，与链球菌性咽峡炎类似，但溶血性链球菌感染引起的咽峡炎血常规中中性粒细胞增多，咽拭子细菌培养可得阳性结果，且青霉素治疗有效。

（3）传染性淋巴细胞增多症：发病年龄以 10 岁以下为主，可有轻度发热，上呼吸道感染和（或）胃肠道症状。外周血白细胞总数可升高，分类中以成熟淋巴细胞为主，占60%～90%，异常淋巴细胞并不增高，骨髓象正常，嗜异性凝集反应阴性。

（4）急性淋巴细胞白血病：传单病程远较急性淋巴细胞白血病缓和，且嗜异凝结试验阳性，血液异常淋巴细胞呈多行性，红细胞及血小板大多正常，骨髓象幼稚细胞比例不增高。

## 五、中医论治

### （一）论治原则

传单时邪是本病的主要致病因素，热毒痰瘀是基本病理特征，因此清热解毒、化痰祛瘀是本病的基本治则。根据病变表里浅深的不同，又有所侧重，在卫则辛凉散表，在气则清气泄热，在营血分则清营凉血，后期气阴耗伤则益气养阴，兼清余邪。若兼湿邪夹杂，应结合化湿利湿，通络达邪。

### （二）分证论治

#### 1. 邪郁肺卫证

证候：发热，微恶风寒，微有汗，咳嗽鼻塞，流涕，头身痛，咽红疼痛，舌边或舌尖稍红，苔薄黄或薄白而干，脉浮数。

治法：疏风清热，清肺利咽。

处方：银翘散（《温病条辨》）加减。组成：金银花、连翘、芦根、竹叶、荆芥、豆豉、薄荷、牛蒡子、桔梗、生甘草等。咽喉肿痛者，加蝉蜕、僵蚕、山豆根清热利咽；淋巴结肿大者，加蒲公英、夏枯草、蚤休清热散结；高热烦渴者，加生石膏、黄芩、知母清肺胃热；咳嗽痰多者，加浙贝母、杏仁、前胡清热化痰；兼寒邪郁表者，加羌活、紫苏疏风散寒；兼湿邪郁表者，加藿香、苍术、厚朴、滑石芳香化湿。

2. 热毒炽盛证

证候：壮热烦渴，咽喉红肿疼痛，乳蛾肿大，甚则溃烂，口疮口臭，面红唇赤，红疹显露，淋巴结肿大，便秘尿赤，舌质红，苔黄糙，脉洪数。

治法：清热泻火，解毒利咽。

处方：普济消毒饮（《东垣试效方》）加减。组成：黄连、连翘、板蓝根、升麻、牛蒡子、马勃、桔梗、玄参、薄荷、柴胡、黄芩、陈皮、僵蚕等。淋巴结肿大者，加蒲公英、夏枯草、浙贝母化痰散结；高热烦渴者，加生石膏、知母清气泄热；大便秘结不通者，加大黄、芒硝、枳实通腑泄热；咽喉红肿溃烂严重者，合用六神丸解毒利咽；皮疹显著者，加升麻、紫草、丹皮清热凉血。若热窜心肝，神昏抽搐者，加用羚羊角、钩藤、人工牛黄，并合用紫雪丹、安宫牛黄丸，清心开窍，息风止惊。

3. 痰热闭肺证

证候：壮热不退，咳嗽气急，痰涎壅盛，烦躁不安，咽喉肿痛，淋巴结肿大，肝脾肿大，口唇紫绀，舌质红，苔黄腻，脉滑数。

治法：清热解毒，宣肺涤痰。

处方：麻杏石甘汤（《伤寒论》）合清宁散（《直指小儿方》）加减。组成：麻黄、生石膏、黄芩、鱼腥草、葶苈子、桑白皮、车前子、杏仁等。高热烦渴者，重用石膏，加知母、天花粉、栀子清解气分郁热；腹胀便秘者，加大黄、芒硝、枳实、厚朴泻腑降气；口唇紫绀者，加红花、丹参、赤芍活血化瘀；痰涎壅盛者，加竹沥、天竺黄、胆南星清热化痰；淋巴结肿大者，加夏枯草、蒲公英、蚤休清热散结；咽喉肿痛者，加马勃、僵蚕、板蓝根、山豆根清热解毒利咽。

4. 痰热流注证

证候：发热，热型不定，颈、腋、腹股沟处浅表淋巴结肿大，以颈部为著，脾脏肿大，舌质红，苔黄腻，脉滑数。

治法：清热化痰，通络散瘀。

处方：黛蛤散（《中国药典》）合清肝化痰丸《医门补要》加减。组成：连翘、栀子、青黛、夏枯草、海蛤壳、生地、丹皮、昆布、海藻、僵蚕、浙贝母、柴胡、当归等。发热甚者，去海藻、昆布，加蒲公英、板蓝根、石膏清热解毒；胁肋胀痛，肝脾肿大者，加柴胡、枳壳、三棱、莪术、丹参理气逐瘀；淋巴结肿硬不痛，日久不消，热势不甚者，加桃仁、红花、皂角刺，适减连翘、青黛，或用仙方活命饮软坚散结；若肝脾肿大日久不消者，可用血府逐瘀汤适加穿山甲、皂角刺活血散瘀。

5. 热瘀肝胆证

证候：身热目黄，皮肤发黄，小便深黄短，肝脾肿大明显，胸胁胀痛，恶心呕吐，食欲不振，大便不调，舌质红，苔黄腻，脉弦数。

治法：清热解毒，利湿行瘀。

处方：茵陈蒿汤（《伤寒论》）加减。组成：茵陈、大黄、栀子、黄芩、车前子、郁金、丹参等。热重者，加龙胆草、蒲公英、田基黄、虎杖、败酱草清热化湿退黄；

湿重者，加泽泻、滑石、金钱草、苍术、厚朴利湿健脾；呕吐者加藿香、竹茹、法半夏、生姜和胃降逆；腹胀者加厚朴、枳壳、槟榔降气导滞；纳呆者加谷麦芽、山楂、神曲消食开胃；胁下痞块疼痛者，加柴胡、枳壳、桃仁、赤芍、丹参、乳香活血理气；黄疸已退，肝脾肿大长期不消者，可用血府逐瘀汤软坚化瘀。

**6. 瘀毒阻络证**

证候：症状表现繁多，除发热、咽喉肿痛、淋巴结及脾肿大外，发病缓者可有肢体瘫痪、口眼㖞斜、吞咽困难、失语、痴呆，发病急重者壮热谵语、颈项强直、神昏抽搐、角弓反张等，舌质红，苔黄腻，脉数。

治法：急性期以清热解毒，化痰开窍，疏通经络为主；日久者，以清利湿热，活血通络为主；气血亏虚者，以益气活血瘀通络为主。

处方：

（1）急性期：犀地清络饮（《通俗伤寒论》）加减。组成：水牛角片（先煎）、丹皮、赤芍、生地、黄连、连翘、竹沥、石菖蒲、郁金等。神昏抽搐者，合用安宫牛黄丸、紫雪丹或加羚羊角、钩藤、石决明镇惊息风开窍。

（2）病程日久，肢体瘫痪，余毒未清者，加味二妙丸（《杂病源流犀烛》）加减。组成：黄柏、苍术、薏苡仁、当归、牛膝、赤芍、木瓜、蚕沙、忍冬藤。上肢不利者加桑枝、羌活、姜黄；下肢不利者加独活、桑寄生化湿通络；口眼㖞斜者加僵蚕、全蝎、白附子祛风化痰；肢体震颤抽搐，或肢体筋脉拘急者，合用大定风珠滋阴息风通络。

（3）病程日久，气血亏虚，肢体瘫痪，肌肉萎缩者，补阳还五汤（《医林改错》）加减。组成；黄芪、当归、川芎、赤芍、桃仁、红花、地龙等。失语痴呆者，可用菖蒲丸化痰开窍。

**7. 正虚邪恋证**

证候：病程日久，发热渐退，或低热不退，神疲气弱，口干唇红，便或干或稀，小便短黄，咽部稍红，淋巴结、肝脾肿大逐渐缩小，舌红绛或淡红，或剥苔，脉细弱。

治法：益气生津，兼清余热，佐以通络化瘀。

处方：竹叶石膏汤（《伤寒论》）加减。组成：竹叶、石膏、人参、麦冬、半夏、粳米、甘草等。气虚甚，易汗出者，加黄芪补气敛汗；心悸者加龙骨、五味子镇惊安神；肝脾大者加桃仁、丹参活血化瘀；大便干结者加火麻仁、瓜蒌仁润肠通便；食欲不振者加生山楂、生谷芽、生麦芽消食开胃；淋巴结肿大者加夏枯草、海藻、昆布软坚散结；肝脾大者加桃仁、红花、丹参活血逐瘀；血尿者加白茅根、大蓟、小蓟、蒲黄、水牛角凉血止血。阴虚邪恋者，用青蒿鳖甲汤加减。常用药：鳖甲滋阴退热，入络搜邪；青蒿泄热透络，引邪外出；生地、丹皮滋阴凉血；知母滋阴降火。

## （三）特色疗法

**1. 专方专药**

（1）连翘：主要化学成分是木脂体、苯乙醇苷类、五环三萜类、黄酮类、挥发油等。研究发现，连翘具有明显的抗病毒作用，对呼吸道合胞病毒、单纯疱疹病毒等有明显抑制作用。连翘还有明显的解热、抗炎作用，可抑制大鼠蛋清所致脚肿，抑制巴豆油性肉芽囊的渗液量。

（2）银翘白虎汤：有研究者用银翘白虎汤（银花、连翘、生石膏、知母、大青叶、栀子、僵蚕、桔梗、天花粉、芦根、甘草）治疗传染性单核细胞增多症，总有效率96.74%，取得了良好疗效。

（3）热毒净口服液：对 Raji 细胞 EB 病毒 EA 表达有明显抑制作用，且抑制作用随浓度增加而增强。

**2. 名老中医经验**

（1）张涤经验：张涤教授治疗传染性单核细胞增多症用荆石通圣汤，由银翘散合白虎汤化裁而来，主要用药：荆芥、生石膏、芦根、连翘、紫花地丁、蒲公英、牛蒡子、淡竹叶、知母、玄参、桔梗、甘草等。

（2）袁美凤经验：袁美凤教授治疗传染性单核细胞增多症以透热凉营、解毒散结为法，拟方如下：石膏、桑叶、金银花、连翘、牛蒡子、天花粉、蒲公英、黑荆芥、黄芩、牡丹皮、玄参等。

**3. 中药成药**

（1）抗病毒冲剂：每服 5 ~ 10g，每日 3 次。用于热毒炽盛、痰热流注证。

（2）五福化毒丹：每服 3g，每日 2 次。3 岁以下服 1/2 量，1 岁以下服 1/3 量。用于热毒炽盛证。

（3）小儿化毒散：每服 0.6g，每日 1 ~ 2 次。3 岁以下酌减。用于痰热流注证。

（4）安宫牛黄丸：每服 1 ~ 3g，每日 2 ~ 3 次。用于热陷心肝证，高热神昏者。

（5）紫雪丹：周岁小儿，0.3g；1 ~ 3 岁，0.3 ~ 0.5g；3 ~ 6 岁，0.5 ~ 1g；7 ~ 12 岁，1.5 ~ 3g，每日 2 次。用于热陷心肝证，抽搐频繁者。

（6）生脉饮口服液：每服 5 ~ 10ml，每日 2 ~ 3 次。用于恢复期气阴两虚证。

**4. 药物外治**

（1）锡类散或冰硼散：适量，喷吹于咽喉部位。适用于咽喉红肿溃烂者。

（2）三黄二香散：黄连、黄柏、生大黄、乳香、没药各适量，共研末。先用浓茶汁调匀湿敷肿大的淋巴结，干后换贴，后用香油调敷，每日 2 次，直至淋巴结消失。适用于淋巴结肿大者。

## 六、西医治疗

（1）抗病毒治疗：阿昔洛韦和丙氧鸟苷早期应用可缓解症状，可用 7 日。也可应用 EB 病毒特异性免疫球蛋白。

（2）对症治疗：高热者可予物理降温，亦可用退热剂。注意口腔清洁和水、电解质平衡。继发细菌性咽峡炎、肺炎者，应做咽拭子培养，给予敏感抗生素（一般不用易致皮疹的氨苄西林）。对持续高热、重症肝炎伴黄疸、心肌炎、咽喉水肿、血小板减少、溶血性贫血及中枢系统严重合并症者，可用肾上腺皮质激素治疗。

## 七、预防调护

**1. 预防**

急性期患儿应予呼吸道隔离，口腔分泌物及其污染物要严格消毒。集体机构发生本病流行，可就地隔离检疫。必须在发病后 6 个月才能献血。

**2. 调护**

（1）急性期患儿应卧床休息 2 ~ 3 周，减少体力消耗。

（2）高热期间多饮水，进清淡易消化的食物，保证营养及足够热量。

（3）注意口腔清洁卫生，防止口腔、咽部并发感染。

（4）出现并发症如肺炎、肝炎、心包炎、心肌炎、神经系统疾病，按各疾病常规进行护理。

## 八、疗效判定标准

根据《中药新药临床研究指导原则》拟定：

（1）疾病疗效判定标准：①临床痊愈：体温正常，临床症状、体征完全消失，化验检查结果正常。②显效：体温正常，临床症状、体征消失，化验检查结果基本正常。③有效：体温下降，临床症状、体征减轻，化验检查结果改善。④无效：腮肿未见改善，临床症状、体征无减轻，化验检查结果无改善。

（2）证候疗效判定标准：①临床痊愈：中医临床症状、体征消失或基本消失，证候积分减少≥ 95%。②显效：中医临床症状、体征明显改善，证候积分减少≥ 70%。③有效：中医临床症状、体征均有好转，证候积分减少≥ 30%。④无效：中医临床症状、体征无明显改善，证候积分减少＜ 30%。

# 第十四章

# 其他病证

## 第一节 汗证

### 一、概述

汗证是指在安静状态下，全身或局部出汗过多，甚至大汗淋漓，为异常出汗的病证。本证多见于 5 岁以下小儿。汗证分自汗及盗汗两类。睡时汗出，醒时汗止者称为盗汗；不分睡或醒而汗出过多者称为自汗。小儿生机旺盛，腠理不密，故较成人易出汗，且头汗最多。若在天气炎热，衣被过厚，或喂奶过急，活动剧烈的情况下汗多，但无其他异常，不属病态。汗证亦可发生在其他疾病或病证的过程中，如小儿诸多温热病、佝偻病等，尚需结合所患疾病或病证辨治。

### 二、病因病机

小儿汗证的病因以肺卫不固、营卫失调、气阴亏虚、湿热迫蒸为多见，主要是脏腑阴阳气血失调，营卫不和，卫阳不固，腠理开阖失职，汗液外泄所致。病位主要在心、肺，腠理开合失司为主要病理因素，病机关键为阴阳失调。

### 三、辨病

有反复感冒、泄泻、发热、咳嗽等病史。以全身或局部多汗为主要表现，发生在睡眠或安静状态下，常湿衣或湿枕，常自汗、盗汗并见。可排除护理不当、气候等因素。

### 四、类病辨别

（1）脱汗：发生于病情危笃之时，出现大汗淋漓，或汗出如油；伴有肢冷、脉微、呼吸低弱，甚至神志不清等。

（2）战汗：在恶寒发热时全身战栗，随之汗出淋漓，或但热不寒，或汗出身凉，过候再作，常出现在热病过程中。

## 五、中医论治

### （一）论治原则

本证以调和阴阳为基本治则。若以头汗为主，或四肢汗多，形体壮实，便干，尿黄少或短赤者，多为实证，实证可给予清热利湿法。若全身出汗，纳呆乏力，神萎，面色少华，多属虚证，虚证可根据脏腑虚损的不同，采用益气固表、养阴益气、固涩止汗等方法治疗。本证除口服药物外，还可选用敷贴、推拿疗法等外治疗法。

### （二）分证论治

**1. 表虚不固证**

证候：以自汗为主，兼有盗汗，出汗遍及全身，动则更甚，面色少华，纳呆乏力，常反复感冒，舌淡苔薄，脉细弱，指纹淡红。

治法：益气固表敛汗。

处方：玉屏风散（《医方类聚》）合牡蛎散（《太平惠民和剂局方》）加减。组成：黄芪、防风、白术、煅牡蛎、麻黄根、浮小麦等。食少纳差者加焦三仙；大便溏泻者加薏苡仁。

**2. 气阴两虚证**

证候：以盗汗为主，伴自汗，出汗遍及全身，形体消瘦，神萎乏力，心烦少眠，伴低热颧红，口渴喜饮，手足心灼热，大便干结，舌淡少苔或花剥苔，脉细弱而数，指纹沉细色紫。

治法：益气养阴。

处方：生脉散（《医学启源》）加减。组成：人参、麦门冬、五味子、黄芪、当归、生地黄等。盗汗低热、舌红少苔者，选用当归六黄汤；汗多不止者，加浮小麦、煅龙骨、煅牡蛎敛汗；心烦少眠者，加远志、酸枣仁、灯心草清心除烦。

**3. 心脾积热证**

证候：自汗或盗汗，以头部四肢汗出为主，汗渍色黄，口臭口渴，口舌生疮，面赤唇红，烦躁少寐，大便干结，小便黄少，舌红苔黄腻，脉滑数，指纹紫滞。

治法：清心泻脾。

处方：导赤散（《小儿药证直诀》）加减。组成：山栀、防风、藿香、生地、竹叶、木通、灯心草、甘草等。尿少、舌苔黄腻者，加滑石、车前草清热利湿；烦躁少寐者加夜交藤、酸枣仁养心安神。

## （三）特色治疗

### 1. 专病专药

（1）五倍子：味酸、涩，含有50%～78%的五倍子鞣质，与汗腺、消化腺接触，可使腺体表面细胞蛋白质变性或凝固，使腺体分泌减少，从而抑制汗腺分泌，使黏膜干燥，具有收敛止汗作用。研究认为，五倍子具有抗氧化、降血糖等作用。五倍子口服易经消化酶和消化液部分破坏，而贴剂则是直接吸收，可保持其全部有效成分。中药脐疗法属于中医学的外治法范畴，神阙穴为先天之结蒂，后天之气舍，是生气之源，五脏六腑之本，具有振奋中阳、回阳固脱之功，而且该穴位是任脉上的重要穴位，任脉为阴脉之海，有主全身阴液的作用。现代医学也认为，皮肤中脐部神经敏感度最高，药物易于穿透弥漫而被吸收，五倍子敷脐，既有穴位的刺激作用，又有药物本身的作用而达到收敛止汗的目的，通过药物敷脐，经络的间接作用，可起到养心益肺、健脾补肾、调血通络作用。

（2）玉屏风颗粒：药物效应学研究指出，此药在刀豆蛋白A的协同作用下，能与小鼠脾脏淋巴细胞作用，增强小鼠脾淋巴细胞的活性，增强小鼠的免疫功能，延长气虚小鼠的高温游泳时间。该试验证明，玉屏风颗粒能提高小鼠网状内皮系统吞噬指数的作用，具有止汗、抗应激、增强机体的免疫功能作用，这正是玉屏风颗粒有效治疗小儿汗证的药效所在。

### 2. 名老中医经验

（1）张士卿经验：张士卿教授认为小儿汗证多有体虚，其中尤以脾肺气虚、肺气虚弱、气阴两虚多见，症状特点有：以自汗为主，或有盗汗，头颈、肩背部汗出明显，活动后加重，伴有神疲、面色少华、纳差、便溏、平素易感，舌淡或有齿痕、苔薄白，脉弱；或以盗汗为主，常伴自汗，睡后汗出多，伴神疲、形体偏瘦、低热、手足心热，舌淡少苔或剥脱，脉细弱。以玉屏风散加味，经验方如下：黄芪、炒白术、防风、党参、麦冬、五味子、煅龙骨、煅牡蛎、浮小麦、焦三仙、鸡内金、炙甘草。卫气起于下焦，补充于中焦，宣发于上焦，故以白术补脾建中为主药，有培土生金之意，使卫气足则表自固而邪不干。辅以黄芪固表益气，得防风之善走表散邪，相畏相使，其功益彰，黄芪得防风，固表而不致留邪，防风得黄芪，祛邪而不伤正，有补中寓疏，散中寓补之意。麦冬养阴清热，五味子酸敛收汗生津，与麦冬合用使津液充足，煅牡蛎、煅龙骨敛汗潜阳，浮小麦养心敛汗，小儿脾常不足，故用焦三仙、鸡内金健脾消食化积，是使中焦旺，气血化源充沛，炙甘草调中益气、调和诸药。诸药合用，补而不燥，滋而不腻，敛汗而不留邪，既可扶正又可祛邪，符合小儿生理、病理和本病的特点，切中病机，从而能收到满意疗效。如有脾胃虚弱面黄者，加茯苓健脾；不思饮食者，加茯苓、陈皮运脾开胃；咳者，加百部、杏仁以润肺止咳；喘者加地龙、紫菀、射干；大便干燥者，加瓜蒌润肠通便；易干呕者，加竹茹、陈皮、法半夏和胃止呕；伴外感者，根据寒热不同加金银花、荆芥穗、桑叶、菊花等；咽不利或充血者，加牛蒡子、桔梗以利咽；鼻塞者，加辛夷、苍耳子；夜寐不安者，加远志、酸枣仁；有虫证者，合乌梅丸加减；有虚热者，加当归、知母、地骨皮养血清虚热；多梦者，加石菖蒲、郁金以宁神清心。

（2）俞景茂经验：汗证的辨治，俞景茂教授注重辨明虚实，认为本证以虚者或虚实夹杂居多，但亦有邪热相扰者。虚者多属肺卫不固，气不摄津，患儿常表现为面色欠华，反复易感，动则易汗，此时辨明无邪，可予玉屏风散加减。若病久伤阴者，同时配以养阴之品，以收益气养阴之功；卫虚易致邪气入侵，正邪相争，则耗伤正气，正虚邪扰，虚实夹杂，营卫不和，营阴外泄，此时当以和法为宜，扶正祛邪，按照病情可选用小柴胡汤、柴胡桂枝汤、黄芪桂枝五物汤等；实证者多为热证，痰热郁肺抑或脾胃积热均可迫津外泄，此时当以清肃肺气或消食清热之品去其邪实为先，复以健脾益肺调养。汗出过多可导致气随津脱，必要时可在辨证论治的基础上配合应用收涩止汗药，常用麻黄根、穞豆衣、糯稻根、碧桃干、浮小麦等。诸药同用，故获桴鼓之效。

（3）熊磊经验：熊磊教授对于湿热熏蒸的汗证，治以清热利湿，方用六一散加味。处方：滑石、浮小麦、桑叶、薏苡仁、芦根、茯苓、藿香、佩兰、枳实、厚朴、槟榔、通草、淡竹叶、白豆蔻、甘草。湿热为患，湿在热中，热在湿内，如油入面，难解难分。方中以六一散、通草、淡竹叶等清热利湿，使湿从小便而走；藿香、佩兰宣化湿邪，使湿从表而解；枳实、厚朴、槟榔、白豆蔻等理气导滞化湿，使湿从大便而出；桑叶疏风热善行头面，又可止身中之汗，是方中点睛之品。综观全方，因势利导，不唯止汗而汗止。

**3. 针灸**

主穴：肺俞、心俞、脾俞、中脘、合谷、三阴交。

配穴：表虚汗证加风门、风池；气阴两虚汗证加神门、照海；心脾积热汗证加内庭、建里。

操作：诸穴均常规针刺，每日治疗 1 次。

**4. 推拿**

（1）表虚不固证：补肺经、补脾经、推三关、揉腹、揉肺俞、揉脾俞、揉足三里。

（2）气阴两虚证：补肺经、补脾经、清心经、清板门、揉肾顶、擦涌泉。

（3）心脾积热证：清板门、清心经、通六腑、运太阳、运内劳宫、揉腹。

**5. 外治**

五倍子、五味子、煅牡蛎各 5g，共研细末，置于神阙穴，用无菌敷料固定，次晨取下，每日 1 次，5 ~ 7 日为 1 个疗程。

**6. 食疗**

（1）糯米小麦粥：糯米、小麦各等份，煮粥，加红糖适量，每日晨起空腹服。

（2）黄芪小麦粥：小麦 50g，黄芪 20g，红糖适量。加水煮粥，作早点饮用。

（3）黄芪红枣汤：黄芪 15g，红枣 20 枚，加水适量，文火煎 1h。食枣喝汤，每日分 2 ~ 3 次服。

### 六、预防护理

（1）多做户外活动，加强体格锻炼，增强体质。
（2）合理喂养，及时添加辅食，少吃辛辣香燥及肥甘厚味食物。慎用辛散解表药物。
（3）积极治疗各种急、慢性疾病，注意病后调护。
（4）汗出衣湿后，应及时用干毛巾拭干皮肤，更换干净内衣。
（5）汗出过多应补充水分，进食易于消化、营养丰富的食物。

### 七、疗效判定标准

根据中华人民共和国中医药行业标准《中医病证诊断疗效标准》提出的疗效标准进行评定。①治愈：汗止，其他症状消失。②好转：汗出明显减少，其他症状改善。③未愈：出汗及其他症状均无变化。

## 第二节　维生素 D 缺乏性佝偻病

### 一、概述

维生素 D 缺乏性佝偻病是小儿体内维生素 D 不足致使钙磷代谢紊乱产生的一种以骨骼病变为特征的全身慢性营养障碍性疾病，以正在生长的长骨干骺端软骨板不能正常钙化而致骨骼病变为特征。本病主要见于 2 岁以内婴幼儿，北方地区发病率高于南方地区，工业城市高于农村，人工喂养的婴儿发病率高于母乳喂养者。近年来，随着我国卫生保健水平的提高，维生素 D 缺乏性佝偻病的发病率逐年降低，重症佝偻病已大为减少。

本病属于中医“五迟”“五软”“鸡胸”“龟背”“汗证”等范畴。

### 二、病因病机

本病的发病主要为先天禀赋不足和后天调护失宜。病机为脾肾亏虚，病位在脾肾，常累及心肝肺。肾为先天之本，主骨生髓，齿为骨之余，髓之所养也，故先天肾气不足，则骨髓不充，骨失所养，则出现颅骨软化、囟门迟闭、齿迟，甚至骨骼畸形等。脾为后天之本，气血生化之源，若喂养失宜，或饮食失调，则可导致脾失健运，水谷精微输布无权，全身脏腑失于濡养。土虚金不生，肺气不足，卫外不固，故多汗、易感；心气不足，心失所养则心神不安；脾虚肝失所制，则肝木亢盛，出现夜惊、烦躁等。

## 三、辨病

### （一）临床表现

本病多见于3个月～2岁的婴幼儿。主要表现为生长最快部位的骨骼改变、肌肉松弛及神经兴奋性的改变。年龄不同，临床表现也不同，佝偻病在临床上分期如下：

**1. 初期**

此期常见于3～6个月内的小婴儿，主要表现为神经兴奋性增高，如有烦躁、睡眠不安、易惊、夜啼、多汗等症，并可致枕部脱发而见枕秃。血生化改变轻微，血清25-（OH）$D_3$下降，PTH增高，血钙正常或略下降，血磷降低，碱性磷酸酶正常或稍高，骨骼X线摄片可无异常，或见临时钙化带稍模糊。

**2. 激期**

此期主要表现为骨骺变化和运动功能发育迟缓。

（1）骨骼改变：①头部：因颅骨外层变薄而见颅骨软化，主要见于6个月内的婴儿，用手压枕部或顶骨后方有压乒乓球感；8～9个月以上的婴儿，顶骨与额骨双侧骨样组织增生可隆起成方颅、臀形颅；囟门较大且闭合延迟，严重者可迟至2～3岁；乳牙萌出迟，可迟至10个月，甚至1岁多才出牙，可有珐琅质缺损并易患龋齿，甚者会影响恒齿钙化。②胸部：胸部畸形多见于1岁左右婴儿，肋骨与软骨交接处膨大成串珠状，重者可压迫肺脏；因肋骨变软，膈肌附着处牵引形成郝氏沟及肋下缘外翻；胸骨及相邻肋骨向前突出形成鸡胸，或胸骨下缘内陷形成漏斗胸。③四肢：各骨骺端膨大，腕、踝部最明显，成“手镯”及“脚镯”改变，多见于6个月以上的婴儿；因骨质软化，开始行走后，下肢骨不能支持体重而变弯，形成严重膝内翻（“O”型）或膝外翻（“X”型），长骨可发生青枝骨折。④脊柱：患儿会坐或站立后，因韧带松弛可致脊柱后凸或侧弯畸形，严重者可伴有骨盆畸形，造成生长迟缓，女孩成年后怀孕可造成难产。

（2）肌肉改变：由于低血磷所致肌肉中糖代谢障碍，引起全身肌肉松弛、乏力、肌张力降低，坐、立、行等运动功能发育落后，腹肌张力低下，腹部膨隆如蛙腹。此期血生化及骨骼X线片明显改变。血清25-（OH）$D_3$更加下降，血钙正常或下降，血磷下降，碱性磷酸酶明显升高，X线显示骨骺端钙化带消失，呈杯口状、毛刷状改变，骨骺软骨带增宽。

**3. 恢复期**

初期或激期患儿经日光照射或足量维生素D治疗后，临床症状和体征逐渐减轻、消失，血生化逐渐恢复正常，骨骼X线片出现不规则钙化线。

#### 4. 后遗症期

此期多见于 2 岁以后儿童。因婴幼儿期重症佝偻病可残留不同程度的骨骼畸形。临床症状消失，血生化和 X 线摄片正常。

### （二）辅助检查

#### 1. 血清 25-（OH）$D_3$ 检测

25-（OH）$D_3$ 是维生素 $D_3$ 在血浆中的主要存在形式，佝偻病早期血清 25-（OH）$D_3$ 即明显降低，是早期诊断的最可靠指标。

#### 2. 血清钙、磷测定

血钙正常或降低；血磷 < 40mg/dl。

#### 3. 血清碱性磷酸酶测定

在佝偻病激期时血清碱性磷酸酶增高明显，但受众多因素，如低蛋白血症和锌缺乏等影响，故不作为判断维生素 D 营养状况的指标。

#### 4.X 线检查

在佝偻病激期，长骨片显示骨骺端钙化带消失，呈杯口状、毛刷状改变，骨骺软骨带增宽，骨质疏松，骨皮质变薄，可有骨干弯曲畸形或青枝骨折，骨折可无临床症状。

## 四、类病辨别

（1）先天性甲状腺功能低下：生后 2 ~ 3 个月开始出现甲状腺功能不全表现，并随月龄增大症状日趋明显，如生长发育迟缓、体格明显短小、出牙迟、前囟大而闭合晚、腹胀等，与佝偻病相似，但患儿智能低下，有特殊面容，血清 TSH、$T_4$ 测定可资鉴别。

（2）软骨营养不良：患儿头大、前额突出、长骨骺端膨出、胸部串珠、腹大等与佝偻病相似，但四肢及手指短粗，五指齐平，腰椎前突，臀部后突。骨骼 X 线可见特征性改变。

（3）脑积水：生后数月起病者，可见头颅及前囟进行性增大。因颅内压增高，前囟饱满紧张、骨缝分裂，扣之呈破壶音，两眼下垂如落日状。无佝偻病四肢及胸部体征。头颅 CT、B 超检查可做出诊断。

## 五、中医论治

### （一）治疗原则

本病以虚为主，以健脾益气、补肾填精为基本治则。初期表现为肺脾气虚，卫表不固，治宜健脾益气，补肺固表；激期早期表现为脾虚肝旺，气血不和，治宜培土抑木，镇惊安神；激期后期表现为脾肾亏虚，治宜健脾补肾，填精补髓；后遗症期则表现为肾虚骨弱，精血不足，治宜补肾填精，强筋壮骨。

## （二）分证论治

### 1. 肺脾气虚证

证候：多汗，乏力，烦躁，睡眠不安，夜惊，发稀枕秃，或形体虚胖，肌肉松软，纳呆便溏，反复感冒，舌淡红苔薄白，指纹偏淡，脉细软无力。

治法：健脾益气，补肺固表。

处方：人参五味子汤（《幼幼集成》）加减。组成：人参、白术、茯苓、五味子、麦门冬、炙甘草等。若多汗者，加煅龙骨、煅牡蛎、浮小麦以收敛止汗；夜惊、睡眠不安者，加蝉蜕、煅龙骨定惊安神，加酸枣仁、合欢皮养心安神；大便不实者，加山药、扁豆健脾助运；体虚易感者，加玉屏风散益气固表。

### 2. 脾虚肝旺证

证候：多汗，毛发稀疏，乏力，纳呆食少，囟门迟闭，出牙延迟，坐立行走无力，烦躁，夜啼不宁，易惊多惕，甚者抽搐，舌淡苔薄，指纹淡紫，脉细弦。

治法：健脾平肝。

处方：益脾镇惊散（《医宗金鉴》）加减。组成：人参、白术、茯苓、朱砂、钩藤、灯心草、炙甘草等。汗多者，加生黄芪、浮小麦、煅牡蛎、煅龙骨固表止汗；夜啼不安者，加莲子、竹叶清心降火；睡中惊悌者，加蝉蜕、珍珠母安神镇惊；抽搐者，加全蝎、蜈蚣平肝息风。

### 3. 脾肾亏虚证

证候：多汗夜惊，纳呆食少，面白无华，四肢无力，立迟、行迟、齿迟，头颅方大，肋骨串珠，手镯、足镯，甚则鸡胸、龟背，下肢畸变，舌淡苔少，指纹色淡。

治法：健脾补肾，填精补髓。

处方：补肾地黄丸（《活幼心书》）加减。组成：熟地、泽泻、丹皮、山萸肉、牛膝、山药、鹿茸、茯苓等。汗多者加黄芪、煅龙骨、煅牡蛎益气止汗；乏力者加党参、茯苓健脾益气；烦躁夜惊者加茯神、酸枣仁养血安神。

## （三）特色治疗

### 1. 专方专药

（1）苍术：辛、苦，温。归脾、胃、肝经。具有燥湿健脾，祛风散寒，明目作用。《太平圣惠方》中记载用苍术治疗雀目，近代报道其含有维生素 D，其挥发油具有促进骨骼钙化的作用。

（2）龙骨壮骨颗粒：是治疗和预防小儿佝偻病的成药，其功效为强筋壮骨、和胃健脾。其主要成分为龙骨、牡蛎（煅）、龟板（醋制）、党参、黄芪、山药、白术（炒）、麦冬、五味子（醋制）、茯苓、乳酸钙、维生素 $D_2$ 等 16 味药。牡蛎、龙骨中微量元素、矿物质及有机钙的含量很丰富，龟板中含有大量骨胶原，这些都可促进骨骼生长，提高骨骼的强度和韧性。麦冬等药物则可养阴益气，鸡内金等可养胃健脾，服用 1 个月后可改善食欲和提高免疫力。

**2. 名老中医经验**

（1）朱瑞群经验：朱瑞群认为本病脾肾不足，常用健脾益肾治疗，经验方予抗佝方加味，处方：黄芪、菟丝子、煅龙骨（先煎）、炒谷芽、炒麦芽。脾虚便溏者，加炒党参、炒白术、茯苓；纳呆腹胀者，加陈皮、鸡内金、焦山楂、焦神曲；湿困苔腻者，加苍术。

（2）王有鹏经验：王有鹏认为本病初期，究其原因，乃脾肾不足，从脾论治，采用健脾益气法，以资生丸为主方治疗，经验方：人参、炒白术、芡实、茯苓、莲子、山药、薏苡仁、炒白扁豆、豆蔻、泽泻、茵陈、神曲、炒麦芽、山楂、陈皮、桔梗、桑叶、竹叶、灯心草、甘草。方中人参、炒白术、芡实、茯苓、莲子、山药健运脾阳，滋养脾阴，兼以补肾；薏苡仁、炒白扁豆、豆蔻、泽泻、茵陈健脾化湿；神曲、炒麦芽、山楂消食化积；陈皮、桔梗、桑叶疏肝理气宣肺；竹叶清心泻火除烦；灯心草清热利湿；甘草调和诸药。全方共奏健脾补肾之效。

**3. 推拿**

推拿治疗本病适用于单纯性维生素 D 缺乏早、中期骨骼畸形改变不明显的患儿。方法：患儿取仰卧位行补脾土，补肾水，顺时针方向摩腹，按揉神门、期门、章门、足三里、三阴交等；取俯卧位捏脊，按揉脾俞、胃俞、肾俞等。

**4. 食疗**

（1）虾皮蛋羹：虾皮 10g，鸡蛋 1 个，盐适量。虾皮去杂质，洗一下，鸡蛋磕入碗里搅打成泡，然后放虾皮搅拌均匀，加精盐，放入蒸锅中蒸熟。佐餐食。适用于预防小儿佝偻病。

（2）清炖二骨汤：猪骨 500g，乌鱼骨 250g，精盐适量。把猪骨、乌鱼骨洗净，砸碎，放入锅内；锅内放入适量清水烧开，撇去浮沫；转用文火炖成白色浓汤，把渣捞去，放入精盐调味即成。喝汤。每日 1 ~ 2 次，可经常食用。适用于小儿软骨病，表现为出牙不齐、发育缓慢等。

（3）核桃栗子羹：核桃肉 500g，栗子 50g，白糖适量。先将栗子炒熟去壳，将熟栗子与核桃肉一同捣烂如泥，再加白糖拌匀即成。宜常食。适用于佝偻病。

## 六、西医治疗

### （一）治疗原则

以维生素 D 治疗为主，目的在于控制活动期症状，防止骨骼畸形。

### （二）常用方法

**1. 维生素 D 制剂**

（1）口服法：维生素 D 一般剂量为每日 50 ~ 100μg（2000 ~ 4000U），1 个月后改每日预防剂量 10μg（400U）。

（2）注射法：重症佝偻病有并发症或无法口服者可大剂量一次肌内注射维生素 $D_3$20 万 ~ 30 万 U，3 个月后改为口服预防量。

治疗 1 个月后应复查，如临床表现、血生化检查和骨骼 X 线改变无恢复征象，应与抗维生素 D 佝偻病相鉴别。

**2. 其他治疗**

（1）适量的日照以促进皮肤维生素 D 的合成。

（2）钙剂：可同时适当补充钙。如从牛奶、配方奶及豆制品中摄入钙和磷；亦可用钙剂。

## 七、预防调护

（1）适当日照及户外运动。出生后 1 个月可让婴儿逐渐坚持户外活动，冬季也要保证每日 1 ~ 2h 的户外活动。

（2）孕妇、乳母及婴幼儿定量口服维生素 D，母乳喂养要及时添加辅食，或选用维生素 D 强化食品。儿童每日获得维生素 D 400U 是治疗和预防本病的关键。早产儿、低出生体重儿、双胎儿生后 1 周开始补充维生素 D 800U/d，3 个月后改为预防量；足月儿生后 2 周后开始补充维生素 D 400U/d，补充至 2 岁。夏季阳光充足，日光照射充足时，暂停或减量服用维生素 D。

（3）勿过早让小儿站立、行走，或久坐、久站，以免骨骼发生畸形。

（4）定期体格检查，及早发现和治疗。

## 八、疗效判定标准

根据《中药新药临床研究指导原则》拟定。①痊愈：症状已消失 1 ~ 3 个月，体征减轻或恢复正常，观察 3 ~ 6 个月无变化，X 线及血生化检查正常，或仅表现有临时钙化带增宽，密度增厚（轻、中度者一般不留后遗症，重度者可留有不同程度的骨骼畸形）。②显效：症状消失，体征减轻或恢复正常，血清钙、磷正常，碱性磷酸酶仍较高，X 线检查显示不同程度的好转。③有效：症状消失，体征减轻，血液生化、X 线检查无明显变化。④无效：与治疗前相比，各方面均无改善。

# 第三节　过敏性紫癜

## 一、概述

过敏性紫癜是一种以小血管炎为主要病变的全身性血管炎综合征。以皮肤紫癜、消化道黏膜出血、关节肿痛和肾脏损伤（血尿、蛋白尿等）为主要临床表现。本病一年四季均可发生，但以冬春季发病较多。各年龄段均可发病，以学龄儿童最多见，3 ~ 14 岁为好发年龄。男孩多于女孩，男女发病比例为（1.4 ~ 2）：1

根据本病的主要临床症状，属于中医学的“紫癜”“紫癜风”“葡萄疫”“肌衄”等范畴。

## 二、病因病机

早在《灵枢·百病始生》就有关于血证病机及证候的论述，其曰：“阳络伤则血外溢，血外溢则衄血；阴络伤则血内溢，血内溢则后血。”斑毒与本病较为相似，《诸病源候论·患斑毒病候》云：“斑毒之病，是热气入胃，而胃主肌肉，其热挟毒，蕴积于胃，毒气熏发于肌肉，状如蚊蚤所咬，赤斑起，周匝遍体”，认为本病的病因病机主要由热毒蕴积于胃，发于肌肤所致。过敏性紫癜最早见于宋代《小儿卫生总微论方·血溢论》“小儿诸血溢者，由热乘于血气也，血得热流溢，随气而上，从鼻出者为衄血；从口出者则为吐血，少则唾血；若流溢渗入大肠而下者，则为便血；渗入小肠而下者为溺血；又有血从耳目牙缝断舌诸窍等出者，是血随经络虚处著溢，自皮孔中出也”。《外科正宗·外科心法·葡萄疫》云：“此证多因婴儿感受疫疠之气，郁于皮肤，凝结而成。大、小青紫斑点，色状若葡萄，发于遍身，惟腿胫居多。”明代祁坤《外科大成·卷四·小儿部·葡萄疫》曰：“葡萄疫者，形如青紫葡萄。大小不一，头面身体，随处可生。由感四时不正之气，郁于皮肤，乃腑症也。初起服羚羊角散，清热凉血。久则牙根出血，邪传入胃也。服胃脾汤，滋益其内。”《医宗金鉴》曰：“此证多因婴儿感受疫疠之气，郁于皮肤，凝结而成。大小青紫斑点，色状若葡萄疫，发于遍身，唯以腿胫居多。”《医学入门·肌血衄》云：“血从汗孔出者，谓之肌衄。”《医林改错·通窍活血汤所治之症目》说：“紫癜风，血瘀于皮里”，认为紫癜风发病与血瘀有关。

过敏性紫癜发病的主要原因为内有伏热兼外感时邪。风热毒邪浸淫腠理，深入营血，燔灼营阴；或素体阴虚，血分伏热，复感风邪，与血热相搏，壅盛成毒，致使脉络受损，血溢脉外。小儿脾肾相对不足，发病时常见消化道及肾脏受累，如出现便血、尿血等；因风性善变，游走不定，窜至关节，故可见关节肿痛。

## 三、辨病

### （一）症状

发病前可有上呼吸道感染或服食某些食物、药物等病史。发病较急，紫癜多见于下肢远端及臀部，对称分布，形状不一，高出皮面，压之不褪色。可伴有荨麻疹、血管神经性水肿、游走性大关节肿痛、腹痛、便血及血尿、蛋白尿等。

### （二）体征

皮疹形态多为高出皮肤的鲜红色至深红色丘疹或红斑，高出皮面，压之不褪色。

### （三）辅助检查

**1. 常规检查**

（1）尿常规：肾脏受累可有镜下血尿及蛋白尿，重症有肉眼血尿。

（2）外周血象：白细胞正常或增加，嗜酸粒细胞可增高；血小板计数多数正常或升高，出血、凝血时间、血块收缩时间均正常。部分患儿毛细血管脆性试验阳性。血沉轻度增快。

（3）便常规：有消化道症状，如腹痛患儿，大便潜血试验可阳性。

（4）参照 2009 年 12 月中华儿科杂志公布的中华医学会儿科学分会肾脏病学组制订的《儿童紫癜性肾炎的诊治循证指南（试行）》，儿童紫癜性肾炎的诊断标准为：在过敏性紫癜病程 6 个月内，出现血尿和（或）蛋白尿。血尿：肉眼血尿或镜下血尿。蛋白尿：满足以下任一项者。①1 周内 3 次尿液分析蛋白阳性；② 24h 尿蛋白定量 > 150mg；③ 1 周内 3 次尿微量白蛋白高于正常值高限。

（5）免疫学检查：可有 C 反应蛋白阳性，抗“O”抗体效价增高。约半数病例 IgA 水平升高，IgG、IgM 水平升高或正常。

**2. 特殊检查**

（1）肾穿刺：肾脏症状较重和迁延患儿可行肾穿刺以了解病情。

（2）腹部 B 超：有利于早期诊断肠套叠。

## 四、类病辨别

（1）特发性血小板减少性紫癜：是一种自身免疫性疾病，皮肤黏膜见瘀点、瘀斑。瘀点多为针尖样大小，一般不高出皮面，多不对称，可遍及全身，但以四肢及头面部多见。可伴有鼻衄、齿衄、尿血、便血等，严重者可并发颅内出血。血小板计数显著减少，出血时间延长，血块收缩不良，束臂试验阳性。根据皮肤紫癜的形态不高出皮肤、分布不对称及血小板计数减少，不难鉴别。

（2）风湿热：两者均可出现关节肿及低热，若关节肿痛出现于紫癜前则较难鉴别，随着病情的发展，皮肤出现紫癜，则易于鉴别。

（3）外科急腹症：以腹痛为首发症状的过敏性紫癜患儿应排除外科急腹症如急性阑尾炎、肠梗阻等。急性阑尾炎主要表现为转移性右下腹疼痛，伴发热，麦氏点有压痛、反跳痛；肠梗阻在全腹或脐周阵发性绞痛的同时，伴明显腹胀，高音调肠鸣音，X 线检查可见阶梯状液气平面。过敏性紫癜的腹痛虽然较剧烈，但位置不固定，压痛轻，无明显腹胀、腹肌紧张和反跳痛，可资鉴别。

## 五、中医论治

### （一）论治原则

扶正祛邪是治疗本病的基本原则，病初风热伤络者，治以祛风清热，凉血安络；血热妄行者，治以清热解毒，凉血化斑；湿热痹阻者，治以清热利湿，化瘀通络；后期阴虚火旺者，治以滋阴清热，凉血化瘀；气不摄血者，治以健脾益气，和营摄血。

### （二）分证论治

**1. 风热伤络证**

证候：紫癜以下肢和臀部为多，对称分布，颜色较鲜红，大小形态不一，可融合成片，或有痒感；并可见关节肿痛、腹痛、便血、尿血等，前驱症状多为发热、微恶风寒、咳嗽、咽红、全身不适、食欲不振等，舌质红，苔薄黄，脉浮数。

治法：祛风清热，凉血安络。

处方：银翘散（《温病条辨》）加减。组成：金银花、连翘、牛蒡子、薄荷、荆芥、紫草、茜草、生地黄、牡丹皮等。若皮肤瘙痒者，加白鲜皮、牛蒡子、地肤子、浮萍、蝉蜕祛风止痒；便血者，加苦参、槐花炭；腹痛者，加广木香、赤芍；尿血者，加藕节炭、白茅根、大蓟、小蓟、旱莲草凉血止血；关节肿痛者，加秦艽、防己、怀牛膝祛风通络；腹痛者可加广木香、延胡索行气止痛。

**2. 血热妄行证**

证候：起病急，皮肤瘀斑密集，甚则融合成片，色鲜红或紫红；可伴壮热面赤、口干、渴喜冷饮、心烦失眠，伴鼻衄、齿衄、便血或大便干结、小便黄赤，舌质红，苔黄略干，脉数有力。

治法：清热解毒，凉血化斑。

处方：犀角地黄汤（《备急千金要方》）加味。组成：水牛角、生地黄、牡丹皮、赤芍等。若皮肤紫斑多者，加丹参、荆芥、忍冬藤、藕节炭以凉血止血；便血者，加生地榆、血余炭、槐花炭收敛止血；腹痛者，加广木香、白芍药行气止痛；尿血者，加大蓟、小蓟、白茅根、旱莲草凉血止血；关节肿痛者，加忍冬藤、海风藤、怀牛膝通络止痛；便秘者，加生大黄（后下）通腑泄热；目赤者，加青黛、菊花清肝泻火。

3. 湿热痹阻证

证候：皮肤紫斑色暗，或起疮，多见于关节周围，伴有关节肿痛灼热，尤以膝、踝关节多见，四肢沉重，肢体活动受限；可伴有腹痛、纳呆、渴不欲饮、大便不调、便血、尿血，舌质红，苔黄腻，脉滑数或弦数。

治法：清热利湿，化瘀通络。

处方：四妙丸（《成方便读》）加味。组成：黄柏、苍术、牛膝、薏苡仁、生白术、木瓜、紫草、桑枝、独活等。若关节肿痛、活动受限者，加赤芍、鸡血藤、忍冬藤、海风藤、牛膝清热利湿通络；泄泻者，加葛根、黄连、马鞭草清热利湿止泻；尿血者，加小蓟、石韦、白茅根凉血止血；腹痛较甚者，可配用芍药甘草汤缓急止痛。

4. 胃肠积热证

证候：起病急，病程短，下肢皮肤满布瘀斑紫斑，腹部阵痛，口臭纳呆腹胀，或齿衄出血，大便溏，色暗红或褐斑或便下蛔虫，舌红，苔黄，脉滑。

治法：滋阴清热，凉血化瘀。

处方：葛根黄芩黄连汤（《伤寒论》）加减。组成：葛根、黄芩、黄连、大黄、枳实、玄明粉等。 胃热盛者，加生石膏、知母清解胃热；热毒盛者，加大青叶、焦栀子清热解毒；为缓解腹痛，加炒白芍、炒延胡索、丹参缓急行气活血；为减少出血，可加牡丹皮、地榆炭、人中白清胃止血。

5. 阴虚火旺证

证候：起病缓，病程长，皮肤紫癜时发时止，瘀斑色暗红，可伴低热盗汗、手足心热、心烦不宁、口燥咽干、头晕耳鸣、尿血，舌红少津，脉细数。

治法：滋阴清热，凉血化瘀。

处方：大补阴丸（《丹溪心法》）加减。组成：熟地黄、龟板、黄柏、知母、牡丹皮、牛膝、蜂蜜等。 若腰膝酸软甚者，加山茱萸、枸杞子、女贞子；尿血色红者，可另吞服琥珀粉、三七粉；低热者，加银柴胡、地骨皮以清虚热；盗汗者，加煅牡蛎、煅龙骨、五味子以敛汗止汗。

6. 气不摄血证

证候：病程较长，紫癜反复发作，隐约散在，色淡，形体消瘦，面色不华，体倦乏力，头晕、心悸，食少纳呆，便溏，舌淡，苔薄白，脉细弱或沉弱。

治法：健脾益气，和营摄血。

处方：归脾汤（《正体类要》）加减。组成：党参、黄芪、白术、当归、龙眼肉、茯神、酸枣仁、远志等。若腹痛便血者，加乌梅、白芍、防风炭、生地榆；出血不止者，加鸡血藤、血余炭、阿胶；兼有风邪表证者，可酌加荆芥、防风、牛蒡子等疏风解表之品，但用量不宜大，以防化燥伤阴。

7. 气滞血瘀证

证候：出血反复不止，面色晦暗，皮肤紫癜色紫，或有血肿，腹痛剧烈，便血，或有关节肿痛，舌质紫暗，有瘀点，舌下脉络粗长显露，脉沉涩。

治法：理气活血，化瘀消斑。

处方：血府逐瘀汤（《医林改错》）加减。组成：桃仁、红花、当归、熟地、川芎、白芍、柴胡、枳实、甘草、桔梗、牛膝等。若关节肿痛者，加鸡血藤、威灵仙、牛膝等通络止痛；紫癜久不消退，斑色暗者可加用香附、郁金加强行气活血之功。

### （三）特色治疗

#### 1. 专方专药

（1）徐长卿：长于祛风止痒，善治湿疹、风疹、顽癣等皮肤瘙痒之症。现代研究表明徐长卿有抗炎、镇痛、抗过敏和解除痉挛作用，尤其适用于腹型和关节型紫癜。

（2）丹参：专入血分，清而兼补，活血祛瘀作用广泛，善治瘀血阻滞各种病症。现代药理研究表明赤芍含有苷类化合物，有抗过敏、抗血栓形成、降低血黏度、调节免疫及清除氧自由基等作用，同时其又具有钙通道阻滞剂的作用，可减轻水肿，有利于血管炎的恢复。

（3）水牛角：专入血分，善清心肝胃三经之火而有凉血解毒之功，为治血热毒盛之要药。适用于热盛而迫血妄行之皮下血斑等多种出血。但紫癜虚证则不使用。

（4）紫草：为清热凉血之要药，对血热妄行所致皮肤紫癜尤为适用。紫草主要含有脂溶性萘醌色素类化合物（紫草素等）和水溶性成分（主要是多糖等），现代研究报道指出，紫草主要具有抗炎、抗病毒、抗肿瘤、保肝、抗免疫缺陷、抗凝血等作用。紫草的水提取物能有效阻止组胺导致的兔皮肤毛细血管通透性增高，用于治疗过敏性紫癜可获良效。

（5）荆芥：主要含挥发油类，此外尚含有单萜类、单萜苷类和黄酮类等成分。药理作用可概括为解热、抗炎、镇痛、止血等作用。现代研究表明荆芥炒炭后，大部分挥发油被破坏，但其中的脂溶性提取物 STE 有较强的止血作用。

（6）仙鹤草：主要含有仙鹤草酚、仙鹤草内酯、皂苷和有机酸等。药理学研究发现仙鹤草有效成分有止血、抗肿瘤、杀虫、强心等作用。

（7）黄芪注射液：既有保护血管内皮细胞、抑制血小板聚集、促进微循环的作用，又具有抗氧、增强肌体免疫力的作用，尤其对免疫系统具有双向调节和保护作用。其作用机制可能是：能对体液免疫和细胞免疫起调节作用，如促进 T 细胞分泌细胞因子增加而使 B 细胞功能活跃、产生免疫球蛋白（Ig）增加、促进 IgG 的转化等；能促进血浆胶体渗透压的升高和肝细胞对白蛋白的合成，使水肿减轻和蛋白尿减少；黄芪还能增加网状内皮系统的吞噬功能，促进分泌和释放多种细胞因子，诱导干扰素生成，提高白介素的活性，具有类似激素样作用，可改善肾功能；能抗氧化，降低血小板黏附，使肾脏血管扩张，肾血管血液灌注得以改善，对红细胞变形能力、肾小球基膜的机械屏障和电荷屏障进行保护，抑制血小板聚集和血栓烷 $A_2$ 产生，阻断血栓烷对入球小动脉的收缩，从而使肾脏微循环得到改善，减轻对肾脏的损害。

（8）复方丹参注射液：0.5ml/（kg·d），加入5%葡萄糖注射液100～250ml中静脉滴注。疗程4周。

（9）黄金万红膏：清热凉血，解毒润肤。用于血热型各种皮疹外擦。

**2. 名老中医经验**

（1）刘以敏经验：刘老对于过敏性紫癜采取分期治疗，对于早期患儿多先治标如外风、湿热、瘀血等；中期标证渐去，显露本虚时，采用标本同治；后期多见脾肾阳虚，治以健脾益肾。活血化瘀法贯穿治疗始终。

（2）刘弼臣经验：刘老认为过敏性紫癜多为感受风热之邪，邪从火化，蕴于皮毛肌肉之间，与气血相搏，热伤血络，迫血妄行，溢于脉外，渗于皮下，发为紫癜。治疗应清热解毒，凉血和血，常用当归六黄汤合四物汤加减。当归、川芎活血通络，行离经之血，生地、赤芍凉血止血，当归、生地、赤芍、川芎又有四物之意，凡伤及血络之病，刘老常以之调和血脉；黄连、黄芩、黄柏、蚤休清热解毒，并根据患儿出血性皮疹伴有瘙痒的症状特点，认为“风胜则痒”，选择蝉蜕、露蜂房、刺猬皮祛风止痒。

（3）董廷瑶经验：董廷瑶教授将本病分为四类治疗。①风邪夹湿：法当疏风利湿，宜清热疏风，化湿解郁，通脉和营，善用经验方“金蝉脱衣汤”加减主治。药用连翘、银花、防风、蝉衣、茵陈、薏苡仁、猪苓、苍术、赤芍、红枣、桂枝、郁金。②热伤阴络：治宜清热凉血，药用黑山栀、连翘、银花、丹皮、赤芍、小生地、黄芩、藕节炭、茜草炭、仙鹤草、百草霜、芦根、茅根。③气营两燔：清气凉血为先，急用清瘟败毒饮加减，药用生石膏、黄连、犀角（用水牛角代替）、淡竹叶、赤芍、丹皮、连翘、黄芩、生甘草、生大黄。④寒湿内滞：从通阳化湿着手，药用川朴、赤苓、桂枝、赤白芍、姜炭、陈皮、姜半夏、佩兰叶、炙甘草。

（4）宋祚民经验：宋教授认为紫癜常分批出现，缠绵难愈，与湿邪黏腻缠绵以致。当今小儿娇生惯养，营养过剩，饮食不节，其脾胃多有损伤，运化失职，以致脾湿不运，贮蕴中焦，火热邪气，内传脾胃，与湿相聚，湿热合邪致病，治疗颇难。清热之品多苦寒，易伤脾胃，更助湿邪；燥湿之药多辛热，又助火热为虐，故临床多以清热祛湿两法并用，用药时祛湿少用辛热，清热少用苦寒。临证时①风热型：选用白鲜皮、地肤子、防风、薄荷、牛蒡子、浮萍、连翘、金银花、蝉衣、丹皮、白茅根。发热重者，可加生石膏、紫草以清热；腹痛便血重者，可加地榆炭、木香、槐花以行气止痛，化瘀止血；关节肿痛者，可加秦艽、牛膝、防己以祛湿消肿。②湿毒型：清热解毒祛湿。药用土茯苓、黄柏、苍术、牛膝、丹皮、紫草、赤芍、金银花、连翘、苦参、防己、凌霄花、蛇床子、白鲜皮。出血症情较重者，可加汉三七冲服，还可加茜草、藕节、地榆，或用其炭剂；便秘不通者，可加熟军、火麻仁以通下腑结；皮肤瘙痒甚者，可加蝉衣、防风、浮萍以祛风止痒。

**3. 针灸**

（1）主穴选用曲池、足三里，配穴选用合谷、血海。腹痛者加刺三阴交、太冲、内庭。

（2）耳针治疗：主穴取脾、肝、胃、肾；配穴取肺、口、三焦、肾上腺、内分泌等穴。

**4. 外治**

（1）耳穴压籽：脾、肾、肾上腺、皮质下、交感、内分泌等穴位。气虚者加肺，重按脾；气血两虚者加心、胃，重按肝、脾、肾上腺；血分有热者加大肠、小肠、三焦、耳尖；肝郁气滞者加胆，重按肝；腹痛者加胃、腹痛点；关节痛者加交感、神门；鼻出血者加内鼻、外鼻、肺。

（2）三草汤熏洗：药物组成为紫草、仙鹤草、伸筋草各30g，荆芥、防风、苦参等各15g。熏洗方法：将上述药物装入纱布袋，置入3000ml容器中，加水煮沸后，温火煎30min，煮沸10min后煎取1500 ~ 2000ml药液，将煎好的药汤趁热倒入浴具内，暴露患儿双腿部，先用药热气熏蒸5 ~ 10min，再用毛巾浸汁热敷局部温度降到40℃左右时，嘱患儿将双足置于浴具内，药液泡洗患处15 ~ 20min，用无菌纱布擦干。每日2次，每次20 ~ 30min。

（3）和络化瘀膏外涂：组成为桃仁、红花、牛膝、三七、茜草、槐花、侧柏叶、当归、白鲜皮、天门冬、麦冬、甘草各10g，将上药粉为细末过筛，用白凡士林为基质，调成软膏每日1次，外涂，或清热，或解毒，或凉血，或化瘀，或滋阴。

（4）穴位注射：复方丹参注射液穴位或者盐酸异丙嗪和维生素C注射。选穴：双侧足三里、三阴交、脾俞、肾俞、曲池。有活血化瘀、消除紫斑的作用。

**5. 食疗**

（1）松针（鲜品）60g，白茅根（鲜品）60g，仙鹤草15g，水煎服，每日1剂。

（2）连翘20g，加水1碗（约250ml），文火煎至半碗（约150ml），分3次，饭前服。忌食辛辣之物。

## 六、西医治疗

**1. 治疗原则**

减少感染，避免接触过敏原，减轻毛细血管通透性，抗凝及抗过敏治疗，预防肾损害。

**2. 常用方法**

（1）基础治疗：急性期卧床休息，避免接触过敏原。

（2）抗$H_2$受体阻滞剂：用于血管神经性水肿和荨麻疹时，西咪替丁20 ~ 40mg/（kg·d），分2次加入葡萄糖注射液中静脉滴注；1 ~ 2周后改为口服，15 ~ 20mg/（kg·d），分3次服用，继续应用1 ~ 2周。

（3）抗血小板聚集药：双嘧达莫3 ~ 5/（kg·d），分次口服。

（4）抗凝治疗：①肝素钠剂量为100U/kg，加入5％或10％葡萄糖注射液

100ml 中静脉滴注，每日 1 次，连续 7 ~ 10 日。②低分子肝素钙每次 10U/kg，皮下注射，每日 2 次，连续 7 ~ 10 天。

（5）糖皮质激素和免疫抑制剂：急性期对腹痛和关节痛可以缓解，但是不能预防肾脏损害的发生，也不能影响预后。泼尼松 1 ~ 2mg/（kg·d），分次口服，或用地塞米松、甲基泼尼松静脉滴注，症状缓解后即可停药。重症过敏性紫癜性肾炎可加用免疫抑制剂如环磷酰胺、硫唑嘌呤。

### 七、预防调护

（1）注意寻找引起本病发生的各种原因，去除过敏原。
（2）清除慢性感染灶，积极治疗上呼吸道感染。
（3）急性期或出血量多时，宜卧床休息，限制患儿活动，消除紧张情绪。
（4）密切观察腹痛、腹泻、黑便及关节肿痛、肿胀情况。
（5）发病期间饮食宜清淡，适当增加维生素 C 丰富的水果（菠萝除外）。

### 八、疗效判定标准

根据《中药新药临床研究指导原则》拟定。①临床治愈：皮肤紫癜、关节、腹痛症状消失，或尿常规检查蛋白转阴性，或 24h 尿蛋白定量正常；尿沉渣红细胞计数正常。②显效：皮肤紫癜、关节、腹痛症状消失，或尿常规检查蛋白减少 2 个“+”，或 24h 尿蛋白定量减少≥ 40%；尿沉渣红细胞计数检查减少≥ 40%。③有效：皮肤紫癜、关节、腹痛症状消失，或尿常规检查蛋白减少 1 个“+”，或 24h 尿蛋白定量减少＜ 40%；尿沉渣红细胞计数正常检查减少＜ 40%。④无效：临床表现与上述实验室检查均为无改善或加重者。

## 第四节　血小板减少性紫癜

### 一、概述

特发性血小板减少性紫癜（idiopathic thrombocytopenic purpura，ITP）是一种与免疫介导有关的小儿最常见的出血性疾病。以皮肤、黏膜自发性出血，血小板减少，骨髓巨核细胞数量正常或增多，出血时间延长、血块收缩不良，束臂试验阳性为临床特征。本病一年四季均可发生，以春季的发病率最高，约占全年的 1/3。发病年龄以 2 ~ 8 岁为多，男女发病比例无明显差异。本病临床上可分为急性型和慢性型两种，以急性型多见，约占 80%，大多数半年内痊愈，有 10% ~ 20% 转化为慢性型，大约需要 3 年时间才能恢复。小儿预后较成人好，死亡率约为 1%，其主要原因是颅内出血，感染和外伤引起的大出血也是导致死亡的重要原因。

根据本病的主要临床症状，属于中医学“血证”“虚劳”“肌衄”“紫斑”等范畴。

## 二、病因病机

《素问·至真要大论》指出饮食、劳倦因素可致出血：“少阳之复……惊瘛咳衄。”宋代《小儿卫生总微论方·血溢论》曰：“小儿诸血溢者，由热乘于血气也，血得热流溢，随气而上，从鼻出者为衄血；从口出者则为吐血，少则唾血；若流溢渗入大肠而下者，则为便血；渗入小肠而下者为溺血；又有血从耳目牙缝断舌诸窍等出者，是血随经络虚处著溢，自皮孔中出也。”《济生方·吐衄》亦云：“夫血之妄行也，未有不因热之所发，盖血得热则淖溢，血气俱热，血随气上，乃吐衄也。”《丹溪心法·斑疹》中提出胃气虚、虚火外越可致“内伤发斑”。《医学入门·杂病风类》中认为“内伤发斑，轻如蚊迹疹子者，多在手足，初起无头痛、发热，乃胃虚火游于外也”。《三因极一病证方论·失血叙论》曰：“夫血犹水也，水由地中行，百川皆理，则无壅决之虞……万一微爽节宣，必致壅闭，故血不得循经流注，营养百脉，或泣或散，或下而亡反，或逆而上溢，乃有吐、衄……”此处认为多种因素造成的血瘀是导致出血的重要病因。综上可知，本病虚实并存，“虚”多为阴虚、气虚、气阴两虚、脾肾两虚等；“实”常见热和瘀，其共同的病理变化可归为热、虚、瘀三个方面。

特发性血小板减少性紫癜的发病主要为正气亏虚，外感风热时邪或疫毒之邪，深入营血，灼伤血络，迫血妄行，溢于脉外，出现皮肤黏膜紫癜或伴其他出血。若病程迁延，气血耗伤，以致脏腑气血虚损。虚损多表现为脾气虚弱、阴虚火旺和脾肾阳虚。出血之后，离经之血瘀于皮下体内，或反复出血，则形成虚中有实、实中有虚的虚实夹杂之证。

## 三、辨病

### （一）症状

在上呼吸道感染、流行性腮腺炎、水痘、风疹、麻疹、传染性单核细胞增多症等急性病毒感染后 1 ~ 3 周内出现多发性皮肤和黏膜出血，多为针尖大小的皮内或皮下出血点，或为瘀斑和紫癜，少见皮肤出血斑和血肿。分布不均匀，通常以四肢为多，在易于碰撞的部位多见。常见有鼻出血或齿龈出血，胃肠道大出血少见，偶见肉眼血尿。重者可有面色苍白、贫血和循环衰竭，偶见失血性休克。颅内出血少见，一旦出血，则预后不良。

### （二）体征

皮疹压之不褪色，分布不均匀；出血严重者可见肝脾轻度肿大，淋巴结不肿大。

### （三）辅助检查

**1. 常规检查**

（1）外周血象：血小板计数 $< 100 \times 10^9$/L，出血轻重与血小板数量有关。血小板计数 $< 50 \times 10^9$/L，可见自发性出血；血小板计数 $< 20 \times 10^9$/L，出血明显；血小板计数 $< 10 \times 10^9$/L，出血严重。出血时间延长，凝血时间正常，血块收缩不良。若失血过多可致贫血。

（2）骨髓象：新诊断 ITP 和持续性 ITP 骨髓巨核细胞正常或轻度增多。慢性 ITP 骨髓巨核细胞显著增多，幼稚巨核浆细胞增多，核分叶减少，且常有空泡形成、颗粒减少和胞浆少等现象，具有成熟巨核细胞而不能释放血小板的特点。

（3）束臂试验阳性。

**2. 特殊检查**

（1）血小板抗体测定：主要是 PAIgG 含量明显增高，但它并非 ITP 的特异性改变，其他免疫性疾病亦可增高。若同时测定 PAIgM 和 PAIgA，以及测定结合在血小板表面的糖蛋白、血小板内的抗 GPIIb/GPIIa 自身抗体和 GPIb/IX 自身抗体等可提高临床诊断的敏感性和特异性。

（2）血小板寿命测定：经放射性核素 $^{51}$Cr 或 $^{111}$In 标记血小板测定其寿命，发现患者血小板存活时间明显缩短，甚至只有数小时（正常为 8 ～ 10 日）。

## 四、类病辨别

（1）继发性血小板减少性紫癜：多见于急性感染如上呼吸道感染、粟粒型肺结核、败血症、流行性脑脊髓膜炎、麻疹、伤寒、疟疾等，引起血小板破坏增多而致血小板减少，出现紫癜。

（2）过敏性紫癜：皮肤紫癜多见于下肢、臀部皮肤，呈对称分布，以伸侧面多见，形态多为高出皮肤的鲜红色至深红色丘疹或红斑，常兼见关节肿痛、腹痛、尿血、便血。实验室检查血小板计数、出血时间、血块收缩均属正常。

（3）药物反应：很多药物如奎宁、奎尼丁、磺胺、磺胺类药物及肝素等可以引起血小板减少。如果是这些药物引起，血小板计数会在停药 2 ～ 3 周内上升，但治疗类风湿时用的金制剂除外。

（4）免疫性疾病：主要与自身溶血性疾病和系统性红斑狼疮相鉴别。自身溶血性疾病可表现为红细胞减少，可做库姆斯氏试验（Cooms'rest）鉴别。系统性红斑狼疮主要是与慢性 ITP 相鉴别，系统性红斑狼疮多见于女性患者，但是常伴有其他系统器官损害，如黏膜溃疡、肾脏损害，血涂片可表现为全血细胞减少；可做抗核抗体等实验室检查。

## 五、中医论治

### （一）论治原则

急性型属实证、热证，治以清热解毒、凉血止血；慢性型属虚证，治以补气摄血，活血养血。扶正祛邪是治疗本病的基本原则，病初邪毒犯心者，治以清热解毒，养心活血；湿热侵心者，治以清化湿热，解毒达邪；气阴亏虚者，治以益气养阴，宁心安神；痰瘀阻络者，治以豁痰活血，化瘀通络。

### （二）分证论治

**1. 风热伤络证**

证候：微恶风寒，咳嗽咽红，全身酸痛，食欲不振等病史，后见针尖大小的皮内或皮下瘀点，或大片瘀斑，分布不均，以四肢较多，常伴有鼻衄、齿衄等，舌质红，苔薄黄，脉浮数。

治法：祛风清热，凉血安络。

处方：银翘散（《温病条辨》）加减。组成：连翘、金银花、桔梗、薄荷、竹叶、甘草、荆芥穗、淡豆豉、牛蒡子、芦根、板蓝根、紫草、茜草、丹皮、生地等。咳嗽咽红者加杏仁、黄芩清热止咳；鼻衄者加仙鹤草、血余炭、白茅根凉血止血；便血者加地榆炭、槐花炭、苦参凉血安络。

**2. 血热妄行证**

证候：皮肤瘀斑、斑色深紫，多伴有鼻衄、齿衄、咽红等，甚则壮热面赤、烦躁口渴、咽干喜冷饮，大便干结，小便短赤，舌质红绛，或有瘀斑，苔黄燥，脉弦数或滑数。

治法：清热解毒，凉血止血。

处方：犀角地黄汤（《备急千金要方》）加减。组成：水牛角、丹皮、赤芍、生地、紫草、玄参、黄芩、生甘草等。出血倾向严重，内热之象明显者，加石膏、知母清阳明经热；齿衄、鼻衄者加知母、栀子、白茅根凉血解毒；尿血者加大蓟、小蓟、藕节清利膀胱；便血者加槐花、地榆炭凉血安络；腹痛者加白芍、甘草缓急止痛。

**3. 气不摄血证**

证候：紫癜反复出现，斑色较淡，面色苍白少华或萎黄，神疲乏力，纳少肌瘦，头晕心悸，唇舌淡红，舌苔薄白，脉象细弱。

治法：补气摄血，滋养化源。

处方：归脾汤（《正体类要》）加减。组成：黄芪、太子参、白术、当归、木香、炙甘草等。肾虚精血亏损者加女贞子、枸杞子、桑椹子、菟丝子、鹿角胶等补肾益精；血热者加生地、丹皮、黄芩清热凉血；血瘀气滞者加大黄、红花、桃仁、丹参、蒲黄活血化滞；伴贫血者，宜加重黄芪、当归用量。

#### 4. 虚火浊络证

证候：皮肤紫癜时发时止，病程较长，兼有鼻衄、齿衄，低热，盗汗，心烦不宁，手足心热，口燥咽干，两颧潮红，舌红少津，脉细软。

治法：滋阴降火，凉血止血。

处方：大补阴丸（《丹溪心法》）合茜根散（《太平圣惠方》）加减。组成：熟地、龟板、黄柏、知母、猪脊髓、蜂蜜、茜草、阿胶、栀子等。阴虚明显者加地骨皮、银柴胡、鳖甲滋阴清热；盗汗明显者加煅龙骨、煅牡蛎、浮小麦固表止汗；鼻衄、齿衄者加白茅根、丹皮、乌梅凉血止血；腰膝酸软者加二至丸补益肾阴。

#### 5. 脾肾阳虚证

证候：皮肤紫癜色暗，以下肢为多，可伴有齿衄、鼻衄，兼见形寒肢冷，面色少华，头晕气短，精神疲倦，纳少便溏，舌质淡红或有瘀点瘀斑，苔薄白，脉沉或细弱。

治法：益气健脾，温补下元。

方药：右归丸（《景岳全书》）加减。组成：附子、肉桂、鹿角胶、熟地黄、山萸肉、枸杞子、山药、菟丝子、杜仲等。若气虚者加黄芪、茯苓、白术补气健脾；阳虚者加肉苁蓉、巴戟天温补肾阳；血瘀者加丹皮、赤芍活血化瘀；脾虚纳呆者加焦山楂、茯苓、砂仁等健脾消食。

### （三）特色治疗

#### 1. 专方专药

（1）水牛角粉或水牛角片的煎剂可缩短凝血时间，增加血小板数量。

（2）仙鹤草亦有增加血小板、增加凝血酶原、缩短凝血时间的作用。

（3）大黄促进血小板聚集，并使血小板和纤维蛋白原含量增加，促进血液凝固，还能使受伤的局部血管收缩，有利于止血。

（4）阿胶含骨胶质，水解后产生各种氨基酸，其中以赖氨酸含量最多，并含有丰富的铁，有增加机体免疫功能、促进凝血的作用。

（5）紫草通过增加血小板数量，缩短出、凝血时间，抑制纤溶系统而达到良好的止血效果。

（6）中成药：①宁血糖浆：每服 5 ~ 10ml，每日 3 次。用于气不摄血证。②云南白药：每服 0.4g，每日 2 ~ 3 次。用于鼻衄、齿衄、便血，为血瘀证者。

#### 2. 名老中医经验

（1）宋祚民经验：宋教授将本病分为两型。①本虚兼外感型：治以清热解表，药选芦根、白茅根、菊花、板蓝根、生僵蚕、连翘、黄芩；杏仁、桑叶、桑白皮、紫草、生甘草。发热肿者加生石膏、青蒿、丹皮等；咳嗽重者加麻黄、枇杷叶；咽痛者加元参、桔梗。②阴虚血热型：治以养阴清热，凉血消斑，药用生地黄、元参、女贞子、旱莲草、丹皮、天花粉、龟板、鳖甲、仙鹤草、生侧柏、藕节、茜草。若持续低热者，加地骨皮、银柴胡、青蒿以清虚热；夜寐不安者，加酸枣仁、钩藤宁心安神；便秘者，可加大元参、生地黄或加郁李仁、火麻仁以润肠通便；出血或紫斑较重者，可加茅根、棕榈炭、血余炭等以止血。③阴血虚弱型：治以养血育阴，扶正固本，药用全当归、制何首乌、阿胶、黄精、炒枣仁、山药、茯苓、血余炭、炮姜炭、艾叶炭、仙鹤草、陈皮、生谷芽、生稻芽、炙甘草。若失眠甚者，加大枣、龙眼肉以养血安神；头晕重者，加桑椹、枸杞子以滋阴补血；心慌心悸者，加大炙甘草剂量，并加五味子以补气收敛。④气虚失摄型：治以健脾益气，药用生黄芪、太子参、白术、茯苓、炙甘草、大枣、炒扁豆、五味子、仙鹤草、茜草、陈皮。若自汗甚者，加煅牡蛎、浮小麦、麻黄根收敛止汗；便溏甚者，加伏龙肝、苍术、炒薏米健脾止泻；纳呆者，加炒谷芽、炒稻芽、砂仁开胃醒脾。

（2）丁樱经验：丁樱治疗本病以养阴清热、补血活血为主，药用生地黄、牡丹皮、玄参养阴清热凉血；重楼、板蓝根清热解毒以清其体内伏毒；鸡血藤养血、补血；仙鹤草止血；当归、丹参活血。若兼外感者，出现发热、流涕、咽痛等表证，配伍银翘散。如热邪入肺，致肺失宣降，出现咳嗽者，则伍以泻白散。因长期大量服用激素而出现湿热证，患儿出现盗汗、烦躁、痤疮时则加知母、黄柏清热除湿；盗汗明显者加（煅）龙骨、（煅）牡蛎、五味子敛汗。若患儿脾气不足，大便易溏，时感乏力者，常伍之以白术、茯苓、山药、砂仁健运脾胃以生气血，而忌投黄芪以防助热。

（3）刘以敏经验：刘老在其师康承之验方的基础上，研制出多种中成药合剂，其中①健脾养肝合剂：调气和血，健脾养肝，用于血小板减少性紫癜气虚血瘀型、脾肾阳虚型，减少复发率及脏腑功能损害。②健脾益肾合剂：益气健脾，温补下元，用于血小板减少性紫癜脾肾阳虚型，减少脏腑功能损害及复发率。

**3. 针灸**

（1）取穴八髎、腰阳关。艾柱隔姜灸。每穴灸 45min，每日 1 次，半个月为 1 个疗程。用于气不摄血证、阴虚火旺证。

（2）取双侧涌泉穴，行强刺激手法，不留针，每日 1 次，10 次为 1 个疗程，对出血症状者效果较好。

**4. 外治**

耳穴压籽：主穴脾、肝、胃，配穴取肺、口、皮质下、三焦等。以 75% 酒精棉球消毒双耳廓，取 1 粒王不留行籽置于 0.5cm × 0.5cm 医用胶布上，粘贴在选好的耳穴上，每日按压耳穴 3 次，以局部疼痛能忍受为度，两耳交替治疗，3 日换治 1 次。

**5. 食疗**

（1）紫草 25g，大枣 10 只。煎汤饮服，用于各证型。

（2）羊骨粥：生羊胫骨 1 ~ 2 根，敲碎，加水适量，煮 1h，去渣后加糯米适量，红枣 10 ~ 20 枚，煮稀粥。每日 2 ~ 3 次分服。用于脾肾两虚证。

（3）旱莲草鱼膘汤：旱莲草20～30g（布包），黄花鱼膘50g，加水250ml，文火煮，至鱼膘全部炖化，每日分2次热服。用于虚火灼络证。

（4）枸杞子15g，大枣10只，鸡蛋2只。煮熟后，食蛋饮汤，用于气阴亏虚证。

## 六、西医治疗

### 1. 治疗原则

注意休息，避免外伤，降低毛细血管通透性，抑制血小板抗体产生，抑制单核巨噬细胞系统破坏有抗体吸附的血小板。

### 2. 常用方法

（1）一般治疗：急性出血期间以住院治疗为宜，尽量减少活动，避免外伤，明显出血时应卧床休息。应积极预防及控制感染，避免服用影响血小板功能的药物（如阿司匹林等）。

（2）肾上腺皮质激素：急性型中度以上有明显症状者，应早期使用激素。常用泼尼松，剂量为1.5～2mg/（kg·d），分3次分服。出血严重者可用冲击治疗：甲基泼尼松20～40mg/（kg·d），静脉滴注，连用3日，症状缓解后改服泼尼松。用药至血小板数回升至接近正常水平即可逐渐减量，疗程一般不超过4周。停药后如有复发，可再用泼尼松1～2mg/（kg·d），连用3～4周，出血减轻后减量，每周减少约1/4，最后减至0.25mg/（kg·d），隔日1次，维持2个月，如血小板保持在正常水平，即可停药。

（3）大剂量静脉注射丙种球蛋白：常用剂量400mg/（kg·d），静脉滴注，连续5日；或每次1g/kg静脉注射，必要时次日可再用1次，以后每3～4周1次。

（4）输全血或血小板：出血严重导致明显贫血时输新鲜全血；通常不主张输血小板，只有在急性大出血，危及生命时才输注浓缩血小板，通常剂量为每次1U，并同时予以大量肾上腺皮质激素，以减少输入的血小板被破坏。

（5）抗-D免疫球蛋白：常用剂量25～50μg/（kg·d），静脉注射，连用5日为1个疗程。其升高血小板作用较激素和大剂量丙种球蛋白慢，但持续时间长，主要副作用为轻度溶血性输血反应和Cooms试验阳性。

（6）免疫抑制剂：用于对皮质激素及脾切除无效的慢性型难治病例。常选用环磷酰胺2～3mg/（kg·d），分2次口服，如用3个月无效则停药，平均疗程约10个月。其他如长春新碱、硫唑嘌呤和环孢素A等。

（7）脾切除：绝大多数急性ITP不必脾切除。如出现危及生命的颅内出血或内脏大出血，应用前述方法治疗无效时可考虑脾切除，手术宜在5岁以后进行。骨髓象巨核细胞数减少者不宜做脾切除。术前PAIgG极度增高者，脾切除的疗效亦较差。

（8）其他：达那唑是一种合成的雄激素，对部分病例有效，剂量10～15mg/（kg·d），分次口服，连用2个月。干扰素α2b对部分顽固性病例有效，剂量为每次 5 万 ~ 10 万 U/kg，皮下或肌内注射，每周 3 次，连用 3 个月。大剂量维生素 C 对部分病例有效，剂量 0.2g/（kg·d），加入等渗葡萄糖液中静脉滴注，20 日为 1 个疗程。

### 七、预防调护

（1）积极参加锻炼，增强体质，提高抗病能力。
（2）积极寻找引起本病的各种原因，防治各种感染性疾病。
（3）急性期或出血量多时，卧床休息，限制患儿活动，消除紧张情绪。
（4）大出血者，应绝对卧床休息。
（5）避免外伤和跌扑碰撞，防止创伤和颅内出血。

### 八、疗效判定标准

根据《中药新药临床研究指导原则》拟定。①临床痊愈：出血消失，血小板数 > $100\times10^9$/L，持续 2 年以上无复发者。②显效：出血消失，连续 3 次血小板数 > $50\times10^9$/L，或较原水平升高值 > $30\times10^9$/L，持续时间达 2 个月以上者。③无效：治疗 4 周未达进步标准者。

## 第五节　性早熟

### 一、概述

性早熟是指女孩在 8 岁以前、男孩在 9 岁以前，呈现第二性征的一种内分泌疾病。女孩发病率明显高于男孩。性早熟分为中枢性性早熟（真性性早熟）和外周性性早熟（假性性早熟）。其中中枢性性早熟中未能发现器质性病变的，称为特发性中枢性性早熟。女孩以特发性中枢性性早熟为多，占中枢性性早熟的 80% ~ 90% 以上；而男孩则相反，80% 以上是器质性的。

### 二、病因病机

性早熟的发生多因疾病、过食某些滋补品，或误服某些药物，或情志因素，使阴阳平衡失调，阴虚火旺，相火妄动，肝郁化火，导致“天癸”早至。其病变部位主要在肾、肝二脏。

## 三、辨病

**1. 症状和体征**

女孩8岁以前，男孩9岁以前，出现第二性征。一般女孩先有乳房发育，继之阴道分泌物增多，阴毛随同外生殖器的发育而出现，最后月经来潮和腋毛出现。男孩表现为阴茎和睾丸增大，后可有阴茎勃起，出现阴毛、痤疮和声音低沉，甚至夜间遗精。

**2. 辅助检查**

（1）血清性激素水平测定：促性腺素释放激素（GnRH）试验、促卵泡生成素（FSH）、促黄体激素（LH）、雌二醇（$E_2$），血浆睾酮等，其含量随性早熟的发展而明显增高。

（2）X线摄片：手腕骨正位片显示骨龄成熟超过实际年龄，与性成熟一致。

（3）阴道脱落细胞涂片检查：观察阴道脱落细胞成熟度是诊断体内雌激素水平高低简单可靠的方法，是衡量雌激素水平的活性指标，也是诊断和鉴别真假性早熟的重要依据，它比血清雌激素测定更稳定、更可靠。

（4）盆腔B超：了解患儿子宫、卵巢的发育。

（5）头颅核磁共振（MRI）：中枢神经系统器质性病变时，下丘脑及垂体部位可有异常改变。

## 四、类病辨别

（1）真性性早熟与假性性早熟：真性性早熟为中枢性疾病，下丘脑－垂体－性腺轴功能提前发动，可见促性腺激素水平升高，患儿具有生殖能力。假性性早熟为外周性疾病，下丘脑－垂体－性腺轴功能未发动，促性腺激素水平低下，并无生殖能力。

（2）单纯乳房早发育：为女孩不完全性性早熟的表现，起病常小于2岁，仅乳房轻度发育，常呈周期性变化，不伴有生长加速和骨骼发育提前。

## 五、中医论治

### （一）论治原则

本病以滋阴降火，疏肝泻火，化痰通络为主。阴虚火旺者，治以滋阴降火；肝郁化火者，治以疏肝解郁，清心泻火；痰湿壅滞者，治以健脾燥湿，化痰通络。

## （二）分证论治

### 1. 阴虚火旺证

证候：女孩乳房发育及内外生殖器发育，月经提前来潮，男孩生殖器增大，声音变低沉，有阴茎勃起，伴颧红潮热、盗汗、头晕、五心烦热，舌红苔少，脉细数。

治法：滋阴降火。

处方：知柏地黄丸（《医方考》）加减。组成：知母、黄柏、生地、玄参、龟板、龙胆草、丹皮、泽泻、茯苓等。五心烦热者，加竹叶、莲子心清心除烦；潮热盗汗者，加地骨皮、白薇、青蒿以清虚热；阴道分泌物多者，加臭椿皮、芡实清热燥湿止带；阴道出血者，加旱莲草、仙鹤草滋阴凉血止血。

### 2. 肝郁化火证

证候：女孩乳房及内外生殖器发育，月经来潮，男孩阴茎及睾丸增大，声音变低沉，面部痤疮，有阴茎勃起和射精，伴躯体偏胖、带下增多、大便不调，口苦苔腻，脉濡。

治法：疏肝解郁，清心泻火。

处方：丹栀逍遥散（《医学入门》）加减。组成：柴胡、枳壳、牡丹皮、栀子、龙胆草、夏枯草、生地、当归、白芍、甘草等。乳房胀痛者，加香附、郁金、青皮理气止痛；带下色黄而味秽者，加黄柏、苍术清热燥湿。

## （三）特色治疗

### 1. 专方专药

（1）大补阴丸：来源于《丹溪心法》，该方为滋阴降火的常用方，是金元名医朱丹溪据“阴常有余，阳常不足，宜常养其阴”的理论制订，对一般阴虚火旺证均可使用。方中熟地黄、龟板滋阴潜阳，壮水制火；黄柏、知母苦寒降火，保存阴液，平其阳亢；猪脊髓、蜂蜜滋补精髓，且能制约黄柏之苦燥。滋阴药与清热降火药相配，培本清源，两者兼顾，所谓壮水之主以制阳光。通过动物试验证明大补阴丸可能通过抑制下丘脑 Kiss-1 和 *GPR54* 基因表达，抑制下丘脑 GnRH 的合成和释放，从而抑制下丘脑－垂体－性腺轴的启动，发挥治疗真性性早熟的作用。通过临床试验证明大补阴丸治疗女性特发性性早熟疗效显著。

（2）知柏地黄丸：来源于《景岳全书》，此方以熟地为君，滋阴补肾，填精益髓，山茱萸养肝涩精，山药补脾固精，充复肾中阴精，配泽泻泻肾利湿，丹皮清泻肝火，茯苓健脾渗湿，知母、黄柏滋阴清热泻火。通过动物试验证明知柏地黄丸可以抑制 NMA 诱发雌性大鼠性早熟的发生及模型大鼠血清性激素 LH、$E_2$ 水平的表达，从而达到治疗性早熟的作用。

### 2. 名老中医经验

（1）时毓民经验：时毓民教授认为儿童性早熟的主要病机以肾的阴阳不平衡，

肾阴不足、相火亢盛为最多见。儿童本为“稚阴稚阳”之体，易虚易实，易发生阴阳不平衡，本身潜在着容易出现阴虚火旺、阴虚阳亢的病理倾向，对相应的病邪即致病因素存在明显的易感性。如长期营养过剩、过食膏粱厚味，耗阴动火、或长期受到环境类激素污染物的作用等。故予“滋肾阴，泻相火”的方法纠正肾阴不足，平亢盛相火；通过调整阴阳，使患儿机体处于平衡状态，达到从本而治，抑制或延缓青春期的提早启动。在治疗中适当加入化痰散结的药物，以缩小患儿乳核的大小。采用滋阴泻火治疗，经验方：生地、知母、玄参、夏枯草、黄柏、泽泻、赤芍、三棱、炙龟板、龙胆草、生麦芽、生甘草。阴道出血者加旱莲草、仙鹤草；五心烦热者加竹叶、莲子心；潮热盗汗者加地骨皮、白薇、五味子。

（2）刘以敏经验：刘以敏主任在长期临床中对性早熟女童进行中医辨证，发现患儿均有不同程度的乳房胀痛、怕热、口渴、烦躁易怒、五心烦热、盗汗、便秘、舌质红等肝郁化火，或相火妄动表现。肝藏血，主一身之疏泄。中医认为“乙癸同源”，小儿“肝常有余”而“肾常虚”，故治疗以肝为主，疏肝、柔肝、平肝、泻肝为大法。基本方为逍遥散加减：白芍、柴胡、旱莲草、女贞子、当归、茯苓、白术、薄荷、夏枯草、甲珠。乳房肿痛者加金樱子、荔枝核、王不留行；阴道有分泌物者加莲须、臭椿皮。

**3. 针灸**

（1）耳针：取内分泌、卵巢、睾丸、肝、肾点。

（2）体针：取三阴交、血海、肾俞、肝俞、太冲等。

**4. 食疗**

（1）薏米粥：取薏苡仁 100g，芡实 150g，大米 100g，洗净同煮粥服食。用于性早熟性情暴躁，口气秽臭，小溲短赤者。

（2）乌鸡汤：鲜生地 50g，百合 30g，乌骨鸡 1 只（去毛、内脏，洗净），上述材料文火煮汤，食鸡喝汤。这款乌鸡汤有补血养阴之功，用于性早熟兼有贫血患儿。

## 六、西医治疗

### （一）治疗原则

治疗目标为抑制过早或过快的性发育，防止或缓释患儿或家长因性早熟所致的相关的社会或心理问题（如早初潮）；改善因骨龄提前而减损的成年身高也是重要目标。但并非所有的特发性性中枢性性早熟都需要治疗。

### （二）常用方法

**1. 中枢性性早熟**

促性腺激素释放激素类似物（GnRHa）是当前主要的治疗选择，目前常用制剂有曲普瑞林和亮丙瑞林的缓释剂。

（1）以改善成年身高为目的的应用指征：①骨龄大于年龄 2 岁或以上，但需女孩骨龄≤ 11.5 岁，男孩骨龄≤ 12.5 岁者。②预测成年身高：女孩＜ 150cm，男孩＜ 160cm。③或以骨龄判断的身高 SDS ＜ −2SD（按正常人群参照值或遗传靶身高判断）。④发育进程迅速，骨龄增长 / 年龄增长＞ 1。

（2）不需治疗的指征：①性成熟进程缓慢（骨龄进展不超越年龄进展）而对成年身高影响不明显者。②骨龄虽提前，但身高生长速度亦快，预测成年身高不受损者。因为青春发育是一个动态的过程，故对每个个体的以上指标需动态观察。对于暂不需治疗者均需进行定期复查和评估，调整治疗方案。

（3）治疗监测和停药决定：治疗过程中每 3 ～ 6 个月测量身高及性征发育状况（阴毛进展不代表性腺受抑状况），每半年复查骨龄 1 次，结合身高增长，预测成年身高改善情况。对疗效不佳者需仔细评估原因，调整治疗方案。首次注射后可能发生阴道出血，或已有初潮者又见出血，但如继后注射仍有出血时应当认真评估。为改善成年身高的目的疗程至少 2 年，具体疗程需个体化。

**2. 外周性性早熟**

按不同病因分别处理，如各类肿瘤的手术治疗，先天性肾上腺皮质增生症予以皮质醇替代治疗等。

## 七、预防护理

（1）幼儿及孕妇禁止服用含有性激素类的滋补品，如人参蜂皇浆、鹿茸、新鲜胎盘、花粉等，以预防假性性早熟的发生。

（2）儿童不使用含激素的护肤品。

（3）不食用含生长激素合成饲料喂养的禽畜类食物。

（4）哺乳期妇女不服避孕药。

（5）对患儿及家长解释病情，解除其思想顾虑，提醒家长注意保护和引导患儿。

## 八、疗效判定标准

采用《小儿内分泌学》疗效标准。①治愈：乳房缩小，阴道分泌物消失，性激素及子宫、卵巢 B 超恢复正常，骨龄增长低于年龄生长。②显效：乳房明显缩小，阴道分泌物减少或消失，子宫、卵巢容积缩小，骨龄增长等同年龄生长。③无效：第二性征继续发育，以上观察指标无改善。

# 第六节　新生儿黄疸

## 一、概述

黄疸是新生儿期常见的临床症状，约 60% 的新生儿可出现不同程度的黄疸。新生儿由于毛细血管丰富，当血清胆红素超过 85μmol/L（5mg/dl）即可出现肉眼可见的黄疸。大部分黄疸可自然消退，但由于胆红素的毒性，少数患儿可出现严重高胆红素血症，过高的胆红素可以透过细胞膜进入细胞内干扰细胞的代谢功能，引起脑细胞功能代谢紊乱，对新生儿造成极大危害。本病以婴儿出生后皮肤面目出现黄疸为特征，因和胎禀因素有关，故称“胎黄”。

## 二、病因病机

其病因主要为胎禀湿蕴，如湿热郁蒸，寒湿阻滞，久则气滞血瘀。胎黄的病变脏腑在肝胆、脾胃，其发病机制主要为肺胃湿热或寒湿内蕴，肝失疏泄，胆汁外溢而致发黄，久则气滞血瘀。由于孕母素体湿盛或内蕴湿热之毒，遗于胎儿，此即《诸病源候论・苔疸候》所言：“小儿在胎，其母脏气有热，熏蒸于胎，致生下小儿体皆黄。”小儿先天禀赋不足，脾阳虚弱，湿浊内生，可致寒湿阻滞。如《临证指南医案・疸》所言：“阴黄之作，湿从寒水，脾阳不能化热，胆液为湿所阻，渍于脾，浸淫肌肉，溢于皮肤，色如熏黄。”部分小儿禀赋不足，脉络瘀阻，可致气滞血瘀而发黄，如《张氏医通・黄疸》所说：“诸黄虽多湿热，然经脉久病，不无淤血阻滞也。”亦有先天缺陷，胆道闭塞所致之黄疸也。

## 三、辨病

### 1. 症状

全身皮肤头目可见发黄，精神倦怠，大便或呈灰白色。

### 2. 体征

肝脾或可扪及肿大。

### 3. 辅助检查

（1）血清总胆红素 >221.2μmol/L，每日上升超过 85μmol/L，或每小时 >0.85μmol/L。

（2）血清结合胆红素 >34μmol/L。

## 四、类病辨别

生理性黄疸：在出生后第 2 ~ 3 日出现黄疸，于 4 ~ 6 日最重。足月儿在出生后 10 ~ 14 日消退，早产儿可延迟至第 3 周才消退。在此期间，小儿一般情况良好，不伴有其他临床症状。血清总胆红素低于 221 μmol/L。

## 五、中医论治

### （一）论治原则

生理性黄疸可自行消退，无需治疗，病理性黄疸的治疗，以利湿退黄为基本原则。根据阳黄和阴黄的不同，分别治以清热利湿退黄和温中化湿退黄，气滞血瘀证以化瘀消积为主。治疗过程中注意顾护小儿脾胃，不可过用苦寒之剂，谨防损伤后天之本。

### （二）分证论治

**1. 湿热郁蒸证**

证候：面目皮肤发黄，色泽鲜明，哭声响亮，不欲吮乳，口渴唇干，或有发热，大便秘结，小便色黄，舌质红，苔黄腻。

治法：清热利湿。

处方：茵陈蒿汤（《伤寒论》）加减。组成：茵陈、栀子、大黄、泽泻、车前子、黄芩、金钱草等。热重者加虎杖、龙胆草以清热泻火；湿重者加猪苓、茯苓、滑石以渗湿利水；呕吐者加半夏、竹茹；腹胀者加厚朴行气消痞。

**2. 寒湿阻滞证**

证候：面目皮肤发黄，色泽晦暗，持久不退，精神委靡，四肢欠温，纳呆，大便溏薄色灰白，小便短小，舌质淡，苔白腻。

治法：温中化湿。

处方：茵陈理中汤（《伤寒全生集》）加减。组成：茵陈、干姜、白术、甘草、党参、薏苡仁、茯苓等。寒盛者加附片温阳；肝脾肿大，脉络瘀阻者加川芎、赤芍活血化瘀；纳呆者加神曲、砂仁以醒脾开胃。

**3. 气滞血瘀证**

证候：面目皮肤发黄，颜色逐渐加深，晦暗无华，右胁下痞块质硬，肚腹膨胀，青筋显露，或见瘀斑、衄血，唇色暗红，舌见瘀点，苔黄。

治法：化瘀消积。

处方：血府逐瘀汤（《医林改错》）加减。组成：生地、桃仁、当归、赤芍、红花、丹参、柴胡、枳壳等。大便干结者加大黄通腑；皮肤瘀斑者加牡丹皮、仙鹤草活血止血；腹胀者加木香理气；胁下痞块者加水蛭以活血化瘀。

#### 4. 胎黄动风证

证候：黄疸迅速加重，嗜睡，神昏，抽搐，舌质红，苔黄腻。

治法：平肝息风，利湿退黄。

处方：羚角钩藤汤（《通俗伤寒论》）加减。组成：羚羊角粉、钩藤、天麻、茵陈、大黄、车前子、石决明、白芍、淡竹叶、菊花等。加茵陈蒿、生大黄以利湿退黄；栀子、僵蚕以清热镇惊。

#### 5. 胎黄虚脱证

证候：黄疸迅速加重，伴面色苍黄，浮肿，气促，神昏，四肢厥冷，胸腹欠温，舌淡苔白。

治法：大补元气，温阳固脱。

处方：参附汤（《正体类要》）合生脉散（《医学启源》）加减。组成：人参、附子、干姜、麦冬、五味子等。加茵陈蒿、金钱草以利湿退黄。

### （三）特色治疗

#### 1. 专方专药

茵陈黄口服液，是由茵陈蒿、栀子、黄芩、金银花等中药组成，是根据传统方剂茵陈蒿汤结合茵栀黄注射液的有效成分改变剂型而成的中成药制剂。现代药理研究表明，茵栀黄口服液可改善肝脏代谢功能，保护肝细胞，促使机体胆红素通过肠道及肾脏代谢，不良反应小，且不会影响患儿生长发育。

栀子为茜草科植物栀子的干燥成熟果实，《金匮要略》谓其“具清利三焦肝胆湿热之功效”，尤善于治疗肝胆湿热郁蒸之黄疸。栀子中含有的栀子素，具有显著的利胆及增进胆汁分泌作用，可降低胆红素水平，常用于肝炎综合征引起的阻塞性黄疸的治疗。感染后在病原体作用下可引起肿瘤坏死因子等炎症因子分泌增加，诱发细胞破坏，进而引起溶血性黄疸。感染还可导致葡萄糖醛酸转移酶活力障碍，肝脏对胆红素摄取能力降低，从而引起血清胆红素水平显著升高。

黄芩为唇形科植物黄芩的干燥根，《神农本草经》谓其“主诸热黄疸”，兼有消炎、利胆、安胎之效。黄芩苷可松弛奥狄括约肌，促进胆囊收缩，同时还有抗氧化作用，对于感染引起的炎症因子升高有显著抑制效果。

茵陈可有效防止肝细胞变性坏死，三者合用则退黄效果倍增。可见，茵栀黄口服液对于非结合胆红素及结合胆红素升高为表现的黄疸均有显著效果。茵陈黄口服液来源于茵陈蒿汤加减而成，其有效成分黄芩苷、汉黄素均具有抑制脂质过氧化、保护肝细胞膜、促进胆囊收缩的作用，而栀子素和绿原酸类化合物，则具有显著的利胆作用。多种天然化合物联合使用，可以起到较好的促进胆汁分泌，增强肠道的蠕动功能，并加快体内胆红素的排出，减少胆红素的肝肠循环，共同起到清热解毒和利湿退黄的治疗效果。

#### 2. 名老中医经验

（1）梁斌昌经验：新生儿黄疸以加味茵陈四苓散 [ 茵陈 6g，当归 5g，猪苓

3g，白茅根 6g，泽泻 3g，炒白术 6g，赤芍 5g，茯苓 5g，郁金 5g，焦山楂 6g，车前子 6g（包煎），面色晦暗者加桂枝 3g，水煎取汁，每日 1 剂，多次分服 ] 为主，方以清热利湿、化瘀消积为治则，茯苓、猪苓助茵陈利湿同时而不伤阴，泽泻、车前子使湿热自小便去，赤芍、郁金畅达肝胆之郁，诸药合用以达退黄之效。

（2）李桂娥经验：李桂娥用退黄汤（薏苡仁 15g，白茅根 15g，灯心草 3 个，煎煮 40ml，早晚分服）治疗新生儿黄疸。退黄汤类似于广东的凉茶，适用于广东湿热的气候，三药均为甘淡之品，共奏利水渗湿之效，促进胆红素排出，且味觉甘淡，极易入口，较易被新生儿、家长接受，疗效确切，值得推广。

**3. 针灸**

采用毫针针刺相关穴位治疗新生儿黄疸，取穴内关、中脘、建里、足三里、阳陵泉、阴陵泉，平补平泻法不留针，隔日 1 次，3 次为 1 个疗程。

**4. 推拿**

按头部、胸部、腹部、四肢、背部顺序进行按摩，治疗组在此基础上点按相应穴位：上肢选取内关、合谷，下肢选取足三里、阳陵泉，背部选取肝俞、脾俞、胃俞、胆俞，足部选取隐白、内庭，腹部选天枢、中脘。以手掌掌面或示、中、环指点按、揉相应穴位，频率为 80 ～ 90 次 / 分，每个穴位 15 ～ 20 min，每日 1 次，6 日为 1 个疗程。

**5. 外治疗法**

（1）茵陈蒿 20g，栀子 10g，大黄 2g，生甘草 3g。煎汤 20ml，保留灌肠。每日或隔日 1 次。

（2）黄柏 30g，煎水后放置水温适宜时，让患儿浸浴，反复擦洗 10min，每日 1 ～ 2 次。

## 六、西医治疗

### （一）治疗原则

成功母乳喂养、注意黄疸出现时间、黄疸高危因素评估，严密随访，适时干预。

### （二）常用方法

**1. 光疗**

蓝光照射是一种通过荧光照射治疗新生儿高胆红素血症的辅助疗法。其主要作用是使未结合胆红素转变为水溶性异构体，易从胆汁和尿液中排出体外。其光源有蓝光、绿光、日光灯或太阳光等，以蓝光最为有效。24h 以内出现黄疸者，应积极寻找病因，并给予积极的光疗措施。有形成胆红素脑病的高危因素的早产儿，应予以更早期的预防性光疗。光疗期间应密切监测血清胆红素浓度，一般 12 ～ 24h 测定

1次，光疗结束后，连续监测2日，以观察有无反跳现象。当反跳值超过光疗前水平时，需再次光疗。

**2. 换血**

换血疗法能快速置换出血液中的胆红素、抗体和致敏红细胞等有害物质，使血清胆红素水平迅速下降，避免胆红素脑病的发生。美国儿科学会新生儿黄疸诊疗指南中指出，对于胎龄≥38周新生儿，B/A（胆红素/清蛋白）> 8.0（mg/dl：g/L），要考虑换血。35～37周健康新生儿或38周有高危因素或G6PD等溶血性疾病的患儿，B/A > 7.2（mg/dl：g/L），要考虑换血。35～37周有高危因素或G－6PD等溶血性疾病的患儿，B/A > 6.8（mg/dl：g/L），要考虑换血。

**3. 肝药酶诱导剂**

苯巴比妥为肝脏葡萄糖醛酸转移酶（肝药酶）诱导剂，诱导肝药酶生成，增加间接胆红素与葡萄糖醛酸结合的能力，从而增加肝脏清除胆红素的能力，使血清胆红素下降。

**4. 微生态制剂**

微生态制剂对肠道胆红素代谢的作用是通过其自身及代谢产物对肠道菌群的调节来实现的。微生态制剂干预新生儿黄疸的机制可概括为：①迅速建立正常肠道菌群发挥其生理功能；②降低肠道β-GD活性，使胆红素的肠肝循环减少；③降低肠道pH，促进胆红素从粪便中排泄；④促进肝酶的活性。枯草杆菌二联活菌颗粒、双歧杆四联活菌片等具有加速胆红素分解和阻止胆红素重吸收的作用，当结合性胆红素经胆道系统排泄至肠内，在小肠基本不被吸收，到达回肠末端和结肠内被肠道内的细菌β－葡萄糖醛酸苷酶解除葡萄糖醛酸基，随后细菌将其还原成无色的尿胆原，大部分随粪便排出体外。

## 七、预防调护

（1）婴儿出生后密切观察皮肤颜色变化，及时了解黄疸出现的时间及消退时间。

（2）新生儿注意保暖，早期开奶。

（3）注意观察胎黄患儿的全身证候，有无精神委靡、嗜睡、吸吮困难等症状，对重症患儿进行早期发现和治疗。

## 八、疗效判定标准

参照《诸福棠实用儿科学》评价标准。①显效：治疗后已无皮肤黄染，血清胆红素显著降低。②有效：皮肤黄染基本消退，胆红素水平降低不明显。③无效：治疗后，皮肤黄染及胆红素水平变化不明显甚或加重。

有效率＝（显效＋有效）/$n$ × 100%。

# 第七节　痹证

## 一、概述

痹，即痹阻不通。痹证是指人体肌表、经络因感受风、寒、湿、热等引起的以肢体关节及肌肉酸痛、麻木、重着、屈伸不利，甚或关节肿大灼热等为主症的一类病证。临床上有渐进性或反复发作性的特点。主要病机是气血痹阻不通，筋脉关节失于濡养所致。古代痹证的概念比较广泛，包括内脏痹和肢体痹，本节主要讨论肢体的痹证，包括现代医学的风湿热（风湿性关节炎）、类风湿关节炎、骨性关节炎、痛风等。

痹证（Bi syndrome）是由风、寒、湿、热等引起的以肢体关节及肌肉酸痛、麻木、重着、屈伸不利，甚或关节肿大灼热等为主症的一类病证。在儿科主要涉及幼年特发性关节炎。

## 二、病因病机

本病与外感风寒湿热之邪和人体正气不足有关。风寒湿等邪气，在人体卫气虚弱时容易侵入人体而致病。汗出当风、坐卧湿地、涉水冒雨等，均可使风寒湿等邪气侵入机体经络，留于关节，导致经脉气血闭阻不同，不通则痛，正如《素问·痹论》所说："风寒湿三气杂至，合而为痹。"根据感受邪气的相对轻重，常分为行痹（风痹）、痛痹（寒痹）、着痹（湿痹）。若素体阳盛或阴虚火旺，复感风寒湿邪，邪从热化，或感受热邪，流注关节，则为热痹。总之，风寒湿热之邪侵入机体，痹阻关节肌肉筋络，导致气血闭阻不通，产生本病。

## 三、辨病

### 1. 临床表现

（1）全身型：又称Still病，约占20%，多见于幼儿。表现为高热（多为弛张热）、皮疹及肝、脾、淋巴结肿大；多发关节受累，但一般较轻，严重者有心脏炎，少数可并发胸膜炎及间质性肺炎。

（2）多关节型：约占40%，学龄女童多见。全身症状较轻，受累关节≥5个，病变累及大小关节，固定对称。晨僵是本型的特点。少数遗留关节畸形、强直。①发热最初6个月多关节受累，类风湿因子阴性。②发热最初6个月多关节受累，类风湿因子阳性。

（3）少关节型：约占40%，受累关节≤4个，主要累及大关节。按临床表现及预后，可分为两个亚型。①少关节Ⅰ型：女孩多见，常于4岁前起病，虽反复发生慢性关节炎，但不严重。约半数发生慢性虹膜睫状体炎。②少关节Ⅱ型：男孩多见，常于8岁后起病，早期即累及骶髂与髋关节，反复发作可致强直性脊柱炎。少数有自限性急性虹膜睫状体炎。

（4）与附着点炎症相关的关节炎：男孩多见，8岁以上起病，四肢关节炎常为首发症状，伴骶髂关节炎，90%患儿HLA-B27阳性，多有家族史。

（5）银屑病性关节炎：1个或多个关节受累，伴指（趾）炎、指（趾）甲凹陷或脱落，家族中一级亲属有银屑病史。

**2. 体征**

（1）血液检查：活动期有轻、中度贫血，白细胞增高（20～40）$\times 10^9$/L，核左移，甚至出现类白血病反应，出现中毒颗粒，少数病例白细胞正常。血沉（ESR）明显增快，C反应蛋白（CRP）升高，血清 $\alpha 2$ 和 $\gamma$ 球蛋白增高。

（2）自身抗体检测：类风湿因子（RF）阳性提示严重关节病变及有类风湿结节。RF阴性中约75%的患儿能检出隐匿性RF。40%的患儿血清中出现低、中滴度抗核抗体（ANA）。

（3）影像学检查：早期显示关节附近软组织肿胀，幼年特发性关节炎患者关节腔增宽，近关节处骨质疏松，指、趾关节常有骨膜下新骨形成；后期关节面骨质破坏，以手腕关节多见。其他影像学检查如骨放射性核素扫描、超声波和MRI均有助于发现骨关节损害。

（4）其他检查：关节液分析可鉴别化脓性关节炎、结核性关节炎；滑膜组织活检可鉴别类肉瘤病、滑膜肿瘤等。

## 四、类病辨别

以高热、皮疹为主要表现者与全身感染、结核、白血病、淋巴瘤等鉴别。以外周关节受累为主要表现者与风湿热、化脓性关节炎、关节结核等鉴别。

## 五、中医论治

### （一）论治原则

类风湿关节炎（RA）的中医病机为先天禀赋不足，肝肾精亏，营卫俱虚，复因感受风寒湿热之邪，导致气血凝滞不通，痹阻脉络，造成局部甚或全身关节肿痛。本病以肝肾脾虚为本，湿滞、痰瘀为标，湿热瘀血夹杂既是类风湿关节炎的主要发病因素，又可作为主要病理机制，同时也是类风湿关节炎的基本特征；风寒湿邪可诱发或加重病情；若病程日久耗气伤血、损及肝肾，痰瘀交结，形成正虚邪恋，本虚标实，虚实夹杂，而证候错综复杂。辨证要点：结合本病的发病形式、病因、病机来看，本病需要辨明寒热之邪，虚实之分，多选择具有活血通络功效之药物。

治疗原则：①三因并治，散邪为先：风气胜者，以散风为主，佐以驱寒化湿，辅以补血之剂；寒气胜者，以散寒为主，佐以疏风燥湿，辅以补火之剂；湿气胜者，以利湿为主，佐以祛风散寒，辅以理脾补气之剂。②调理营卫，补养气血：由于禀赋不足或素体体虚，气血两虚，营卫不和，腠理空疏，致使外邪易于侵入。故正气为本，邪实为标，必须注重调理营卫，补养气血，有利于扶正以祛邪。③活血通络，益肾养肝：类风湿关节炎是一种慢性疾病，病程迁延，反复发作，消耗体能，"久病入络""久病必瘀"的情况明显。且虚、邪、痰、瘀互致，"不通"与"不荣"并见。故除驱散邪气、调理营卫外，化痰消瘀，通经活络亦是治疗类风湿关节炎之关键。

### （二）分证论治

#### 1. 邪犯卫表证

证候：发热畏寒，汗出热不退，伴皮疹，咽喉疼痛，喉核红肿，纳呆，舌质红，苔黄腻，脉浮数。

治法：清热化湿。

处方：新加香薷饮（《温病条辨》）加减。组成：金银花、连翘、薏苡仁、香薷、佩兰、黄芩、秦艽、板蓝根、六一散等。

#### 2. 热炽气营证

证候：高热弛张，关节疼痛，斑疹显现，汗多渴饮，面红目赤，烦恼谵语，舌质红绛而干，苔黄，脉洪数。

治法：清气凉营化斑。

处方：清营汤（《温病条辨》）合白虎汤（《伤寒论》）加减。组成：生石膏、知母、生地黄、水牛角、牡丹皮、天花粉、赤芍、玄参、大青叶、紫草等。

#### 3. 寒湿留滞证

证候：形寒肢冷，关节拘紧疼痛，患处不红不肿，得暖痛减，遇冷加剧，晨起关节僵硬，舌质淡，苔薄白，脉沉紧。

治法：散寒除湿止痛。

处方：乌头汤（《金匮要略》）加减。组成：麻黄、川乌、黄芪、当归、桂枝、赤芍、络石藤、海桐皮、羌活、甘草等。

### （三）特色治疗

#### 1. 专方专药

（1）天花粉：是一种免疫抑制剂，对体液免疫和细胞免疫均有抑制作用，天花粉蛋白对 ConA 诱发的淋转抑制率达 90%。天花粉能明显抑制抗原提呈细胞多种表面分子的表达，如 B7-1、LFA-1，并抑制 T 细胞增殖和白介素 -2 的产生，其免疫

抑制作用与白介素 -10 相似。

（2）蒲公英：蒲公英提取物可增强小鼠脾淋巴细胞增殖能力、NK 细胞活性及巨噬细胞吞噬率。蒲公英对环磷酰胺或氢化可的松造成的免疫抑制有改善作用。

（3）正清风痛宁缓释片：治疗幼年特发性关节炎 42 例，结果治疗组有效率 95.5%，与对照组有显著差异（$P < 0.05$）。

**2. 名老中医经验**

（1）朱良春经验：国医大师朱良春教授主张辨病与辨证相结合，探索临床证制规律，善用虫类药物治疗痹证，认为“痹证日久，非一般祛风除湿、散寒通络等药物所能奏效，必须借助血肉有情之虫类药，取其搜剔钻透、通痹解结之力，方可收功”。其治疗幼年特发性关节炎拟方如下：穿山龙、补骨脂、鹿衔草、生地、熟地、蜂房、清风藤、鸡血藤、乌梢蛇、金荞麦、生甘草。

（2）吴生元经验：吴生元教授认为素体虚或劳逸不当，正气受损，卫外不固，风寒湿邪乘虚侵袭机体，痹阻经络关节，气血运行不畅，不通则通，发为痹证。吴生元教授在《伤寒论》桂枝附子汤的基础上结合临床经验，自拟附子桂枝汤（附子、桂枝、杭芍、防风、细辛、川芎、独活、羌活、怀牛膝、海桐皮、海风藤、淫羊藿、薏苡仁、生姜、大枣、甘草）温经散寒，除湿通络治疗痹证寒湿留滞型临床疗效显著。

**3. 艾灸**

选穴：膻中、中脘、气海、足三里或膈俞、肝俞、脾俞、命门、两膝眼、鹤定、足三里等；腕关节取阳池、阳陵、阳谷、合谷，背部取各椎间大椎至腰俞各穴。

**4. 推拿**

推拿治疗包括腕关节炎治法，伤筋、伤节、节粘症法，肘关节炎治法，膝关节炎治法，膝关节分推法，膝关节引伸法等。

**5. 外治法**

（1）熏洗法：组方多用生川乌、生草乌、生南星、细辛、青风藤、乳香、没药、苏木、冰片等，一般与内服方配合运用，每次 10 ~ 15min，每日 2 ~ 3 次，1 ~ 2 周为 1 个疗程。

（2）其他：微波、短波、磁场疗法等。

**6. 食物疗法**

（1）薏苡丝瓜木耳粥：薏苡仁 100g，丝瓜 100g，薄荷 15g，黑木耳 20g，食时可酌加糖或盐调味。本方具有清热利湿，解表祛风之效。

（2）木瓜薏苡仁大枣粥：薏苡仁 30g，木瓜 10g，大枣 10g，白糖 1 匙。木瓜、薏苡仁洗净后，倒入小锅内，加冷水一大碗，先浸泡片刻，再用小火慢炖至薏苡仁熟烂，加白糖一匙，稍炖即可。本方具有祛风利湿，舒筋止痛之效。

（3）蛇肉黑豆汤：蛇肉 500g，黑豆 90g，生姜 3 片，红枣 9 枚，加味精、食盐调味即食。本方具有养血祛风，通络除湿之功。

## 六、西医治疗

### （一）一般治疗

急性期应卧床休息，缓解期适度活动，防止关节畸形。

### （二）药物治疗

**1. 非甾体类抗炎药**（non-steroidalanti-inflammatorydrugs，NSAIDs）

（1）布洛芬（ibuprofen，brufen）：每日剂量 20 ～ 40mg/（kg·d），分 3 次口服。

（2）奈普生（naproxen，naproxyn）：剂量 10 ～ 20mg/（kg·d），分 2 次口服。

（3）双氯酚酸钠：剂量 1 ～ 3mg/（kg·d），分 3 次口服，每日最大量为 1.0g。

（4）阿司匹林：60 ～ 90mg/（kg·d），分 3 ～ 4 次口服。

**2. 缓解病情抗风湿药**（diseasemodifyinganti-rheumaticdrugs，DMARDs）

（1）羟氯喹（hydroxychloroquine）：剂量 5 ～ 6mg/（kg·d），总量不超过 0.25g/d，分 1 ～ 2 次服用，疗程 3 个月～ 1 年。

（2）青霉胺（penicillaminum）：从 5mg/（kg·d）开始，逐渐增加至 10mg/（kg·d），通常维持剂量为 125 ～ 200mg/d，每日最大剂量为 400mg。

（3）金制剂：单独应用 NSAID 效果欠佳时常联用金制剂，特别是类风湿因子阳性的多关节型。硫代苹果酸金钠肌内注射，从 0.25mg/kg 开始，每周注射 1 次，逐渐增加至每次 1mg/kg，以此为维持量每 2 ～ 4 周注射 1 次，如未出现明显不良反应，可持续使用数年。

（4）柳氮磺胺吡啶（SASP）：是 5- 氨基水杨酸和磺胺吡啶通过偶氮键结合而成，最近有报告试用于少关节型和多关节型 JRA 的治疗，并取得一定的疗效，作用机制不明。剂量为 30 ～ 50mg/（kg·d），一般从小剂量 10mg/（kg·d）开始，每周增加 10mg/（kg·d），直至达到有效剂量。临床应用 1 ～ 2 个月可有疗效。

**3. 肾上腺皮质激素**

（1）多关节型：对 NSAIDs 和 DMARDs 未能控制的严重患儿，加用小剂量泼尼松隔日顿服，可使原来不能起床或被迫坐轮椅者症状减轻，过基本正常的生活。

（2）全身型：非甾体类抗炎药物或其他治疗无效的全身型可加服泼尼松 0.5 ～ 1mg/（kg·d）（每日总量≤ 40mg），一次顿服或分次服用。一旦体温得到控制时即逐渐减量至停药。

（3）少关节型：不主张用肾上腺皮质激素全身治疗幼年特发性关节炎，可酌情在单个病变关节腔内抽液后，注入醋酸氢化可的松混悬剂局部治疗。

（4）虹膜睫状体炎：轻者可用扩瞳剂及肾上腺皮质激素类眼药水点眼。对严重影响视力者，除局部注射肾上腺皮质激素外，需加用泼尼松口服。虹膜睫状体炎对泼尼松很敏感，无需大剂量。

（5）对银屑病性关节炎不主张用肾上腺皮质激素。

#### 4. 免疫抑制剂

硫唑嘌呤（AZP）、氨甲蝶呤（MTX）、环磷酰胺（CTX）、环孢霉素A（CSA）等常应用于明显活动期的关节炎病例，激素用于治疗幼年特发性关节炎无效病例及伴有血管炎的病例。

#### 5. 抗细胞因子疗法

抗细胞因子疗法药用依纳西普、利妥昔单抗等。

### 七、预防调护

（1）预防：①防范风寒湿热邪气的侵袭，在天气变化时尤为注意，及时增减衣服，避免久居阴冷、潮湿之地。②饮食节制，正确对待药补及食补，应当多食牛乳，注意保证充足的营养。有湿热内蕴者，应清淡饮食，忌食肥甘厚味及辛辣之品。③减轻患者精神负担，说明本病病程较长，病情易反复，应树立战胜疾病的信心，及时、坚持治疗是控制病情的关键。

（2）调护：①体位护理：及时纠正患者的不良姿势、体位。②精神及生活护理：精神护理方面应减轻患者精神负担，正确对待疾病。生活护理方面，饮食要有节制。③功能锻炼护理：病情活动期应注意休息，减少活动量。待病情好转应及时注意关节功能锻炼，避免关节僵硬，防止肌肉萎缩，恢复关节功能，坚持长期锻炼。

### 八、疗效判定标准

参照2002年《中药新药临床研究指导原则》类风湿关节炎（尪痹）相关标准：

（1）疾病疗效判定标准：①显效：主要症状、体征整体改善率≥75%。ESR及CRP正常或明显改善或接近正常。②进步：主要症状、体征整体改善率≥50%。ESR及CRP有改善。③有效：主要症状、体征整体改善率≥30%。ESR及CRP有改善或无改善。④无效：主要症状、体征整体改善率<30%。ESR及CRP无改善。

（2）中医证候疗效判定标准：①临床痊愈：临床症状、体征消失或基本消失，证候积分减少≥95%。②显效：临床症状、体征明显改善，证候积分减少70%～94%。③有效：临床症状、体征均有好转，证候积分减少30%～69%。④无效：临床症状、体征均无明显改善，甚或加重，证候积分减少<30%。

# 第八节　肥胖症

## 一、概述

小儿肥胖症是由于长期能量摄入超过人体消耗，使体内脂肪过度积累，体重超过一定范围的一种慢性营养障碍性疾病。我国近年肥胖儿童以每 5 年超过 1 倍的趋势增长，大城市则更为严重。肥胖症不仅影响儿童健康，如发展为成人肥胖症，还增加了冠心病、高脂血症、代谢综合征、痛风、胆石症、糖尿病等严重疾病发生的风险。肥胖症分单纯性肥胖和继发性肥胖，本节主要讨论不伴有明显神经、内分泌及遗传代谢性疾病的单纯性肥胖症。

中医学无肥胖症病名，然而对其早有认识。《内经》将肥胖患者称为"肥人""肥贵人""膏人"等。《灵枢·卫气失常》中就有"人有脂、有膏、有肉"等关于肥胖形体的描述；《素问·奇病论》有云："必数食甘美而多肥也"，指出饮食不节，喜食肥甘厚味而致肥胖。中医学多将本病列属于"肥满""痰湿"等范畴论治。

## 二、病因病机

小儿肥胖症的常见病因有先天禀赋、素体脾虚、饮食不节、缺乏运动、外感湿邪、情志失调等因素。病位主要在脾、胃，涉及肺、肝、肾，诸脏功能失常，痰湿、膏脂积于体内，积于血中则血脂增高，停于皮下则导致肥胖。故而本病主要病理因素为痰湿瘀阻，病机关键为脏腑功能失调，病机属性为本虚标实，即以脏腑虚弱、津液失常为本，痰湿瘀阻为患为标。

小儿脏腑娇嫩，脾常不足肾常虚，脾胃为后天之本，若内外合邪、过食肥甘、少有运动、情志失调，则精微不化，水湿内停，痰湿内生，聚为脂膏，蕴发各部。脾虚或脾肾两虚则乏力倦怠，腹满气短。痰湿脂膏积于体内，日久浸淫经络，阻滞气血，损伤五脏则百变丛生，如眩晕、胸痹等，甚则出现阴阳离决等危候。

## 三、辨病

### 1. 症状

（1）体重超过同年龄、同性别儿童标准体重 20% 为肥胖。分度：①超重：大于参照人群体重 10% ～ 19%；②轻度肥胖：大于参照人群体重 20% ～ 29%；③中度肥胖：大于参照人群体重 30% ～ 49%；④重度肥胖：大于参照人群体重 50%。

（2）体质指数（BMI）：是指体重和身高平方的比值（$kg/m^2$），是评价肥胖的另一种标准。当 BMI > 同年龄、同性别的第 95 百分位数可诊断肥胖；第

85 ~ 95 百分位数为超重，并具有肥胖风险。小儿 BMI 随年龄、性别而有差异。

（3）患儿食欲旺盛，喜食肥甘厚味，明显肥胖者可伴疲乏无力。部分患儿伴有心理障碍，如自卑、胆怯等。

（4）有特殊生活方式、饮食习惯或自幼肥胖，并排除继发性肥胖。

**2. 体征**

患儿形体肥胖，皮下脂肪丰满，常积聚于腹部、臀部、乳房及肩部。男性患儿因大腿内侧和会阴部脂肪过多，阴茎隐匿于阴部脂肪中而被误认为生殖器发育不良。女性患儿胸部脂肪增厚，应与乳房发育相鉴别。

**3. 辅助检查**

肥胖儿童血清胆固醇、三酰甘油大多升高，严重时低密度脂蛋白亦增高；常有高胰岛素血症；生长激素刺激试验低于正常患儿；严重肥胖患儿肝脏超声检查常有脂肪肝。

## 四、类病辨别

本病主要与引起继发性肥胖的疾病相鉴别。

（1）内分泌疾病：如肾上腺皮质增生症、甲状腺功能减退症、生长激素缺乏症等，虽都伴有皮脂增多的表现，但其各有特点，不难鉴别。

（2）遗传性疾病：① Prader-Willi 综合征：为常染色体显性遗传，与位于 15q12 的 *SNRPN* 基因缺陷有关。1 ~ 3 岁开始发病，呈周围性肥胖体态，面部特征为杏仁样眼，鱼样嘴、小鞍状鼻和内眦赘皮，身材矮小，智能低下，手脚小，肌张力低，外生殖器发育不良，到青春期并发糖尿病。② Alstrom 综合征：常染色体隐性遗传，呈中央型肥胖体态，2 ~ 5 岁即开始肥胖，仅男性有性功能减低，视网膜色素变性，失明，神经性耳聋，糖尿病，一般无智力障碍。

（3）药物性肥胖：如长期使用肾上腺皮质激素可引起肥胖，导致面部及背部脂肪增加，停药后肥胖症状会逐渐减轻。

## 五、中医论治

### （一）论治原则

本病以脏腑虚弱为本，痰湿脂膏瘀滞为标，临床虚实夹杂，治宜补虚泻实，以健脾补肾，化痰除湿为法。此外需要配合饮食调整、运动疗法、行为矫正和心理治疗，使体重控制在接近理想状态，但不影响小儿健康及生长发育为原则，不应单纯强调“减肥”“减重”。

## （二）分证论治

### 1. 脾虚夹湿证

证候：肢体虚胖，浮肿困重，疲乏无力，少气懒言，腹满，纳差，小便少，舌淡红苔薄腻，脉沉细。

治法：健脾益气，化湿消肿。

方药：平胃散（《简要济众方》）加减。组成：苍术、厚朴、陈皮、白术、茯苓、甘草等。腹满甚者，加木香、槟榔等行气除胀；湿盛者，加车前子、薏苡仁等利水渗湿；气虚甚者，加党参、黄芪益气健脾；脾阳不足者加干姜、附子温中运脾。

### 2. 胃热湿阻证

证候：肥胖壅肿，头胀眩晕，消谷善饥，肢重困楚，倦怠懒言，或口渴多饮，或大便秘结，舌红苔黄腻，脉滑数。

治法：清胃泻热，化湿消肿。

处方：泻黄散（《小儿药证直诀》）加减。组成：藿香、山栀、生石膏、防风、薏苡仁、厚朴、甘草。口渴喜饮者，加芦根、天花粉等清热生津；大便秘结者，加草决明、大黄等清热通便；湿盛者，加佩兰、砂仁等芳香化湿。

### 3. 脾肾两虚证

证候：肥胖虚浮，疲乏无力，腰酸腿软，甚则畏寒肢冷，舌淡红苔白，脉沉缓无力。

治法：补肾健脾，化湿温阳。

处方：苓桂术甘汤（《金匮要略》）合真武汤（《伤寒论》）加减。组成：茯苓、桂枝、白术、芍药、生姜、甘草等。寒象明显者，加肉桂、制附子（先煎）以温煦肢体；腰膝酸软甚者，加杜仲、牛膝等以健腰补肾；浮肿兼气短者，重用黄芪以益气消肿；湿盛者，加苍术、泽泻以化湿利水。

### 4. 肝郁气滞证

证候：形体肥胖，胸胁苦满，胃脘痞满，失眠多梦，舌暗红，苔白或薄腻，脉细弦。

治法：疏肝理气，活血化瘀。

处方：柴胡疏肝散（《医学统旨》）加减。组成：柴胡、陈皮、枳壳、白芍、香附、川芎、香附、炙甘草等。胸胁胀痛甚者，加延胡索、郁金等以理气止痛；失眠多梦甚者，加酸枣仁、远志等以养心安神；瘀血甚者，加山楂、桃仁等以活血化瘀。

### 5. 阴虚内热证

证候：形体肥胖，头目胀痛，五心烦热，低热盗汗，腰痛酸软，舌红苔薄，脉细数微弦。

治法：滋阴清热，消壅降脂。

处方：杞菊地黄丸（《麻疹全书》）加减。组成：枸杞、菊花、生地黄、茯苓、泽泻、牡丹皮、山茱萸、山药等。瘀血明显者，加红花、桃仁等以活血化瘀；烦躁低热者，加知母、黄柏等以滋阴清热。

### （三）特色治疗

**1. 专方专药**

（1）防风通圣散：每次1g，每日2～3次。功能解表通里，用于胃热湿阻证。

（2）荷叶汤：用荷叶、苍术、白术、黄柏、牛膝、薏苡仁、黄芪、桂枝、木瓜、茯苓、泽泻、车前草、山楂、虎杖、夏枯草、甘草等各适量，水煎服。用于单纯性肥胖症。

（3）单味大黄及其复方：目前对单味大黄及由其组成的复方研究较多，通过离体实验观察到大黄及其复方提取液能加快脂肪的水解，增加游离脂肪酸（FFA）的释放，而番泻叶提取液则无此作用，因此推测一些中草药是通过激活脂肪酶，促进脂肪的动员、水解，从而显示减肥作用。还有实验表明，以大黄为主要成分的复方中药制剂对大鼠体重的增加具有抑制作用，能延长胃排空时间，抑制大鼠食欲，加速肠内容物的移动速度，增加排便次数，并影响肠内容物的吸收。用药后大鼠腹壁脂肪细胞在电镜下观察发现轮廓不清，大小不均，细胞间质似有融合，细胞内脂肪染色较浅，对肥胖大鼠有明显的减肥效果。

（4）茶类减肥药：也是研究的热点之一。如乌龙减肥茶（主要由乌龙茶、荷叶、川芎、人参叶、决明子等组成）及复方茶丹降脂片（主要由绿茶、泽泻、丹参、川芎、何首乌等组成）对营养性肥胖大鼠体重增长均有抑制作用，同时还能抑制脂肪组织生长，减轻脂肪的重量，以及降低大鼠的血脂水平，从而达到降脂减肥的目的。

**2. 名老中医经验**

（1）王琦经验：王琦教授将肥胖症分为三型进行论治。①气虚肥胖：以肤白肌松，稍活动即气喘吁吁，容易感冒，疲乏，困倦，嗜睡，舌苔白腻等为表现，治以健脾益气，临床重用黄芪以补气，白术、制苍术健脾燥湿，茯苓、泽泻、薏苡仁等健脾利湿。②痰湿肥胖：以腹部肥满松软，面部皮肤油脂较多，多汗且黏，胸闷，痰多，口黏腻或甜，喜食肥甘，舌苔腻，脉滑等为表现，治则为化痰祛湿，多用紫苏子、莱菔子、白芥子等降气化痰；痰结在胸者，多用半夏、薤白、瓜蒌等温化寒痰；痰凝在脾者，多用白术、茯苓、苍术健脾祛痰；兼用制何首乌补肾益精，肉桂补命门心包之火，开胃化痰，健脾祛湿。③血瘀肥胖：以皮肤色素沉着、身体某部位疼痛等为表现，治以行气活血化瘀消脂。药用姜黄、生蒲黄、山楂、熟大黄、当归、苏木等活血降脂消瘀。

（2）熊磊经验：熊磊教授辨治儿童单纯性肥胖症，抓住本虚、标实两个要点，分肺脾气虚和痰湿内阻两个证型遣方用药。①肺脾气虚型：肥胖、面色苍白，稍活动即气喘吁吁，疲乏，汗多恶风，反复感冒，舌质淡，苔白滑，脉细无力。治疗当健脾益气，祛风利水。防风通圣散合防己黄芪汤主之。常用药：防风、荆芥、薄荷、当归、白芍、川芎、白术、栀子、大黄、防己、黄芪、制首乌、山楂、泽泻、茵陈、草决明、葛根等，水煎服，2日1剂。②痰湿内阻型：肥胖，胃口好，不好动，呼吸短促，鼾声较大，痰多，舌苔白润，脉滑。治宜燥湿化痰，利水除湿，温胆汤合平胃散、泽泻汤主之。常用药：半夏、陈皮、茯苓、枳壳、竹茹、青皮、厚朴、苍术、白术、泽泻、槟榔、大黄、焦山楂、白芥子等。水煎服。2 日 1 剂，疗程约为 3 个月，收效颇佳。

**3. 针灸**

针刺能促进机体脂肪代谢，使产热增加，从而消耗积存的脂肪。基本治法为祛湿化痰，疏通经络。以手足阳明经及足太阴经穴为主。主穴可选中脘、天枢、阴陵泉、丰隆等。如脾虚痰湿，可取内关、水分、天枢、关元、丰隆、三阴交、列缺等；胃热湿阻，可取曲池、支沟、四满、三阴交、内庭等；脾肾两虚，可取内关、足三里、天枢、曲池、丰隆、梁秋、支沟等。腹部肥胖者可加归来、中极等。诸穴均常规针刺即可。

**4. 推拿**

基本治法为健脾温阳，祛湿化痰，可选补脾经，清胃经，清大肠，摩腹，捏脊，揉龟尾等。虚证者加补肾经、推三关、摩脊柱等以健脾益气消脂；实证者加揉板门、按脊柱、分背阴阳等以化痰除湿消脂。

**5. 外治**

（1）耳穴压籽：此法较易为儿童所接受。主穴选择：内分泌、神门。配穴选择：大肠、口、肺、胃、脾、贲门、三焦。操作时，将王不留行籽贴压于上述耳穴，压之产生酸、麻、胀感为宜。每次 1 个主穴配 1 ~ 2 个配穴，每周换 1 次，10 次为 1 个疗程，两耳交替使用。

（2）穴位埋线疗法：是在特定穴位埋入可吸收性外科线，随着线的逐渐分解和吸收，对穴位产生持久的刺激，从而调整人体的内分泌、神经系统及新陈代谢，起到了疏通经络、调和气血、补虚泻实的作用，进而达到减肥目的。实验研究发现，穴位埋线对肥胖机体血脂、中枢及外周瘦素有良性调节作用，可改善下丘脑 - 垂体 - 卵巢轴平衡失调和瘦素抵抗，达到减肥效果，从根本上纠正瘦素水平失调及胰岛素抵抗，这可能是穴位埋线减肥不反弹的原因之一。目前报道多以中医理论为基础，采取的几个重点穴位埋线的方法，如选取主穴为中脘、天枢、关元、气海、足三里、丰隆。配穴：脾虚者加水分、阴陵泉；胃肠实热者加胃俞、曲池、上巨虚；肝郁气滞者加肝俞、阳陵泉；脾胃阳虚者加肾俞、阴陵泉。具体操作方法：常规消毒局部皮肤，取一段 1cm 长的医用可吸收性外科缝线，放置在一次性使用埋线针针管前端，后接针芯，左手绷紧或捏起进针部位的皮肤，右手持针，刺入穴位；当患者出现针感后，一边推针芯，一边退针管，将可吸收线埋在穴位的皮下组织或肌层之间。每次取穴 6 ~ 8 个，埋线后针孔部位覆盖医用创可贴。15 ~ 20 日 1 次，4 次为 1 个疗程。另外，临床上根据不同患者的具体情况加以配穴，可达到较好疗效。

## 六、西医治疗

### 1. 治疗原则

本病治疗原则为使体脂减少，接近其理想状态，同时又不影响儿童身体健康及生长发育。饮食疗法和运动疗法是两项最主要的措施，即通过减少产热能性食物的摄入和增加机体对热能的消耗，以达到体内脂肪不断减少，体重逐渐下降的目的。

### 2. 常用方法

（1）饮食治疗：由于儿童处于生长发育的关键时期，故应以供给能量低于机体能量消耗且满足基本营养需要为原则，以低脂肪、低糖类和高蛋白为膳食方案。首先，优质蛋白建议 1.5 ~ 2.0 g/（kg·d），才能在轻重的同时保证肌肉组织不萎缩。其次，为满足小儿食欲，减少饥饿感，应选择体积大、饱腹感明显且热量低的蔬菜水果，同时注意摄入充足的水分和适量的纤维素。家长还应督促孩子克服不良的饮食习惯，避免晚餐过饱、吃夜宵、进食快、贪玩手机、贪看电视等。

（2）运动疗法：单纯控制饮食不易控制体重，适量运动能促使脂肪分解，减少胰岛素分泌和脂肪合成，促进肌肉发育。因此，应坚持循序渐进的原则，鼓励孩子多参加易于坚持且温和有效的运动，如晨间跑步、做操、跳绳等，活动量以运动后轻松愉快，不感到疲劳为原则。

（3）药物治疗：一般不主张儿童应用药物减低食欲或增加消耗，因苯丙胺类和马吲哚类等食欲抑制剂及甲状腺素等药物疗效不持久且毒副作用大，故应慎用。

（4）心理疏导：对肥胖儿应进行耐心细致的心理疏导，帮助其克服自卑心理，增强信念，从而建立正常的人际交往。

## 七、预防调护

（1）平衡膳食，培养良好的饮食习惯。小儿处于生长发育阶段，肥胖患儿以低脂、低糖、高蛋白、高微量营养素、适量纤维素饮食为宜。细嚼慢咽，避免忽略早餐或晚餐过饱，不食零食。

（2）适当运动：适度锻炼可促进脂肪分解，减少脂肪合成，使蛋白质合成增加，促进发育。需循序渐进，持之以恒。

（3）心理疏导。帮助患儿调节心理，克服自卑，以进行正常人际交往。

（4）从胎儿期开始预防。孕母应防止体重增长过多，婴儿以母乳喂养为主，推迟引入固体食物和甜食。

## 八、疗效判定标准

参照 1997 年全国第 5 届肥胖病研究学术会修订的《单纯性肥胖病的诊断及疗效

评定标准》，以治疗结束后体重下降指数为准（体重下降：以疗程结束时体重下降数值占实际体重与标准体重之差的百分值为准）。①临床痊愈：下降指数≥80%。②显效：下降指数30%～70%。③有效：下降指数25%～30%。④无效：下降指数未达到25%。

总有效率＝临床痊愈率＋显效率＋有效率。

## 第九节　迟证

### 一、概述

迟证，亦称为五迟，是指立迟、行迟、语迟、发迟、齿迟，属于小儿生长发育障碍病证。医学上的脑发育不全、智力低下、脑性瘫痪、佝偻病等，均可见到五迟证候。五迟以发育迟缓为特征，临床上可单独出现，也往往与以痿软无力为主症的五软相互并见。多数患儿由先天禀赋不足所致，证情较重，预后不良；少数由后天因素引起，若症状较轻，治疗及时，也可康复。

### 二、病因病机

古代医籍有关五迟的记载颇多，早在《诸病源候论·小儿杂病诸候》中就记载有“齿不生候”“数岁不能行候”“头发不生候”“四五岁不能语候”。《小儿药证直诀·杂病证》云：“长大不行，行则脚细；齿久不生，生则不固；发久不生，生则不黑”，记载了五迟的某些典型症状。《张氏医通·婴儿门》指出其病因是“皆胎弱也，良由父母精血不足，肾气虚弱，不能荣养而然”。《活幼心书·五软》指出“头项手足身软，是名五软”，并认为“良由父精不足，母血素衰而得”。《保婴撮要·五软》指出“五软者，头项、手、足、肉、口是也……皆因禀五脏之气虚弱，不能滋养充达”。有关其预后，《活幼心书·五软》明确指出“苟或有生，譬诸阴地浅土之草，虽有发生而畅茂者少。又如培植树木，动摇其根而成者鲜矣。由是论之，婴孩怯弱不耐寒暑，纵使成人，亦多有疾”。

五迟的病因主要有先天禀赋不足，亦有属后天失于调养者。先天因素父精不足，母血气虚，禀赋不足；或母孕时患病、药物受害等不利因素遗患胎儿，以致早产、难产，生子多弱，先天精气未充，髓脑未满，脏气虚弱，筋骨肌肉失养而成。后天因素小儿生后，护理不当，或平素乳食不足，哺养失调，或体弱多病，或大病之后失于调养，以致脾胃亏损，气血虚弱，筋骨肌肉失于滋养所致。

五迟的病机总为五脏不足，气血虚弱，精髓不充，导致生长发育障碍。肾主骨，肝主筋，脾主肌肉，人能站立行走，需要筋骨肌肉协调运动。若肝肾脾不足，则筋骨肌肉失养，可出现立迟、行迟；齿为骨之余，若肾精不足，可见牙齿迟出。发为血之余、黑色为肾之苗，若肾气不充，血虚失养，可见发迟或发稀而枯。言为心声，脑为髓海，若心气不足，肾精不充，髓海不足，则见言语迟缓，智力不聪。脾开窍于口，又主肌肉，若脾气不足，则可见口软乏力、咬嚼困难、肌肉软弱、松弛无力。

## 三、辨病

### 1. 症状

（1）小儿2～3岁还不能站立、行走为立迟、行迟；初生无发或少发，随年龄增长头发仍稀疏难长为发迟；牙齿届时未出或出之甚少为齿迟；1～2岁还不会说话为语迟。

（2）迟证之中五迟之症不一定悉具，但见一二症者可分别做出诊断。还应根据小儿生长发育规律早期发现生长发育迟缓的变化。

（3）可有母亲孕期患病用药不当史；产伤、窒息、早产史；养育不当史；或有家族史，父母为近亲结婚者。

### 2. 体征

体格检查多无特殊发现，有轻度的协调运动障碍，如翻手试验、指鼻试验、指－指试验阳性，走直线能力差。

### 3. 辅助检查

（1）常用评定量表或问卷：包括粗大运动功能测量，日常生活能力评估（ADL）、智力测验报告、语言测验报告，使用量表收集资料较为完整、全面、客观，是重要的辅助手段。

（2）其他实验室检查：如脑电图或脑地形图、脑CT、某些特殊的生化测定如铜蓝蛋白、苯丙氨酸、甲状腺功能、微量元素测定等。以上检查也应根据病情需要选择应用。

## 四、类病辨别

（1）软证：亦称五软，临床上往往与五迟相互并见，但五迟以发育迟缓为特征，而五软以痿软无力为主症可资鉴别。

（2）精神发育迟滞：常有多动、冲动、攻击行为等表现，但详细了解患儿生长发育史，会发现其有语言、运动等发育迟滞；智力测试IQ在70以下；社会能力普遍低下等。

（3）营养不良：营养不良是一种慢性营养缺乏症，是由于摄食不足、消耗过多，或机体对食物的消化、吸收利用较差，以致肌肉萎缩，生长迟缓或停滞。

## 五、中医论治

### （一）论治原则

迟证首要辨脏腑，立迟、行迟、齿迟、头项软、手软、足软，主要在肝肾脾不足；语迟、发迟、肌肉软、口软，主要在心脾不足。迟证属于弱证，以补为其治疗大法。根据证型不同，分别施以补肾养肝，健脾养心。本病一般用散剂、膏剂等中成药剂长期服用，并宜配合教育训练等法缓图进步。

### （二）分证论治

**1. 肝肾亏损证**

证候：筋骨痿弱，发育迟缓，坐起、站立、行走、生齿等明显迟于正常同龄小儿，头项痿软，天柱骨倒，舌淡，苔少，脉沉细无力。

治法：补肾养肝。

方药：加味六味地黄丸（《医宗金鉴》）加减。组成：熟地、山茱萸、鹿茸、五加皮、山药、茯苓、泽泻、丹皮、麝香等。齿迟者，加紫河车、何首乌、龙骨、牡蛎补肾生齿；立迟、行迟者，加牛膝、杜仲、桑寄生补肾强筋壮骨；头项软者，加枸杞子、菟丝子、巴戟天补养肝肾。

**2. 心脾两虚证**

证候：语言迟钝，精神呆滞，智力低下，头发生长迟缓，发稀萎黄，四肢痿软，肌肉松弛，口角流涎，咀嚼吮吸无力，或见弄舌，纳食欠佳，大便多秘结，舌淡苔少，脉细。

治法：健脾养心，补益气血。

处方：调元散（《活幼心书》）加减。组成：人参、黄芪、白术、山药、茯苓、甘草、当归、熟地、白芍、川芎、石菖蒲等。语迟失聪者加远志、郁金化痰解郁开窍；发迟难长者加何首乌、肉苁蓉养血益肾生发；四肢痿软者加桂枝温通经络；口角流涎者加益智仁温脾益肾固摄；纳食不佳者加砂仁、鸡内金醒脾助运。

### （三）特色治疗

**1. 专方专药**

（1）中成药：杞菊地黄丸，每服 2 ~ 4g，每日 3 次，用于肝肾阴亏证；金匮肾气丸，每服 2 ~ 4g，每日 3 次，用于肾气不足证；十全大补丸，每服 2 ~ 4g，每日 3 次，用于心脾两虚、气血不足者。

（2）灵宝冲剂：由人参、茯苓、菖蒲、水溶性珍珠等 8 味中药组成。治疗智力迟钝儿 38 例，对照组 38 例服安慰剂，进行单盲试验。服药 3 个月为 1 个疗程。1 个疗程结束后，结果：治疗组，显效 11 例，有效 15 例，无效 12 例；对照组，显效2例，有效9例，无效27例。治疗组显效率明显高于对照组（$P<0.05$）。动物试验结果显示：灵宝冲剂对小鼠有增强记忆作用和增强食欲作用，而无增长体重现象；急毒试验表明，灵宝冲剂安全无毒。

（3）益智宁：龟板10g，生龙骨20g，炙远志5g，石菖蒲15g，夜交藤15g，熟地15g，党参15g，茯苓15g，浮小麦20g，五味子4g，具有健脾养心、补肾平肝、益智宁神之效。

**2. 名老中医经验**

（1）王烈经验：王烈教授自拟治瘫散主治小儿硬瘫，组成：桑寄生20g，桑椹子20g，桑叶10g，桑枝10g，桑白皮10g，桑螵蛸10g。盖脑瘫者，气血不足，筋肌拘紧，智力迟。桑叶可治手足麻木、多汗等；桑枝可治风，四肢拘挛，关节不利，益智聪脑，防瘫等；桑螵蛸可止遗，补五脏；桑椹子可益气血，利五脏，安神，明目，聪耳，疗关节；桑寄生可补肝肾，治脑瘫，充肌肤，治腰背强，助筋骨等；桑白皮原为肺经药，治咳喘痰，亦能除劳极伤损，对筋肉皮骨精气均可调和。

（2）董幼祺经验：董幼祺教授认为肾藏精而生髓，脑为髓之海，今肾中精气虚少，脑髓失充，神明失养，故发育迟缓，智力不健，动作不一，语言不灵。故自拟补肾生髓汤以补肾填精，常用药：鹿角片、龟板、熟地、益智仁、杞子、菟丝子、黄精、紫河车、制首乌。

（3）刘振寰经验：刘振寰教授配合常用熏蒸方治疗小儿迟证：丹参12g，川牛膝15g，赤芍20g，红花5g，五加皮12g，防风15g，艾叶15g，桑枝3g，伸筋草60g，透骨草60g，桂皮5g，桂枝15g，黄芪20g。具体操作方法：放入自动煎药机中煎煮，然后将煎煮好的药液和适量水放入熏蒸治疗床的中药蒸发器内，患儿平卧于熏蒸治疗床上，在家长或护士陪同下进行全身或局部熏蒸，蒸汽温度37～41℃，每次20min，每日1次，20日为1个疗程。

**3. 针灸**

灸法灸足踝各3壮，每日1次。用于肝肾亏损证。灸心俞、脾俞，各3壮，每日1次。用于心脾两虚证。

**4. 推拿**

（1）揉丹田200次，摩腹20min，揉龟尾30次，按揉三阴交100次。

（2）肝肾亏虚证：加补肾经800次，补肝经800次，推三关300次，揉肾俞、擦八髎以热为度。

（3）心脾两虚证：加按百会50次，补脾经800次，补心经800次，揉外劳50次，揉中脘50次。

（4）捏脊柱：沿脊柱自长强穴开始，沿督脉上升至风府穴。操作：用两手示指及拇指将皮肤提起，边推边捏反复5遍，每遍捏推三下时，将两手间的皮肤向后提一下（走三提一），尤其在肾俞、关元俞及膀胱俞重点按揉。每日1次，3次为1个疗程。

### 5. 外治

耳压治疗：主穴取心、肾、肝、脾、皮质下、脑干，隔日 1 次。

### 6. 食疗

（1）动物脑及骨髓：蒸煮均可，常吃可益肾填髓，提高注意力及记忆力。如三七脑髓汤：取鲜猪脑或羊脑 1 具，三七粉 3g，加少许食盐、葱、姜等调味品，隔水炖熟，当菜吃。

（2）猪骨西红柿鸡蛋羹：猪头骨 250g，西红柿 200g，鸡蛋 1 只。猪骨头洗净砸碎，置锅内，加水适量，熬煮 1 ~ 2h，滤去碎骨头，取汁加入切好的西红柿煮熟，入盐、葱花、料酒调味。连渣带汁分 1 ~ 2 次服完，每日或隔日 1 剂，以服 2 周为 1 个疗程。猪骨含大量钙质能助长骨骼生长发育。鸡蛋滋补营养，番茄含大量维生素 C，可增进食欲。

（3）怀圆杞子炖鹌鹑：怀山药 15g，枸杞子 12g，桂圆肉 10g，鹌鹑 1 只。将鹌鹑去毛内脏，洗净，把肉撕细，连骨同炖，各药材洗净放入碗内，加适量汤水，隔水炖至烂熟，调味后，饮汤吃肉。不能吃肉的小儿可饮汤。怀山药补肾健脾。枸杞子补肝肾明目强壮。桂圆肉安神益智。鹌鹑补中续气，为营养之品，能强壮小儿筋骨组织，促进发育。

（4）鲩鱼汤蒸鹑蛋：鲩鱼肠 1 副，鹌鹑蛋 4 只（或鸡蛋 1 只），姜汁酒、生葱粒、油、盐各适量。鲩鱼肠洗净，保留鱼肝及脂肪，切碎，用姜汁酒拌匀。鹑蛋去壳，拌成蛋液，加葱粒、油、盐，隔水蒸熟佐膳。鲩鱼肠含有鱼肝成分，富含丰富的维生素 A、维生素 B、维生素 D，对儿童骨骼生长有重要意义。鹑蛋含蛋白质高，又含卵磷脂。对脑发育有很好的效果。可隔日服用，疗程不限。

## 六、西医治疗

### 1. 治疗原则

本病的治疗主张遵循早期、规范、长期、连续、个体化和“全天候”的治疗模式，将“增强智能发育、提高生活质量”作为治疗目的。治疗方法包括药物治疗、行为治疗、感觉统合训练、脑电生物反馈、平衡仪等多模式的管理方法。临床应根据患儿具体情况制订个体化治疗方案。

### 2. 常用方法

（1）运动疗法：近年来，脑瘫的物理治疗有了极大的发展，可见于临床上以 Bobath 法及 Vojta 法为基础，对痉挛型脑瘫患儿进行肢体功能训练及综合康复治疗，另有研究认为脑瘫患儿早期康复从生后 4 ~ 6 个月开始最适宜，最迟不超过 3 岁，应用 Vojta 及上田法原理进行拮抗肌训练并给予早期智力开发训练，预后可有明显改善。通过肌力训练可以在不提高肌张力的情况下恢复肌力、改善功能和步态。

（2）药物疗法：目前常用的药物有两类，第一类是神经营养药，B族维生素、氨基酸类、神经节苷脂、神经生长因子等。其作用是促进脑细胞发育，恢复损伤的神经细胞，增强记忆力，防止萎缩。第二类是减低痉挛药：苯甲二氮䓬、巴氯芬、单曲林、替扎尼定等。主要用于缓解肌肉痉挛。

（3）语言治疗：根据脑瘫儿童的吞咽、咀嚼障碍和运动障碍性构音障碍，进行面、口周、舌等构音器官的训练，改善交流态度，提高交流能力，创造言语交流的环境。

## 七、预防调护

（1）大力宣传优生优育知识，禁止近亲结婚。婚前进行健康检查，以避免发生遗传性疾病。

（2）孕妇注意养胎、护胎，加强营养，按期检查，不滥服药物。

（3）婴儿应合理喂养，注意防治各种急、慢性疾病。

（4）重视功能锻炼，加强智力训练教育。

（5）加强营养，科学调养。

（6）用推拿法按摩萎软肢体，防止肌肉萎缩。

## 八、疗效判定标准

### 1. 疗效评估方法

（1）症状观察及评分参考粗大运动功能测量：粗大运动功能测量（the gross motor function measure，GMFM）是设计用于测量脑瘫儿童粗大运动功能随时间或由于干预而出现的运动功能变化的测量工具，是目前脑瘫儿童粗大运动评估中使用最广泛的量表。该测试已得到发展，其作为评估性用途是有效的。GMFM 量表包括 88 个项目 5 个粗大运动功能区。最初是根据文献回顾和临床医师的判断筛选出 85 个项目。许多项目源于 Steel 等的运动控制测量和 Hoskins 等的发育测量，经判断这些项目能显示儿童功能改变。1990 年根据临床效度研究反馈的意见，增加了 3 个项目，从而使这些项目为双向检测。其中 A 区为卧位与翻身功能区（17 项）；B 区为坐位功能区（20 项）；C 区为爬与跪功能区（14 项）；D 区为站立位功能区（13 项）；E 区为行走与跑跳功能区（24 项）。每项按 4 级评分：0，不能进行；1，少量完成（<10% 任务）；2，部分完成（完成 10% ~ 100% 任务）；3，全部完成。结果的计算：每一功能区的百分数得分 = 该区的实际得分 / 该区的最大得分 ×100%；总分为各区的百分数得分之和除以分区数。此外，尚可计算目标总分，即为提高 GMFM 的敏感性及观察目的而对那些预期发生改变的功能分区进行计算的百分数。其计算方法为所观察的目标功能分区百分数之和除以目标功能分区数。鉴于治疗的目的是最大限度地发挥患儿的潜能以尽可能地达到独立，测量中尚需考虑在

完成任务时是否独立（需要或不需要使用辅助工具），以及不需任何他人的主动帮助。该量表使用无年龄限制，但所有的项目，5 岁的具有正常运动功能的儿童通常能够完成。因此，GMFM 在年长儿童的使用，需基于他们的能力和残疾。其组内和组间信度很高。能有效评定脑瘫儿童的粗大运动改变。

（2）日常生活能力评估（ADL）：个人卫生动作、进食动作、更衣动作、排便动作、器具使用、认识交流动作、床上运动、移位动作、步行动作。

（3）智力测验报告：CDCC、社会生活适应能力。

（4）语言测验报告：操作性课题、构音器官检查。

**2. 疗效评定**

根据中华人民共和国中医药行业标准《中医病证诊断疗效标准》提出的疗效标准进行评定。①临床治愈：临床症状或行为消失，粗大运动功能显著提高。临床症状或行为的疗效指数 >90% 以上，发育智能达同龄儿童水平。②显效：主要临床症状或行为明显改善，粗大运动功能基本恢复。临床症状或行为的疗效指数在 60% ~ 90%，发育智能稍落后同龄儿童水平。③有效：主要临床症状或行为改善，粗大运动功能有改善。临床症状或行为的疗效指数在 10% ~ 60% 之间，发育智能落后于同龄儿童水平。④无效：主要临床症状或行为无变化和恶化，粗大运动功能无明显改善。临床症状或行为的疗效指数 <10%，发育智能远落后于同龄儿童水平。

疗效指数公式：疗效指数 =（治疗前积分 − 治疗后积分）/ 治疗前积分 ×100%。

# 参考文献

董延瑶 .2010. 幼科刍言 . 上海：上海科技出版社
董幼祺，董继业 .2010. 董氏儿科 . 北京：中国中医药出版社
胡亚美，江载芳 .2002. 诸福棠实用儿科学 . 北京：人民卫生出版社
江育仁，韩新民 .2000. 儿科疾病中医治疗全书 . 上海：上海科学技术出版社
江育仁，张奇文 .1996. 实用中医儿科学 . 上海：上海科学技术出版社
兰茂 .2004. 滇南本草 . 昆明：云南科技出版社
刘燕君 .2012.《颅囟经》文献研究 . 北京：中国中医科学院
马融，韩新民 .2012. 中医儿科学 . 北京：人民卫生出版社
秦敬修 .2009. 新编中医儿科学 . 西安：陕西科学技术出版社
申昆玲，沈颖 .2015. 诸福棠实用儿科学 . 北京：人民卫生出版社
王伯岳，江育仁 .1984. 中医儿科学 . 北京：人民卫生出版社
王烈 .2004. 婴童翼集 . 北京：中医古籍出版社
郑筱萸 . 2002. 中药新药临床研究指导原则 . 北京：中国中医药出版社
中国抗癫痫协会 .2015. 临床诊疗指南癫痫病分册 . 北京：人民卫生出版社
中华人民共和国中医药牧业标准 . 2012. 中医病证诊断疗效标准 . 北京：中国医药科技出版社